TRAITÉ

DE

LA CYSTOSTOMIE

SUS-PUBIENNE

CHEZ LES PROSTATIQUES

CRÉATION D'UN URÈTHRE HYPOGASTRIQUE.

APPLICATION DE CETTE NOUVELLE MÉTHODE

AUX DIVERSES AFFECTIONS DES VOIES URINAIRES

PAR MM.

ANTONIN PONCET

Professeur de clinique chirurgicale
à l'Université de Lyon,
Ex-chirurgien en chef de l'Hôtel-Dieu,
Membre correspondant
de l'Académie de médecine.

XAVIER DELORE

Ex-prosecteur,
Chef de clinique chirurgicale à l'Université
de Lyon,
Lauréat de l'Académie de médecine.

Avec 42 figures dans le texte

PARIS

MASSON ET Cie, ÉDITEURS

LIBRAIRES DE L'ACADÉMIE DE MÉDECINE

120, boulevard Saint-Germain

1899

TRAITÉ

CYSTOSTOMIE SUS-PUBIENNE

CHEZ LES PROSTATIQUES

TRAITÉ

DE

LA CYSTOSTOMIE

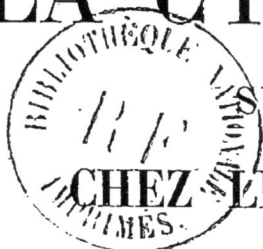

SUS-PUBIENNE

CHEZ LES PROSTATIQUES

CRÉATION D'UN URÈTHRE HYPOGASTRIQUE.

APPLICATION DE CETTE NOUVELLE MÉTHODE

AUX DIVERSES AFFECTIONS DES VOIES URINAIRES

PAR MM.

ANTONIN PONCET

Professeur de clinique chirurgicale
à l'Université de Lyon,
Ex-chirurgien en chef de l'Hôtel-Dieu,
Membre correspondant
de l'Académie de médecine.

XAVIER DELORE

Ex-prosecteur,
Chef de clinique chirurgicale à l'Université
de Lyon,
Lauréat de l'Académie de médecine.

Avec 42 figures dans le texte

PARIS

MASSON ET Cⁱᵉ, ÉDITEURS

LIBRAIRES DE L'ACADÉMIE DE MÉDECINE

120, boulevard Saint-Germain

1899

A LA MÉMOIRE

DE

PAUL DIDAY

CHIRURGIEN EN CHEF DE L'ANTIQUAILLE

(1843-1849)

Je dédie ces pages à la mémoire de mon savant maître et ami, Paul Diday, l'éminent syphiligraphe de l'Hospice de l'Antiquaille. Cet hommage lui revient de droit. Il a dit les bienfaits de la cystostomie sus-pubienne, et il a contribué à sa vulgarisation, après avoir subi cette opération, à l'âge de quatre-vingts ans, pour des complications prostatiques graves.

ANTONIN PONCET.

PRÉFACE

Ce livre est le résultat de recherches et de mise en pratique d'une opération qui date de dix ans. J'ai attendu, comme on le voit, que la *Cystostomie sus-pubienne*, ou *Création d'un urèthre hypogastrique*, ait atteint une maturité, indispensable à toute œuvre clinique, que l'on désire voir jugée, non seulement, dans ses résultats immédiats, mais, dans ses résultats éloignés.

L'idée directrice de cette intervention chirurgicale, chez les prostatiques, était, dès le début, de dériver le cours de l'urine, lorsque sa voie normale d'échappement au dehors, le canal de l'urèthre, ne peut plus en assurer l'écoulement, et de mettre au repos, l'appareil urinaire, de le désinfecter, par un large drainage.

C'est, en 1888, que j'ai eu recours, pour la première fois, à la cystostomie. On m'avait apporté, à l'Hôtel-Dieu, un vieillard de soixante-huit ans, qui venait d'être reçu d'urgence, avec le diagnostic : *Rétention d'urine, fausses routes. Empoisonnement urinaire*, etc. Cet homme était dans un état lamentable. De grandes taches de sang coagulé couvraient le bas-ventre, la partie supérieure des cuisses, et, par le méat, s'écoulaient encore quelques gouttes de sang, témoignant du siège et de la cause de ces hémorrhagies. Il exhalait une forte odeur urineuse, le ventre était dur, ballonné, la peau brûlante, la langue sèche, les lèvres fuligineuses, etc. Comme dernier trait à ce tableau clinique, le malade ne pouvait donner aucun renseignement, il était dans le coma.

Que faire en présence d'une telle situation, dont le pronostic ne paraissait pas plus douteux que le diagnostic? Vider la vessie distendue? Mais comment remplir cette indication pressante? *Par le cathétérisme? Par la ponction sus-pubienne?*

Par le cathétérisme? on ne pouvait y songer. Les tentatives antérieures, l'existence de fausses routes, avec uréthrorrhagie abondante, etc., le rendaient, très vraisemblablement, impossible; et, en supposant que la sonde pût arriver dans la vessie, l'indication n'eût été que momentanément et dangereusement remplie.

Fallait-il, en effet, laisser une sonde à demeure, ou, confiant dans l'emploi des mêmes manœuvres heureuses, penser à des sondages répétés, pratiqués autant de fois qu'il le serait nécessaire? Je rejetai tout essai de cathétérisme, dont l'extrême gravité m'était bien connue, chez des malades de ce genre, atteints de troubles mictionnels

graves, de fausses routes, d'empoisonnement urinaire.

La *ponction sus-pubienne* se trouvait la dernière
ressource, et quelle ressource, soit qu'elle fût
pratiquée suivant la méthode ancienne, avec gros
trocart et canule à demeure, soit que l'on eût recours aux aiguilles capillaires, sous la forme de
ponctions répétées! Ici encore je n'hésitai pas.
J'avais employé, bien des fois, semblable traitement
et j'en connaissais les périls.

J'avais toujours vu, jusqu'alors, les prostatiques,
aussi gravement atteints, succomber. L'expérience
m'avait appris, chez eux, l'insuffisance, les dangers
des sondages, de la sonde à demeure, en particulier, et des divers procédés de ponctions. Je résolus d'employer une nouvelle méthode de traitement,
à laquelle j'avais depuis longtemps songé, et qui
consistait : à créer à la vessie rétentionniste, par
obstruction du canal prostatique, une voie nouvelle, permanente, d'écoulement, au-dessus du
pubis.

*Je pratiquai, au-dessus du pubis, une incision métho-
dique de la paroi antérieure de la vessie et, pour avoir
un véritable canal de dérivation, je suturai les lèvres de
la plaie vésicale, à toute l'épaisseur des bords de la paroi
abdominale.*

Ainsi se trouvait établi un urèthre contre nature,
(urèthre hypogastrique, sus-pubien), comparable à
un anus contre nature, et destiné à remplir des indications plus ou moins similaires.

Contre toute attente, ce premier cystostomisé guérit.

Son histoire, nous l'avons vue se répéter, depuis, bien souvent, dans les complications du prostatisme, et les considérations que nous présentions, il y a quelques mois, à l'Académie de médecine, nous appuyant sur 114 opérations personnelles, sont restées les mêmes[1]. Onze observations récentes en augmentent encore la valeur.

Comme toute opération nouvelle, la création d'un méat hypogastrique, a semblé, de prime abord, peu justifiée. On lui a opposé les anciennes méthodes de traitement : *cathétérismes répétés, sonde à demeure, ponctions vésicales*, puis, en présence de nombreuses observations, de publications importantes, on a concédé quelques indications, on a reconnu l'utilité de cette méthode de traitement.

Aujourd'hui, elle est acceptée partout, soit en France, soit à l'étranger, et si des réserves sont encore faites, c'est sur le terrain des indications.

Cet état d'âme n'est point fait pour nous étonner. Nous l'avons observé pour toute opération nouvelle : Thyroïdectomie, Hystérectomie, Appendicectomie, etc. Il faut le temps nécessaire pour mettre de telles questions au point. A mesure que les résultats post-opératoires et définitifs sont mieux connus, les indications se précisent d'elles-mêmes.

---

1. De la cystostomie sus-pubienne dans le prostatisme. Création temporaire ou définitive d'un méat hypogastrique. Résultats de 114 opérations. — A. PONCET, Académie de médecine, séance du 2 août 1898.

Nous avons donc parlé longuement des indications, et nous avons montré quels services pouvait rendre l'opération, surtout si elle était faite, précocement, en temps opportun. Elle est, le meilleur et l'unique moyen de lutter efficacement contre la septicémie urinaire. Non seulement, elle permet de sauver certains prostatiques, mais elle donne une survie, qui peut être considérable.

Nous devons, à ce propos, répondre à une objection qui a été faite à la cystostomie. « Les urines, dit-on, s'écoulent constamment par le nouveau méat, et le cystostomisé, avec son incontinence, est atteint d'une infirmité pénible, dégoûtante, etc. ». Dans le cours de cet ouvrage, nous avons montré ce qu'il pouvait y avoir de vrai dans cette objection, qui est plus apparente que réelle. Il existe, en effet, fonctionnellement, après la cystostomie, deux classes de néo-méats : 1° *les méats temporaires*; 2° *les méats permanents*.

Les méats temporaires sont ceux qui se ferment spontanément, quelques semaines après l'opération, deux à trois mois environ.

Dès lors, en supposant qu'ils donnent lieu à une incontinence partielle ou totale, qui est, du reste, le résultat cherché le plus souvent, l'infirmité n'est que passagère. Elle ne mérite pas ce nom, et l'objection précédente perd sa portée.

Les méats permanents sont, comme leur nom l'indique également, ceux qui persistent. Leur continence est parfaite dans un tiers des cas (Lagoutte,

Delore). Dans les deux autres tiers des cas, l'incontinence est plus ou moins complète, l'infirmité existe. Mais sait-on quelle est l'unique cause de la différence, au point de vue de la durée, entre ces deux ordres de méats, temporaires ou permanents? Elle réside exclusivement, dans le retour, ou non, de la fonction normale. Autrement dit, si l'urine reprend la voie naturelle, le nouveau méat s'oblitère de lui-même, il est temporaire. Si, au contraire, par suite de la persistance, de l'irréductibilité, de l'obstacle prostatique, la miction par la verge ne se rétablit pas, il faut bien, cependant, qu'elle s'accomplisse, et le méat devient permanent.

La miction continue, alors, de se faire par l'urèthre hypogastrique, qui ne se referme pas, et cela fort heureusement. Que deviendrait, en effet, le prostatique? Il ne pourrait qu'être candidat à une nouvelle cystostomie.

Le méat permanent incontinent, est une infirmité, mais c'est une infirmité nécessaire.

A tout bien considérer, il vaut mieux, pensons-nous, avec tout le monde, et surtout avec les prostatiques, vivre avec une vessie ouverte, que mourir avec une vessie fermée. La question se réduit à ces termes, elle est aussi simple que nous la présentons. Nous verrons, du reste, dans le cours de ce traité, comment il est possible de lutter contre l'incontinence, de parer à ses inconvénients, avec des urinaux spéciaux.

Je n'ai plus rien à ajouter. Les considérations anatomiques et opératoires, dans lesquelles nous sommes entrés, font de la cystostomie sus-pubienne, une opération simple, des mieux réglées, qui, nous aurons l'occasion de le répéter, ne peut aggraver le pronostic des lésions urinaires.

Elle doit être, chez les prostatiques, substituée aux ponctions vésicales, à la sonde à demeure, etc., dont nous démontrons, une fois de plus, le rôle néfaste.

Grâce à l'urèthre hypogastrique, de vieux urinaires ont pu vivre pendant des années, quoique leur âge moyen fût, au moment de l'opération, de soixante-treize ans. Dans plusieurs de nos observations, la survie a été de cinq à six ans. Un de nos opérés, qui continue d'avoir une bonne santé, a été cystostomisé il y a neuf ans. Il est âgé aujourd'hui de quatre-vingt-un ans.

Ces résultats éloignés ont été bien étudiés, au prix de patientes investigations, par Lagoutte et Xavier Delore. Sous le titre de : *Résultats fonctionnels*, nous leur consacrons un chapitre étendu.

Nous établissons, encore, un parallèle entre l'établissement du méat hypogastrique et les diverses opérations, proposées, surtout dans ces dernières années : prostatotomies, prostatectomies, castration, résection des canaux déférents, etc. Nous montrons, en dernier lieu, que la cystostomie trouve, également, ses indications, en dehors du prostatisme, soit chez l'homme, soit chez la femme ;

dans diverses affections des voies urinaires : cancer de la prostate, de la vessie, tuberculose vésicale, rétrécissements, etc., fistules uréthro-vaginales, vésico-vaginales, incurables, etc.

Soixante-dix-neuf observations, publiées, la plupart, *in extenso*, et quarante-deux dessins ou photographies, viennent à l'appui de cet exposé.

J'ai cité mon chef de clinique, le Dr X. Delore, à qui la cystostomie doit des recherches si intéressantes, si complètes, sur le fonctionnement de l'urèthre contre nature. Son nom est en tête de ce Traité. Je ne pouvais avoir de meilleur collaborateur[1].

19 Mars 1899.

Antonin PONCET.

[1]. Je tiens à citer ici les noms de confrères et d'élèves : Jaboulay, Étienne Rollet, Bonan, Curtillet, Lagoutte, Romary, Orcel, Villard, Rochet, Sargnon, Vallas, L. Bérard, etc., dont plusieurs sont aujourd'hui mes collègues dans les hôpitaux et à la Faculté. Par leurs travaux, par leurs observations, ils ont étendu les indications, agrandi le champ de la cystostomie, qui peut encore, avons-nous dit, rendre de grands services, en dehors du prostatisme.

Mon Chef-adjoint de Laboratoire, le Dr Briau, a simplifié, par de fidèles dessins, nos descriptions anatomiques et opératoires, je l'en remercie.

Nous prions, également, nos éditeurs, MM. Masson et Cie, de recevoir nos remerciements, pour le soin qu'ils ont apporté à la publication de ce livre.

TRAITÉ

DE LA

CYSTOSTOMIE SUS-PUBIENNE

CHEZ LES PROSTATIQUES

CHAPITRE PREMIER

DÉFINITION

Sous le nom de *Cystostomie sus-pubienne*, j'ai désigné, en 1888, une Opération, qui a pour but, chez certains prostatiques, l'établissement d'un urèthre contre nature, d'un méat artificiel, dans la région hypogastrique (A. Poncet).

L'expression de *cystostomie sus-pubienne* (κύστις, vessie et στόμα bouche, bouche vésicale au-dessus du pubis) se définit d'elle-même, ainsi que le terme d'*épi-cystostomie* (επι, sur, κύστις, vessie), qui est, également, employé, pour désigner la même opération.

Dès le début, cette nouvelle méthode thérapeutique eut en vue les complications graves du prostatisme : rétention, empoisonnement urinaire, avec ses diverses formes, etc.

Elle trouve ses indications, dans l'insuffisance, dans

l'impossibilité parfois, et aussi dans les dangers des deux autres modes de traitement des accidents prostatiques, jusqu'alors, seuls employés : *cathétérismes* et *ponctions vésicales*. Ses indications découlent, précisément, des contre-indications des sondages, des ponctions de la vessie. Loin de nous la pensée de *substituer, sans des indications pressantes, formelles*, la cystostomie, au traitement cathétérien. Nous nous expliquons longuement à ce sujet, dans le cours de cet ouvrage, mais, dès maintenant nous tenons à dire, que les ponctions vésicales doivent être abandonnées. Les deux seuls traitements chirurgicaux des complications urinaires d'origine prostatique sont : *le cathétérisme* et *la cystostomie sus-pubienne*.

La cystostomie sera *temporaire* (Desnos), ou *permanente, définitive* (A. Poncet). Ces mots ont, également, un sens bien déterminé. Ils répondent à deux catégories très nettes d'opérés, qui se distinguent, par ce fait post-opératoire capital : *que la miction normale s'est, ou non, rétablie*.

Dans le premier cas, le méat hypogastrique tend, le plus souvent, à se fermer de lui-même (*méat temporaire*), comme un anus artificiel, lorsque le cours normal des matières s'est rétabli. Dans le deuxième cas, l'obstacle prostatique persiste, la seule sauvegarde de la fonction est le canal de dérivation sus-pubien, dont le maintien s'impose (*méat permanent*).

HISTORIQUE

SOMMAIRE. — Première opération de création d'un méat hypogastrique (Avril 1888). — Première publication : De la création d'un urèthre contre nature (Cystostomie sus-pubienne) dans les rétentions d'urine d'origine prostatique. Mémoire lu à la Société nationale de médecine de Lyon, le 10 février 1889. A Poncet.

Thèse de Bonan (Lyon, 1892) forme le premier travail d'ensemble sur cette méthode opératoire. Recherches similaires de Mac Guire (de Richmond (Virginie). Recherches, travaux de l'École lyonnaise de 1889 à 1899.

Discussions à la Société de chirurgie, 1894. — Thèses de Paris : Boutan (1893), Auneau (1895). Cliniques chirurgicales de Lejars (1895).

Travaux de Toulouse : Jeannel, Audry, Tailhefer. Thèse de Nancy : Guyon (1895). — Travaux de Montpellier: Forgue, Tédenat. Thèse d'Hassan 1888. — Travaux de Lille : Folet et Coppens.

Cystostomie sus-pubienne à l'étranger : en Allemagne, Witzel, Zweifel, Martin, Wiesinger, Alberti, etc. en Belgique, en Italie, en Amérique, etc.

Considérations sur d'autres méthodes opératoires : prostatotomie, prostatectomie, castration, boutonnière périnéale, dilatation prostatique.

Première opération. Création d'un méat hypogastrique (Avril 1888). — L'histoire de la cystostomie sus-pubienne date de ces dix dernières années. Elle a pour point de départ une première opération, pratiquée en avril 1888, pour une rétention urinaire d'origine prostatique, et une communication à la Société de médecine de Lyon, le 4 février 1889 (*Lyon Médical*, 10 Févr.). Nous y rapportions déjà cinq observations semblables, suivies de guérison. Au lieu de recourir à la ponction capillaire de la vessie dont nous avions eu, maintes fois, l'occasion de constater les dangers, nous avions pratiqué la taille sus-pubienne, avec suture vésicocutanée, dans le but : 1° *d'assurer l'écoulement continu de l'urine, par une ouverture vésicale, comparable à un anus contre nature ;* 2° *d'établir, ainsi, un urèthre contre nature.*

Notre but n'était pas, seulement, de remplir une indication urgente : faire uriner le malade, et le mettre, ainsi, à l'abri d'accidents graves, mortels à brève échéance. Nous voulions encore, constituer un *urèthre artificiel définitif*, puisqu'il était à présumer que l'ancien urèthre normal, obstrué par la prostate, déformé et labouré de fausses routes ne reprendrait pas, ou du moins, ne reprendrait que, très imparfaitement, ses fonctions.

La suture de la vessie à la peau avait un autre avantage, celui, de mettre à l'abri de l'infiltration urineuse le tissu cellulaire pré-vésical, de le protéger contre l'inflammation, à laquelle il était exposé, par son contact avec des urines, le plus souvent septiques.

Première publication. *De la création d'un urèthre contre nature (cystostomie sus-pubienne) dans les rétentions d'urine d'origine prostatique* (Soc. de méd., *loc. cit.*). — Nous avons été le premier, en présence de la fonction urinaire, qui ne pouvait plus s'accomplir par la voie normale, et qui devenait, dans de telles conditions, une cause de danger, à conseiller et à pratiquer une autre voie, la voie sous-ombilicale. Nous revendiquons comme nôtre cette opération, que notre maître regretté P. Diday[1], a proposé d'appeler « *Opération de Poncet* ». Son opinion avait, dans l'espèce, une haute valeur, puisque, cystostomisé à l'âge de quatre-vingts ans, pour des complications prostatiques graves, il put, pendant deux ans, avant de succomber à

---

1. P. Diday a été cystostomisé le 23 décembre 1891. Il est mort le 8 janvier 1894, d'un cancer de la plèvre droite, constaté à l'autopsie. Il n'existait aucune relation entre le cancer pleural et l'état, resté satisfaisant, des voies urinaires. Le *méat hypogastrique* était continent. Jusqu'au dernier moment, la miction a été assurée par le *nouvel urèthre*, la voie normale étant définitivement obstruée.

un cancer de la plèvre, indépendant de ses troubles urinaires, se rendre compte par lui-même, des avantages, des inconvénients de l'opération, qu'il avait demandée.

Au mois de novembre 1891, nous signalions les dangers de la ponction hypogastrique dans la rétention d'urine ; la nécessité, en pareil cas, de l'ouverture méthodique de la vessie (*Des dangers de la ponction hypogastrique de la vessie dans les rétentions d'urine. De la cystostomie sus-pubienne*. A. Poncet, *Mercredi médical*, 4 novembre 1891), et, dans le *Bulletin médical*, du 6 avril 1892 (*Fonction de l'urèthre contre nature après la cystostomie sus-pubienne*), nous envisagions la fonction de l'urèthre sus-pubien.

Thèse de S. Bonan (Lyon, 1892). *Premier travail d'ensemble*. — La méthode était créée et déjà vulgarisée quand parut, en 1892, le premier travail d'ensemble, la thèse de notre élève S. Bonan, travail s'appuyant sur trente-cinq observations (*De la création d'un urèthre contre nature chez les prostatiques. — Cystostomie sus-pubienne*. S. Bonan, *loc. cit.*). A ce moment, nous avons eu connaissance d'une méthode opératoire semblable, employée avec succès par le Dr Hunter Mac Guire, chirurgien de Richmond (Virginie). Aussi, lorsque Bonan écrivit sa thèse, mit-il en relief, dans son historique, les documents de notre confrère américain, et quelques considérations nouvelles sur cette question. C'est ainsi qu'il mentionne, comme précurseurs de la méthode, les auteurs suivants, qui ont publié quelques observations de taille sus-pubienne, chez les prostatiques.

Tailles hypogastriques, pratiquées antérieurement à la cystostomie. Sédillot aurait fait avec succès, la taille hypogastrique, dès 1856, chez un vieux prostatique, dont la vessie renfermait des gaz et quatre litres environ de sang putréfié. E. Bœckel, de Strasbourg, rapporte, dans la thèse de N. Garcin (*Contribution clinique à la cystotomie sus-pubienne*. Strasbourg, 1884. Imp. Schultz et Cie), deux observations analogues, suivies de morts. Il ajoute qu'il préfère, en thèse générale, cette intervention, à la sonde à demeure, aux cathétérismes répétés, et mal supportés. La même opération aurait été faite par A. Auger (*Union médicale*, 1865) pour une rétention d'urine. A peu près à la même époque, où nous pratiquions notre première cystotomie, pour une rétention complète, avec impossibilité du cathétérisme, Rohmer, de Nancy, avait recours, comme il l'indiquait lui-même, dans une communication à la Société de chirurgie, (13 juin 1888), à la taille sus-pubienne, pour combattre des accidents de rétention chez un prostatique. Cette opération diffère, cependant, de la nôtre en ce que, après avoir ouvert la vessie, Rohmer fit un *cathétérisme rétrograde et plaça une sonde à demeure*. Il assura, en outre, par un drain, l'écoulement de l'urine, à travers la plaie abdominale.

Richardson (*Annales des maladies des organes génito-urinaires*, 1889), Tédenat, Forgue (1887) auraient aussi sauvé, par une incision hypogastrique, des prostatiques atteints d'accidents urinaires « que la ponction capillaire eût laissés succomber ». En 1889, le professeur Folet (de Lille) publiait, dans un mémoire de son élève Coppens (*Bulletin médical du Nord*), sept belles observations de cysto-drainage hypogastrique, pratiqué pour des complications prostatiques. Il préconisait déjà, avant Lejars, avec un procédé similaire, l'extrême utilité de la mise au repos de la vessie, par évacuation permanente, à travers une ouverture vésicale sus-pubienne. Ainsi qu'il le fait remarquer, son but était le même que le nôtre, mais l'opération était différente.

Pour être complet, nous signalerons encore : trois observations de taille hypogastrique, rapportées dans la thèse de Vignard (Paris, 1890) ; trois cas plus récents appartenant à Buckston Brown (*British medical Journal*, 15 mars 1890), et, dans lesquels l'irritabilité vésicale paraît avoir été le principal motif de l'intervention chirurgicale, enfin, deux observations de Thompson (*Leçons cliniques*, p. 193, 1889, traduction française), qui émet, à leur propos, l'idée d'un drainage par la voie hypogastrique, sans mettre en question, néanmoins, la possibilité d'établir un canal artificiel, dont le fonctionnement permette à la vessie, de conserver l'urine pendant un certain temps.

Tel était l'état de la question lors de nos premiers travaux sur la cystostomie sus-pubienne. Tous ces faits, bien que fort intéressants, avaient, plus ou moins, passé inaperçus, à tel point qu'il fallut à Bonan, de patientes recherches, dans des publications éparses, pour les découvrir. Les chirurgiens ne paraissaient en avoir conservé aucun souvenir, d'autant mieux que l'on avait toujours en vue l'évacuation d'urgence de la vessie, sans que l'on se fût préoccupé d'assurer, d'une façon tant soit peu définitive, la miction, parfois irrémédiablement compromise. Les opérateurs ne cherchaient pas à créer un méat contre nature, non seulement appelé à être, *permanent*, mais même, *temporaire*. Aussi la ponction hypogastrique, qui remplissait, tant bien que mal, les mêmes indications thérapeutiques urgentes devait-elle rester la méthode de choix, et, pour être plus exact, la méthode exclusivement utilisée.

Recherches similaires de Mac Guire. — Nous avons

dit qu'après avoir créé la méthode de la cystostomie sus-pubienne chez les prostatiques, nous avions appris les recherches, poursuivies dans le même sens, en Amérique, par Mac Guire « *qui avait également songé, dès le mois de novembre* 1888, *à remédier à certains accidents urinaires, par la création d'un urèthre artificiel, au-dessus du pubis.* » (Bonan, *loc. cit.*).

Le premier travail du chirurgien Américain a été communiqué à la Société Médicale de Virginie, le 24 octobre 1888 (in Norfolk Virginia). L'auteur qui a également pour but, l'établissement d'un *urèthre artificiel*, c'est l'expression qu'il emploie, s'efforce, par la cystostomie sus-pubienne, de triompher de l'obstacle prostatique et des accidents qui accompagnent cette obstruction. Il rapporte, à ce propos, quatre observations intéressantes de malades chez lesquels « *il s'était proposé d'ouvrir la vessie, pour la drainer librement et la laisser reposer, ainsi que son propriétaire* ».

Dans un deuxième mémoire de Mai 1890 (*The medical News*, 17 mai 1890), le même auteur relate vingt et une observations de taille sus-pubienne, dont huit chez des prostatiques, qui n'avaient pu être, ni améliorés, ni soulagés, par le cathétérisme et les lavages vésicaux. Il donne en détails, le procédé opératoire qu'il a suivi, les indications diverses de cette opération, ses avantages immédiats, et le bon fonctionnement du néo-canal qui est, pour lui, comme pour nous, un véritable urèthre contre nature. Tous ces malades avaient guéri et urinaient par la voie hypogastrique. Les détails dans lesquels entre le chirurgien de Richmond sur la cystostomie, sur ses excellents effets, ressemblent beaucoup à nos descriptions. Aussi Bonan a-t-il pu dire : « Ces deux chirurgiens, qui ignoraient leurs recherches respectives, et qui les poursuivaient à la même époque sont, l'un et l'autre, après avoir conçu, séparément, une opération, destinée à remédier à certains accidents urinaires, arrivés à des conclusions identiques. Ce serait là, si l'on veut, une preuve, de plus, de l'excellence de l'opération que nous proposons. » (Thès., *loc. cit.*).

Travaux divers. — La thèse de Bonan marque donc, une première étape, dans l'histoire de notre méthode. Dès lors, les travaux se multiplient rapidement. Dans diverses Sociétés savantes, en particulier, à la Société de Médecine et à la Société des Sciences Médicales de Lyon, au Congrès, puis, à la Société de Chirurgie de Paris, la cystostomie est l'objet de communications, et donne lieu à d'intéressantes discussions. Pour être complet, nous mentionnerons toutes les recherches, tous les travaux qui ont, à diverses reprises, élucidé différents points, relatifs à cette opération.

Parmi ces mémoires, les uns ont, nettement établi, les indications de la méthode et ses rares contre-indications. D'autres en ont étudié le manuel opératoire et les divers procédés, proposés à tort ou à raison, dans le but de perfectionner la création du méat hypogastrique, de le rendre continent.

Enfin, d'importants travaux ont envisagé la nouvelle fonction urinaire, dans ses résultats immédiats et surtout définitifs. Pour plus de clarté, nous citerons les études entreprises à Lyon, avec le but visé et le résultat obtenu, puis les publications d'autres écoles, de Paris, de Toulouse, de Montpellier, etc... Nous indiquerons, également, les observations rapportées, de part et d'autre, par des chirurgiens, par des médecins, qui ont eu recours à la cystostomie.

Les travaux à Lyon, parus depuis 1892, c'est-à-dire

depuis Bonan, visent les indications, le manuel opératoire, les dangers de la ponction vésicale, les résultats
opératoires et fonctionnels, de la cystostomie sus-pubienne.

Relativement aux indications opératoires, c'est tout
d'abord, Diday qui, dans le *Lyon médical* et la *Gazette
hebdomadaire* (1892-1893), étudie ce triple point de vue :
« *Où, quand et comment, ouvrir la vessie chez les prostatiques?* » Orcel, Villard, Tussau, Guillemot, Tellier, etc.,
apportent de nouveaux faits. Nous réunissons alors, les
observations publiées, et nous dégageons, de leur analyse et de notre expérience déjà étendue, les indications
principales de la cystostomie sus-pubienne (*Gaz hebd.*,
A. Poncet, 1894). Nous n'ajouterons rien aux grandes
lignes de ce chapitre, sinon le fruit d'un contrôle clinique, portant sur un plus grand nombre de malades. Il
nous permet de maintenir les mêmes conclusions.

A la même époque, Étienne Rollet, dans plusieurs
publications successives, a bien mis en relief, quelques
indications particulières de cette opération, étudiée, de
nouveau, par Faure (Thèse de Lyon, 1895)[1] ; par Delore
(*Gazette des hôpitaux*, Septembre 1897); par Sargnon
(*Bulletin médical*, Septembre 1898). Signalons encore,
les observations de E. Vincent, de L. Bérard, et la thèse
de Rebillard (Lyon, 1897) : *Sur le traitement des calculs
vésicaux chez les prostatiques.*

Cette énumération déjà longue sera complétée dans
l'index bibliographique. On peut juger, du chemin par-
couru, dans ces dernières années, et de l'extension progressive de la méthode.

Manuel opératoire. — En même temps que les cystos-

---

1. *De la cystostomie sus-pubienne d'urgence.*

tomies se multipliaient, quelques chirurgiens, Jaboulay, Wassilieff, Chaput, Curtillet, etc. (Coullaud, Thèse de Lyon, 1894), cherchaient par de nouveaux procédés, à obtenir plus sûrement, un méat hypogastrique continent. Ces modifications opératoires, très ingénieuses, n'ont pas donné le résultat attendu. La continence vésicale n'a pas été mieux réalisée que par notre procédé plus simple. Elles compliquent, d'autre part, l'opération. Elles la rendent plus grave, parfois meurtrière, car il s'agit souvent, de sujets cachectiques, très âgés, et chez lesquels, des urines septiques détruisent rapidement les barrières qu'on leur oppose. Nous croyons qu'il n'est pas indifférent de compliquer l'intervention, d'infliger à des vieillards un surcroît de traumatisme chirurgical, d'ouvrir, enfin, par des incisions, par des dissections multiples, des espaces nouveaux à l'infection et à l'infiltration urineuse.

La cystostomie, telle que nous la pratiquons, est certainement, moins dangereuse, que la ponction hypogastrique.

Dans divers articles, nous avons insisté sur l'insuffisance, sur les dangers des ponctions, accidents bien mis en lumière, par Cadiot (*Dangers de la ponction hypogastrique de la vessie.* Thèse de Lyon, 1895).

Des recherches anatomiques de Romary (*Rapports de la vessie avec le péritoine.* Thèse de Lyon, 1895), des constatations opératoires, fort instructives, d'Ét. Rollet (*Lyon médical*, 11 janvier 1894) et *Société de chirurgie de Paris*, 1896), de nos propres observations, il ressort, que les ponctions présentent comme dangers : la blessure du péritoine qui descend au-dessous du pubis, dans un certain nombre de cas, et qui est, parfois, adhérent à la symphyse pubienne (Rollet), l'infection, presque fatale, de l'espace pré-vésical, par la canule qui est *essuyée*, dans les plans anatomiques pré-vésicaux, lorsqu'elle sort d'une vessie infectée, chargée de produits septiques.

Les ponctions répétées auxquelles on donne, généralement, et avec raison, la préférence sur la ponction permanente avec un gros trocart, ne sont, d'autre part, la plupart du temps, qu'un pis aller, pour une cavité qui se remplit, aussitôt vidée.

Résultats. — Lagoutte, dans une thèse remarquable (*Résultats éloignés de la cystostomie sus-pubienne. Soixante-trois observations*. Thèse de Lyon, 1894), a répondu à cette question. La mortalité opératoire est encore élevée chez les prostatiques infectés, mais faut-il en incriminer l'opération elle-même, ou bien plutôt, l'état, souvent précaire, des malheureux, opérés parfois, *in extremis*. L'examen de ces soixante-trois observations démontre, que ce n'est pas l'opération qui est grave, mais la maladie qui la nécessite. Comme dans la kélotomie pour hernie étranglée, la mort doit être attribuée, à l'étendue des lésions, survenues, le plus ordinairement, par l'incurie du malade, ou l'inertie du médecin, et non à l'acte opératoire.

Les conclusions de Lagoutte ont, du reste, été confirmées. Avec cet auteur et après Diday, nous avons montré que les opérés guéris, restaient, assez souvent, continents et que les incontinents pouvaient supporter facilement, grâce à des appareils ingénieux, une infirmité relative, qui leur avait sauvé la vie (Delore. *De la fonction du nouvel urèthre (urèthre hypogastrique) chez les prostatiques anciennement cystostomisés*, Thèse de Lyon, 1897). Nous avons insisté, également, sur le rôle de l'obstacle prostatique, dans le maintien de l'urèthre contre nature, celui-ci s'oblitérant, toutes les fois que la voie normale d'excrétion se rétablit. Il persiste, au contraire, chaque fois, que la miction normale est définitivement impossible, du fait de l'obstruction prostatique. Le travail d'Orcel : *La mort, l'autopsie de M. Diday* (*Annales des maladies des organes génito-urinaires*, 1894) confirme, de tous points, cette opinion, qui s'appuie sur de nombreuses observations.

Cet aperçu montre bien quel est le rôle relativement secondaire du manuel opératoire, dans le maintien du méat sus-pubien, et l'erreur des chirurgiens qui ont voulu établir une distinction fondamentale, basée sur quelques détails de technique, entre la cystotomie et la cystostomie, chez les prostatiques. Ces deux opérations : cystotomie et cystostomie réalisent le même but que nous avons mis en relief, dès le début de nos recherches : *drainer la vessie, et dériver le cours des urines, dont la voie normale est, momentanément, ou irrémédiablement, compromise* (A. Poncet, *Acad. de méd., loc. cit.*).

Les travaux que nous venons de signaler, constituent déjà, par eux-mêmes, un faisceau suffisant, pour permettre d'envisager, dans ses détails, ce mode de traitement du prostatisme. En Février 1894, la question de la cystostomie fut posée devant la Société de chirurgie de Paris. Nos conclusions furent acceptées, après une discussion à laquelle prirent part : Segond, Bazy, Nélaton, Tuffier, Lejars, Lucas-Championnière, etc. L'année suivante, Picqué fait un nouveau rapport sur un cas de cystostomie sus-pubienne, qui est préférée au cysto-drainage (Bazy). La thèse d'Auneau (Paris, 1895) et celle de Boutan (Paris 1893), sont deux documents importants.

Sur ces entrefaites, Mauclaire et Polaillon signalent les dangers de la ponction sus-pubienne. Desnos, au Congrès

de Rome, donne le résultat de sept cystostomies (1894).
Quant au manuel opératoire, il est modifié par Wassilieff, par Chaput, dans le but d'assurer la continence.
Les résultats obtenus par les chirurgiens de Paris, parmi
lesquels nous citerons Picqué, Hartmann, Jalaguier,
Tillaux, etc..., furent consignés dans la thèse d'Auneau,
tandis que Pasteau et Lejars étudiaient les résultats
anatomiques. La fonction du méat hypogastrique fut
encore, analysée par Lejars, dans ses très intéressantes
Leçons Cliniques.

Au Congrès d'Urologie de 1896, à propos d'un rapport :
*Sur la valeur comparative de la ponction et de l'incision
sus-pubienne, dans la rétention aiguë*, tous les chirurgiens présents rejettent la ponction des vessies infectées. A ceux qui l'admettent, *a priori*, dans les rétentions aiguës, Guiard cite une mort, en trente-six heures,
après une ponction, suivie de mise à demeure d'une
sonde dans la vessie. Tédenat, rappelle trois cas de mort
après la ponction, consécutifs à des phlegmons pré-vésicaux. Deux fois, en outre, pendant la taille, il a rencontré le cul-de-sac péritonéal, descendant au-dessous
du pubis. Jeannel signale, de son côté, une ponction
mortelle, par hématome pré-vésical.

Les mêmes dangers des ponctions vésicales sont indiqués par Audry (Loubat, Thèse de Toulouse, 1897),
Tailhefer, Gross, Rohmer, Mouchet, Delagenière, Pousson, Loumeau, etc., qui ont recours à la cystostomie.

A l'étranger, le traitement du prostatisme et de ses
complications a, non moins, préoccupé les chirurgiens.
Une autre idée directrice les a poussés, surtout, dans la
voie d'actes chirurgicaux, tels que : *la prostatotomie, la
prostatectomie*. Un autre courant les a entraînés aussi,
plus volontiers qu'en France, dans la voie des opérations,

des mutilations à distance (*vasectomie, castration unila-térale, bilatérale*), dont nous n'avons point à nous pré-occuper ici. Nous devons, cependant, faire remarquer, sans entrer dans une étude critique, que la prostato-tomie à ciel ouvert, par une ouverture préalable de la vessie, que la prostatectomie, dans les rares cas, où elle a eu un résultat heureux, en dehors de l'ablation d'un lobe médian, plus ou moins pédiculé, et faisant l'office de bouchon, doivent, avant tout, leur succès, au drainage de l'appareil urinaire, à l'écoulement facile et continu de l'urine, par la plaie vésicale. Quant à la vasectomie, quant à la castration, elles perdent chaque jour du ter-rain. Si la première de ces opérations peut avoir, de temps à autre, ses indications, celles-ci ne vont certai-nement pas à l'encontre de celles du méat hypogas-trique, qui sont souvent urgentes. Dans quelques cas, ces deux interventions peuvent se compléter l'une et l'autre. Nous avons trouvé, plusieurs fois, nous-même, l'indication de les associer.

En Amérique, les travaux de Mac Guire ont eu un grand retentissement. Helmuth, Hamilton, Hayes, Johnson, Cleaves, Mac Cormac, Diago (de la Havane), Dyer-Sän-ger, Pilcher, Packard, Whishard, Watson, White, Lane, Keyes, Morris, Robert, Richardson, etc., se sont, tour à tour, occupés du manuel opératoire, des indications de la cystostomie, et aussi, des dangers de la ponction hypo-gastrique. Nulle part, hors de France, la méthode n'a pris plus d'extension, sans doute, en raison de l'impulsion qui lui avait été donnée par les publications de Mac Guire. Dans son article : *Hypertrophie de la prostate*, de l'*Encyclopédie Internationale de Chirurgie* (1896), on peut juger des progrès de la nouvelle méthode thérapeu-tique.

En Angleterre, où la cystostomie, après avoir été souvent discutée, est définitivement adoptée, nous signalerons les différentes publications de Moullin, de Myles, Owen, Lydston, Weirr, Spanton, Stamm, Tucker, Thomson Alexis, Cheeseman, Cuff, Chance Arthur, Davis, Reginald, Harrisson, etc., dont quelques-unes ont trait aux résultats fonctionnels.

En Allemagne, les chirurgiens ont plutôt pratiqué la cystostomie sus-pubienne, en dehors du prostatisme. Ils ont cherché, avec Witzel, par un manuel opératoire spécial, la formation d'un sphincter.

Tandis qu'en France et en Amérique, la méthode de cystostomie extra-péritonéale était exclusivement employée, les Allemands ont utilisé surtout, d'après les conseils et la pratique de Witzel, la voie intra-péritonéale. On conçoit les inconvénients et les dangers de l'incision du péritoine.

Les travaux de Wiesinger, de Zweifel, de Zuckerkandl, d'Alberti, de Martin, indiquent, cependant, un certain nombre d'opérations, pratiquées chez des prostatiques, avec des résultats, parfois, fort beaux. Le travail le plus complet sur ces résultats, est celui de Wiesinger, qui réunissant vingt-quatre cas, ébauche un essai, fort juste, sur la fonction du nouvel urèthré. Depuis 1897, à la suite du rapport d'Helferich au Congrès des chirurgiens Allemands, la méthode de la cystostomie sus-pubienne, dite au delà du Rhin « *fistule oblique de Witzel* », s'est substituée aux prostatectomies, prostatotomies et autres opérations similaires. Gussenbauer, Bromfield, Allina, Pétersen et Pitha, Sonnenburg, Lantzbeck, Kümmel ont, en effet, depuis le Congrès des chirurgiens Allemands de 1890, insisté plusieurs fois, et avec autorité, sur les multiples dangers de la ponction hypogastrique, qui perd chaque jour du terrain, en Allemagne, et cela, en faveur des tailles ou de la cystostomie.

A l'Académie de Médecine de Bruxelles, et dans la *Presse médicale* Belge, Debaissieux, Desguin, Beghin et Polis, Verhoogen se sont, à diverses reprises, occupés de notre opération. En Italie, nous citerons les articles de Nacciarone, de Parona et ceux d'Infantino, qui a signalé, dans une observation d'épicystostomie, des rapports anormaux du péritoine.

Dans la littérature Russe, Suédoise, nous trouvons encore diverses publications sur ce sujet. Citons les noms de Przewalski (1896), Tchernianszki, Archangelskaia (1897), etc., qui ont traité avec succès, par la cystostomie, les complications graves du prostatisme. Swennson (de Stockolm) l'a pratiquée dans la cystite et dans la dysurie sénile. A la Clinique chirurgicale d'Upsala, Björn Hoderus a traité quarante cas d'hypertrophie de la prostate par différentes méthodes opératoires et sur ce nombre, il a eu recours, vingt fois, à l'épicystostomie Sa conclusion formelle est en faveur de cette intervention, qu'il préfère aux autres modes de traitement.

Récemment (15 février 1899) les Drs Antipas, Larrieu, Cambouroglou, etc., ont rapporté à la Société impériale de médecine de Constantinople plusieurs cas de guérison de complications prostatiques graves, par la cystostomie sus-pubienne.

Nous arrêtons là, cet exposé, que nous avons rendu, dans son aridité, aussi simple que possible. Il était utile, cependant, d'entrer dans de tels détails, et d'indiquer, par la vulgarisation rapide de la cystostomie, son importance thérapeutique. Depuis lors, les autres méthodes ont été progressivement abandonnées, telles les opérations, qui étaient destinées, en particulier, à régulariser le cours des urines, par la voie uréthrale.

Nous serons brefs dans l'appréciation de cette dernière méthode. L'idée de dilater l'urèthre prostatique, après une boutonnière périnéale, appartient à Thompson. Elle a été reprise, maintes fois, et quelques chirurgiens ont encore essayé, dernièrement, de triompher des accidents urinaires, par ce mode d'intervention. Le parallèle entre lui et la cystostomie, n'est plus à établir. Qu'il nous suffise, pour juger ces deux voies opératoires : voie hypogastrique, voie périnéale; de faire remarquer que, dans la première opération : cystostomie sus-pubienne, on tourne un obstacle, dangereux, parfois insurmontable, et que l'on ne saurait aborder de front tandis que dans la seconde : voie périnéale, l'obstacle momentanément vaincu par la dilatation, renaît promptement de lui-même, par suite des conditions physiologiques de l'urèthre prostatique. Il faut alors assurer de nouveau la fonction par des cathétérismes répétés, maintenir la dilatation avec une sonde à demeure, etc., tous moyens que nous réprouvons, et que supprime, précisément, la dérivation de l'urine par le canal hypogastrique.

CHAPITRE II

CONSIDÉRATIONS

ANATOMIQUES ET ANATOMO-PATHOLOGIQUES

SUR L'APPAREIL PROSTATO-VÉSICAL

AUX DIFFÉRENTES PÉRIODES DE LA VIE, EN PARTICULIER,
DANS LA VIEILLESSE

SOMMAIRE. — *De la vessie chez le vieillard.* — Considérations anatomo-pathologiques : Variétés morphologiques, vessie contracturée, dilatée, forcée.

De la prostate chez le vieillard. — Etude anatomo-pathologique. Variétés de l'hypertrophie prostatique.

Causes mécaniques de la rétention d'urine. — Modifications du col vésical. Volume et consistance de la prostate. Rigidité de l'urèthre prostatique. Rôle de l'endo-prostatisme et de l'exo-prostatisme. Modifications de l'urèthre, allongé, coudé, rétréci, rigide.

Modifications du plancher périnéal.

Renseignements fournis par le toucher rectal et le toucher intra-vésical, après la cystostomie.

Causes physiologiques de la rétention d'urine. — Appareil vasculaire de la prostate et de la vessie. Congestion, spasme.

Rapports du péritoine avec la face antérieure de la vessie chez le vieillard. — Variations individuelles. Rôle de l'embonpoint : lipome sous-péritonéal ; rigidité partielle, chute du péritoine, par relâchement des tissus.

Adhérence normale du péritoine à la vessie.

Cas pathologiques : Hernies (Pouliot, Féré, Delbet, Poncet).

Adhérences du péritoine au pubis (15 cas) ; *degrés divers.*

Adhérences du péritoine à la vessie, à la paroi abdominale. — États pathologiques producteurs d'adhérences : péritonites, plaies de l'hypogastre, phlegmons pré-vésicaux, ostéites du pubis, ascite, etc.

Avant d'aborder l'étude du manuel opératoire, il nous paraît nécessaire d'entrer dans quelques considérations anatomiques et anatomo-pathologiques, concernant les diverses variétés morphologiques de l'appareil prostato-vésical, chez le vieillard. Elles faciliteront la tâche du chirurgien, en même temps qu'elles seront une justification de la nécessité, parfois impérieuse, de la cystostomie.

Descente vésicale. — Chez l'enfant, la vessie est primitivement située dans la cavité abdominale, et son sommet, son corps lui-même, dépassent largement la symphyse pubienne. Bientôt il se produit un abaissement du sommet de la vessie, dont les causes invoquées, tour à tour, n'offrent qu'une valeur restreinte. Tels sont : le relâchement de l'ouraque, pour les uns, l'influence de la station bipède, pour les autres ; cette dernière influence, soit dit en passant, n'est pas du tout démontrée, puisque les quadrupèdes présentent la même évolution progressive dans l'abaissement pelvien de la vessie ; enfin le redressement du pubis, qui devient, de plus en plus, vertical. Nous ne retiendrons, pour l'instant, que les deux influences principales, qui sont : 1° *le développement progressif du bassin et de la calvité pelvienne ;* 2° *la diminution relative du volume du réservoir urinaire, et l'affaissement de son sommet, qui nous donnent la « clef » de la descente de la vessie.* Que la vessie soit, tout entière, pelvienne, à deux ans (Sappey, Charpy), ou bien, entre treize et dix-neuf ans (Jarjavay, Étienne, Thèse de Nancy, 1880), opinions autorisées qui nous démontrent, une fois de plus, que les organes adominaux présentent de grandes variations individuelles, il n'en est pas moins admis par tous les auteurs, que la vessie descend progressivement, jusque dans un âge avancé, et que, *chez le vieillard, qui seul nous intéresse, la vessie est intra-pelvienne, à l'état de moyenne distension.* Les dispositions individuelles peuvent varier, comme nous le verrons, mais le fait de la *descente vésicale*, subsiste dans toutes les variétés. Cette constatation suffit. Elle est trop connue, pour que nous insistions davantage.

La vessie du vieillard participe, en somme, à cette ptose générale des viscères (Glénard), qui amène l'abaissement progressif du cæcum, l'allongement du mésocôlon iliaque et pelvien, l'allongement du mésentère, expliquant la plus grande fréquence des hernies à cet âge. Sans doute, cette prédisposition spéciale peut être engendrée par des influences mécaniques, longtemps répétées, mais il n'est pas douteux qu'elle est surtout produite par certaines modifications histologiques des tissus. Ces changements dans la structure des organes urinaires nous paraissent, même, jouer un rôle si prépondérant, que nous les envisagerons rapidement, avant de décrire les rapports et les différentes formes de la vessie, chez le vieillard prostatique.

Modifications dans la structure de la vessie. — Ordinairement les parois vésicales sont plus épaisses et plus rigides. Cet épaississement a été attribué aux contractions vésicales incessantes et violentes, destinées à lutter contre l'obstacle prostatique. Suivant l'aphorisme du professeur Guyon, l'hypertrophie musculaire est la règle, et l'amincissement, l'exception. Les fibres musculaires hypertrophiées se dessinent au-dessous de la muqueuse, sous forme de colonnes. Elles constituent ces vessies à colonnes, dont Launois a figuré de si beaux exemples, dans sa thèse (Paris, 1885). Ces colonnes musculaires deviennent, parfois, tellement saillantes, qu'elles donnent à l'explorateur métallique, une sensation spéciale, et que leurs anastomoses arrivent à former de véritables nids, dans lesquels se logent les calculs, dits enchâtonnés.

Il semble contradictoire, au premier abord, d'admettre l'hypertrophie musculaire dans un organe, qui devient incapable de remplir sa fonction. N'en est-il pas de même, cependant, dans le muscle cardiaque, dont le ventricule gauche s'hypertrophie, pendant le rétrécissement aortique, et ne peut-on pas comparer l'état du muscle vésical auquel nous faisons allusion à l'état du myocarde hypertrophié, bien qu'en asystolie (Le Dentu)? Quelques auteurs, exagérant même la comparaison, ont pu dire, que c'était l'asystolie du muscle vésical, qui produisait son hypertrophie musculaire compensatrice.

Ici intervient un élément pathologique nouveau, annihilant, pour ainsi dire, l'effet heureux de cette hypertrophie compensatrice, destinée à lutter contre l'obstacle. Nous voulons parler de la sclérose vésicale. La couche celluleuse sous-muqueuse disparaît progressivement, remplacée par du tissu fibreux, adhérent au muscle et à la muqueuse. Bientôt, cette transformation scléreuse gagne le tissu cellulaire péri-vésical, envahit la couche musculaire, dont elle dissocie et éparpille les fibres, en créant des sillons, débordés de toutes parts, par les colonnes charnues de la vessie. Cette sclérose peut même devenir prépondérante. Elle fait alors disparaître la souplesse et l'élasticité du réservoir, elle lui communique cet état de rigidité spéciale, qui joue un très grand rôle dans le phénomène : dysurie des vieillards, bien qu'il y ait aussi hypertrophie musculaire. Ce défaut de souplesse et cette rigidité fibreuse nous expliquent ces cas paradoxaux, dans lesquels la vessie, énormément distendue, ne revient que très lentement, à des dimensions normales, après son évacuation par la cystostomie, parce que toute élasticité lui fait défaut.

Pathogénie du prostatisme. — Dans la plupart des

vessies de vieillards, se trouveront donc associées, suivant des proportions variables, des lésions fibreuses et de l'hypertrophie musculaire. Tantôt, l'hypertrophie musculaire sera prédominante, tantôt, au contraire, la sclérose (*vessie sclérosée, vessie musculaire*), tantôt enfin, la structure sera mixte, scléreuse et musculaire. Ce sont les cas les plus fréquents, disent les auteurs autorisés. Nous n'avons pas à discuter si le prostatisme est, primitivement, une sclérose frappant les organes urinaires, depuis le rein jusqu'à l'urèthre, et associée à l'artério-sclérose généralisée; ou bien, si l'obstacle prostatique constitue la cause originelle de tout le mal. Avec Moulin, avec Mac Guire (*Encyclopédie internationale de chirurgie*, 1896), *nous croyons, cependant, à l'influence parfois prédominante de l'obstacle prostatique sur l'évolution du prostatisme.*

La théorie de Guyon et de Launois (*loc. cit.*), qui tendrait à faire jouer le rôle principal à la sclérose urinaire, ne nous paraît pas devoir être généralisée. Il nous semble même que, chez les malades justiciables de la cystostomie, qui ont habituellement une grosse prostate, l'accident initial est bien un obstacle à l'excrétion urinaire, tandis que la sclérose vésicale n'apparaît que secondairement. L'hypertrophie prostatique provoque la difficulté de la miction. La pression vésicale augmente, le muscle vésical s'hypertrophie, pour lutter contre l'arrêt. Mais, l'obstacle augmente, la rétention incomplète s'installe alors peu à peu, provoquant la congestion passive (Lydston), accompagnée, bientôt, d'une inflammation vésicale. Toutes les conditions sont alors réunies : congestion, rétention, infection chronique légère, pour amener la cystite, d'abord muqueuse, puis interstitielle, et définitivement, la transformation fibreuse de la vessie.

Variétés de la vessie chez le vieillard. — Si nous avons rappelé cette conception, c'est qu'elle nous permet de comprendre les diverses variétés anatomiques et anatomo-pathologiques de la vessie du vieillard. Toutes les vessies séniles ne sont pas nécessairement scléreuses, contrairement à la théorie de Launois (Desnos).

1° *Vessie contracturée.* — Dans une première variété, en effet, qui existe bien, quoi qu'en dise Launois, car nous avons eu l'occasion de l'observer plusieurs fois sur le vivant, au cours de cystostomies, nous rangerons la vessie globuleuse, ressemblant à un poing d'adulte vigoureusement fermé; la *vessie contracturée*, à tel point qu'après son incision, c'est à peine si l'on trouve une cavité appréciable, contenant quelques gouttes d'urine. Le doigt, introduit dans l'incision est assez fortement serré, et quand on n'a pas eu le soin de saisir, immédiatement, les lèvres de l'orifice avec des pinces, on éprouve bientôt des difficultés, pour retrouver l'ouverture, dont les bords se sont rétractés. La vessie a des parois très épaisses, non scléreuses, mais nettement constituées par des fibres musculaires, considérablement hypertrophiées. La muqueuse vésicale est rouge, le malade a des envies fréquentes d'uriner, qui décèlent la cystite. Enfin, la distension d'un pareil réservoir est impossible.

On conçoit combien seront augmentées les difficultés de l'intervention, lorsque toutes ces conditions : absence de la capacité vésicale, petit volume de la vessie contracturée, rétraction rapide de l'incision, impossibilité de la distension, seront réunies chez le même sujet. Sans parler des rapports avec le péritoine que nous étudierons en détail, il n'est pas inutile de rappeler que cette vessie, contracturée et très petite, occupe toujours la cavité pelvienne, qu'elle est située, par conséquent, profondément.

On éprouve des difficultés d'autant plus grandes à la trouver, qu'elle se confond encore, par sa consistance, avec la prostate, dont le volume, souvent énorme, dépasse, parfois, de beaucoup, celui de la vessie. Cette dernière paraît n'être alors qu'une portion de la glande, car elle la recouvre comme le cimier d'un casque.

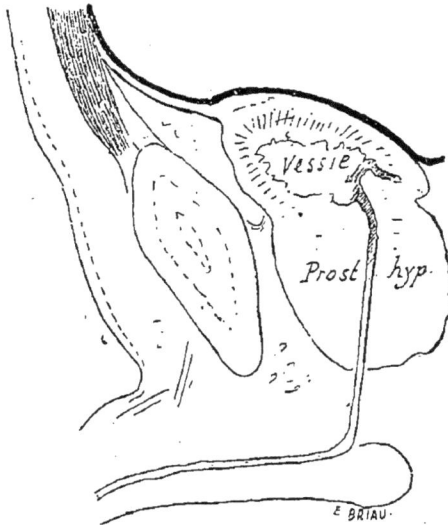

Fig. 1. — Vessie contracturée d'un prostatique, cachée derrière le pubis et formant une masse unique avec la prostate. Pas de cul-de-sac péritonéal.

Lorsqu'on a rencontré des vessies ainsi contracturées, on comprend les échecs opératoires de quelques chirurgiens, qui ont pu ponctionner la prostate, croyant ouvrir la vessie, ou, terminer une intervention, sans être certains de l'avoir incisée. L'embonpoint du sujet est alors une condition déplorable pour mener rapidement l'opération. Elle complique singulièrement les manœuvres.

. Cliniquement, on peut, parfois, reconnaître, à l'avance, ces vessies irritables. Les malades accusent des douleurs vives, incessantes, qui doivent être attribuées, sans aucun doute, à la cystite et aux contractions vésicales réflexes. Lorsque le cathétérisme est possible, il est négatif, parce que la vessie ne contient qu'une quantité insignifiante d'urine. Après un examen méthodique, toucher rectal, percussion et palpation, on se rend compte de l'absence de distension vésicale. Mais, les vrais signes sont l'impossibilité de la distension, les douleurs extrêmes, que provoquent le cathétérisme et la moindre tentative, même prudente, d'injections de lavages vésicaux.

2° *Vessie moyennement dilatée.* — Cette forme de vessie irritable cliniquement, et apparaissant contracturée pendant l'opération, n'est pas, heureusement, la règle. La forme la plus fréquente, qui constituera notre *seconde variété*, est caractérisée par l'apparition du bas-fond vésical, par l'existence de poches ou cellules diverticulaires, et, par un certain degré de dilatation de l'organe. On pourrait l'appeler : *vessie moyennement dilatée*, par opposition à la *vessie contracturée*. Elle a été prise, avec juste raison, comme le type de cet organe, dans la vieillesse.

Passé soixante ans, la vessie, fusiforme chez l'enfant, ovoïde chez l'adulte, s'aplatit progressivement de haut en bas. Ses dimensions transversales deviennent prédominantes, pendant que le diamètre vertical s'abaisse et pendant que le sommet de l'organe devient, de plus en plus, inférieur, par rapport à la symphyse pubienne. Outre cet abaissement vertical et cet allongement des diamètres transversaux, on constate, là encore, l'augmentation de la longueur, dans le sens sagittal. Le réservoir urinaire, perdant toute tonicité, s'étale largement sur le plancher périnéal, qui participe, lui-même, à cet affaiblissement musculaire général.

On pourrait objecter, que cette absence de tonicité vésicale et cet affaissement du plancher périnéal, sont de simples vues de l'esprit. Il nous paraît démontré que le défaut de résistance des parois vésicales est mis en évidence par l'apparition fréquente des poches et des

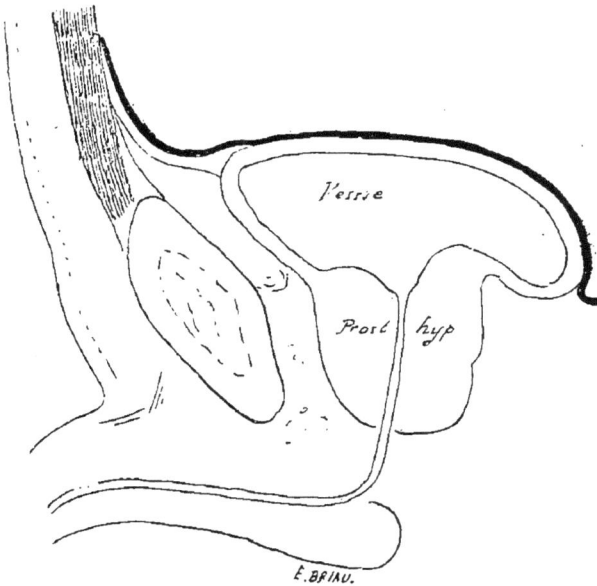

Fig. 2. — Vessie moyenne, non dilatée, d'un prostatique. Aplatissement vertical et bas-fonds de la vessie.

cellules vésicales, et que l'effondrement périnéal seul, peut expliquer la formation du bas-fond.

Hernies vésicales de faiblesse. Poches vésicales. — Les diverticules vésicaux, qu'on ne rencontre que chez le vieillard, ont été dénommés cellules, lorsqu'ils ne dépassent pas l'épaisseur de l'organe, lorsqu'ils restent contenus dans la paroi ; et poches, lorsqu'ils forment des diverticules, appréciables à la surface extérieure de l'organe. Qu'il s'agisse de cellules ou de poches, nous confondrons ces deux catégories dans la même description, car la cause qui les produit est identique, quelles que soient la grandeur et la capacité du diverticule.

Ces cavités, décrites par Morgagni, ont été prises par Cruveilhier pour des types de sa description des hernies tuniquaires. Civiale, Voillemier, Le Dentu, ont adopté l'opinion du grand anatomiste. Ils admettent, qu'elles sont formées par de véritables hernies de la muqueuse, hernies de faiblesse, sortant à travers les fibres, écartées, dissociées, de la musculeuse. Les poches vésicales, parfois d'un volume considérable, occupent ordinairement les parois postérieure, ou latérales. Elles sont rares au sommet, et exceptionnelles, dans le voisinage du col. L'orifice de communication avec la cavité vésicale affecte, habituellement, l'aspect d'un véritable trou, à bords lisses, rappelant, à s'y méprendre, l'orifice d'un ancien trajet herniaire, dilaté par une grosse hernie. Dernièrement, nous avons eu l'occasion d'en observer deux cas presque simultanés, au cours de deux cystostomies, pratiquées par L. Bérard, pour une rétention complète d'urine. L'une de ces poches était même si spacieuse, que le doigt, introduit dans toute sa longueur, n'arrivait pas à en atteindre le fond. On pouvait se demander, bien qu'il n'y eût aucun autre signe, s'il ne s'agissait pas d'une poche diverticulaire, prolabée dans une hernie périnéale, non apparente.

Quoi qu'il en soit, les fibres musculaires sont peu abondantes sur la paroi de la poche. La muqueuse est épaissie, très vasculaire. Sa surface externe est en rapport avec une zone celluleuse, plus ou moins, abondante, tantôt lâche, et permettant une très grande distension ; tantôt dense, et la fixant aux tissus voisins.

Le mode de formation de ces diverticules nous intéresse davantage. D'après Cruveilhier, « ils ne s'effectuent pas, par le fait de la distension, mais, par le fait de la contraction. » L'urine fortement comprimée dans les efforts de miction, distend les points faibles. La distension progressive et l'augmentation de la capacité diverticulaire sont produites ensuite, par la répétition des mêmes causes. Nous ne retiendrons de cette étude qu'un fait : c'est l'existence de points faibles sur la paroi vésicale, trahissant son affaiblissement. On peut, en effet, la comparer à la paroi abdominale, et les diverticules vésicaux aux diverticules herniaires, cruraux et inguinaux. De même que les hernies abdominales sont, chez le vieillard, des hernies de faiblesse, les diverticules vésicaux sont aussi, des hernies vésicales de faiblesse.

Bas-fond vésical. — La formation du bas-fond vésical reconnaît la même pathogénie, c'est-à-dire, l'affaiblissement du muscle vésical. Mais, ici intervient, un second facteur, qui est l'absence de tonicité musculaire du plancher périnéal.

Normalement chez l'adulte, les deux orifices des urctères sont réunis par un bourrelet inter-urétérique, constitué par des fibres musculaires, tendues d'un orifice à l'autre. Dans un âge avancé, ces fibres participent à l'hypertrophie générale. Leur saillie s'acccentue considérablement. Elles surplombent ainsi la portion du réservoir, qui est immédiatement située derrière elle, et qui est soutenue par l'aponévrose prostato-péritonéale de Denonvilliers, riche en fibres musculaires. Peu à peu, sous l'influence de la pesanteur, le bas-fond, qui est ainsi amorcé, augmente de profondeur. Il arrive à atteindre, parfois, une capacité de 200 à 700 centimètres cubes. Pourquoi ce bas-fond vésical se forme-t-il? Il n'est pas douteux que son développement ne peut exister, que parce que la vessie se laisse facilement dilater, et parce qu'elle est impuissante à lutter contre l'effet de la pesanteur. Mais, en outre, pour concevoir cette dilatation localisée au bas-fond, il faut admettre l'affaiblissement du plancher périnéal.

La face inférieure de la vessie, le plancher vésical est soutenu, en avant, par la prostate, en arrière, par le plancher périnéal qui la sépare du rectum. En avant, le plancher s'affaisse peu, puisqu'il est soutenu par la prostate, et que les deux organes sont même intimement fusionnés, les mouvements de l'un suivant exactement les mouvements de totalité, de l'autre. En arrière, l'influence de la pesanteur dilate facilement la vessie, qui s'appuie, ici seulement, sur le rectum et les vésicules séminales, entourées par les fibres musculaires de l'aponévrose prostato-péritonéale. On a dit, qu'au début de la formation du bas-fond vésical, ces fibres s'hypertrophiaient (Riccardo Versari. *Ann. des mal. des org. urin.*, 1897). Oui, mais cette hypertrophie est du même caractère, que l'hypertrophie des fibres vésicales. Quel que soit leur volume, il est certain qu'au total, elles ont une moindre contractilité et une moindre résistance. De même que, dans la vessie du vieillard, il y a dilatation, malgré l'hypertrophie musculaire.

Le bas-fond vésical, qui se constitue, grâce à l'affaissement du plancher périnéal, ne soutenant plus une vessie sclérosée, peut encore présenter une augmentation de hauteur, lorsque le volume de la prostate hypertrophiée devient prépondérant, surtout, dans le sens de la hauteur. Nous reviendrons sur cette particularité.

En résumé : la vessie, moyennement dilatée, du vieillard, qui représente la vessie typique de cet âge, est surtout caractérisée : par son siège intra-pelvien, son affaissement et sa rigidité remarquables, qui produisent

l'aplatissement général de l'organe, quelquefois la formation de poches vésicales, enfin, le développement du
bas-fond, qui trahit la faiblesse du plancher périnéal.
C'est une vessie moyennement dilatée, devenue incapable de se vider complètement elle-même, dans laquelle
il existe toujours, après la miction, de l'urine résiduale;
dans laquelle, en un mot, il y a stagnation urinaire, avec
toutes ses conséquences. Parfois même, le degré de dilatation et d'inertie dépasse encore la moyenne, que nous
venons d'indiquer. Non seulement, il reste un résidu
après la miction, mais la miction elle-même est devenue impossible, en dehors d'une évacuation artificielle,
telle que celle, produite par le cathétérisme. Il faut
presser sur la région hypogastrique, pour faire sortir
l'urine de ce réservoir complètement inerte et incapable de contraction, n'ayant, même plus, les propriétés
physiques des tissus physiologiques qui sont : l'élasticité et la rétractilité. Voilà la *vessie forcée*. Elle nous
intéresse spécialement, au point de vue de la cystostomie, car elle remonte, parfois, à un ou deux travers de
doigt au-dessus de l'ombilic. Elle ne revient pas sur elle-
même après l'incision, et elle se vide par regorgement.

Telles sont les variétés morphologiques de la vessie
des vieillards prostatiques : *vessie contracturée, vessie
moyennement dilatée, se vidant encore par le cathétérisme, vessie forcée et dilatée au maximum.*

Avant d'aborder l'étude des rapports vésicaux, nous
jetterons un coup d'œil rapide sur les modifications de
l'appareil uréthro-prostatique et sur la vascularisation
spéciale de la prostate et de la vessie du vieillard.

**Modifications de l'appareil uréthro-prostatique chez le
vieillard.** — Vers l'âge de quarante à quarante-cinq ans,
apparaissent, déjà, les lésions, dites séniles, de la pros-

tate. (Thompson, Civiale, Robin, Guyon, Launois, etc.,
Guépin, Thèse de Paris, 1896.) Sur une coupe de l'organe, on remarque des masses arrondies ou ovalaires,
faisant saillie, sous forme de corpuscules blanchâtres,
qui tranchent sur la couleur gris brunâtre du tissu prostatique. Au nombre de trois ou quatre, parfois davan-

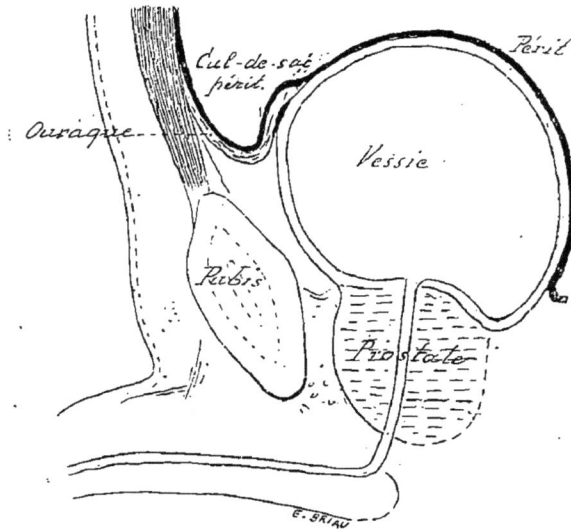

FIG. 3. — Vessie distendue d'un prostatique. Rapports du cul-de-sac
péritonéal.

tage, elles sont entourées de zones concentriques. Entre
elles et les acini normaux de la glande, le tissu conjonc-
tivo-musculaire subit une hypertrophie considérable. Il
délimite ainsi les corpuscules appelés, en raison de leur
structure fibreuse et glandulaire, *fibromes glandulaires
de la prostate* (Launois). Suivant que l'hypertrophie
porte sur le tissu dans sa totalité, suivant qu'elle se
rattache, plutôt, au développement d'un grand nombre
de fibromes, l'hypertrophie est : *régulière* ou *irrégulière*.

Mercier, Civiale, Voillemier, Le Dentu, etc., en ont décrit les formes suivantes :

1° *Hypertrophie en masse, régulière.*

2° *Hypertrophie partielle, portant : sur le lobe latéral droit, sur le lobe latéral gauche, ou bien sur le lobe moyen* (polyadénome de Virchow).

3° *Hypertrophie considérable, et, à peu près régulière de l'organe.*

D'après Thompson, les hypertrophies en masse, régulières, se rencontreraient dans plus de la moitié des cas. Nous sommes arrivés dans nos recherches, à la même proportion. Chez les cystostomisés, en particulier, il s'agit, presque toujours, de prostates volumineuses et régulières, c'est-à-dire, de cette troisième variété, que Mercier rangeait sous le titre : d'*hypertrophie considérable*. Les autopsies que nous avons eu l'occasion de pratiquer chez d'anciens opérés, se rapportent toutes, à cette catégorie, qui renferme, par conséquent, la plupart des indications de la cystostomie.

Causes mécaniques. *Rôle de l'hypertrophie prostatique dans la rétention d'urine.* — L'hypertrophie amène la rétention d'urine de deux manières : tantôt, par les déformations qu'elle provoque dans l'urèthre prostatique dont elle détermine, en définitive, l'oblitération fonctionnelle ; tantôt, par la rigidité, qu'elle communique à cet urèthre, allongé, et, plus ou moins, régulièrement comprimé. Dans le premier cas, on constate, des saillies de volume variable, aboutissant à l'obstruction de sa lumière. Dans le second cas, le calibre du canal est régulier. On peut le déplisser avec une sonde, qui écarte les lèvres accolées des lobes prostatiques. Il existe, seulement, une rigidité spéciale des parois uréthrales, d'autant plus accentuée, que la prostate est plus grosse et plus congestionnée.

En somme, l'oblitération de la lumière uréthrale, est produite, soit, par des saillies irrégulières (1er cas), soit, par une compression régulière et uniforme, portant sur toute l'étendue de l'urèthre prostatique. Ces modifications dans son calibre et sa consistance, constituent l'*endo-prostatisme* des anciens auteurs, par opposition à l'*exo-prostatisme*. L'exo-prostatisme, avec l'augmentation de volume, surtout du côté du rectum, ne détermine pas de troubles de la miction.

Volume et consistance de la prostate. Rigidité uréthrale. — Le volume de la glande n'a donc pas une influence, toujours identique. C'est ainsi que des prostates très grosses ne détermineront parfois que des troubles fort légers de la miction. La consistance du tissu a, aussi, son importance, car elle entraîne le resserrement de l'urèthre. Néanmoins, le volume coïncidant avec un certain degré de sclérose, on peut, en pratique, considérer une prostate volumineuse, comme un danger, toujours menaçant.

Elle entraîne, parfois, de la rétention, non pas en déformant, en rétrécissant le canal, mais, plutôt, en lui constituant une attelle rigide et inextensible, qui lui fait perdre toute souplesse. Faut-il rappeler, à ce propos, la loi d'écoulement des liquides, dans les tuyaux rigides et dans les tuyaux élastiques? On connaît le moindre débit des tuyaux rigides, à égalité de calibre et de pression. On sait encore, qu'à égalité de débit, il faut une pression beaucoup plus forte dans les conduits rigides.

Le volume de la prostate joue donc un rôle important, dans le mécanisme de la rétention, soit en déformant et en rétrécissant l'urèthre, soit en lui communiquant une rigidité spéciale.

Ascension de la prostate. — Les dimensions de la prostate sont parfois énormes. Dans l'autopsie d'un cystostomisé, sa hauteur atteignait 10 centimètres et sa lar-

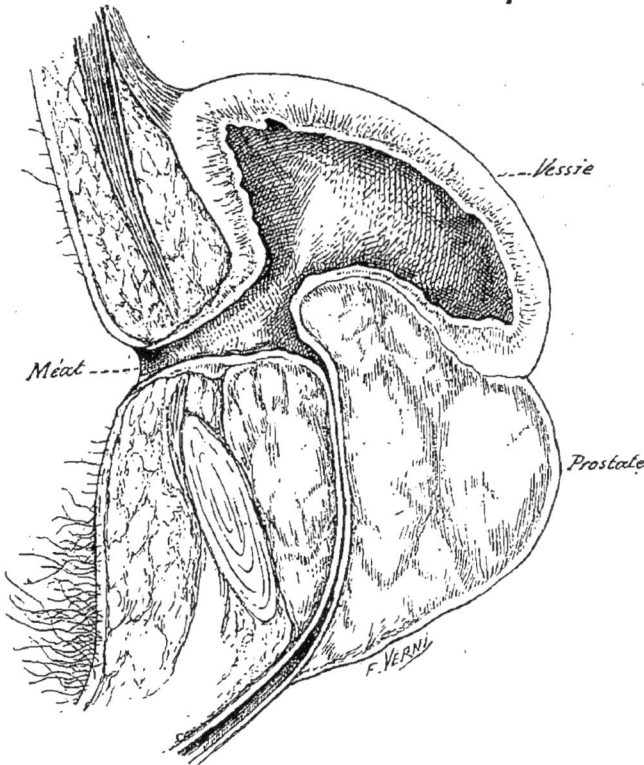

FIG. 4. — Coupe verticale et antéro-postérieure de la vessie, de la prostate, de l'urèthre sus-pubien, etc., d'un ancien cystostomisé (Rollet). Ascension considérable de la prostate (obs. XXVIII).

geur 9 centimètres et demi, au niveau de la base. L'hypertrophie était uniforme. Elle s'étendait, en arrière, du côté du rectum; en bas, jusqu'à l'aponévrose moyenne.; en avant, jusqu'au ligament de Carcassonne; en haut enfin, elle soulevait le plancher vésical, dépassant le bord supérieur de la symphyse de 2 centimètres au moins. Une telle ascension prostatique est, sans doute, rare. L'hypertrophie a plutôt tendance à faire saillie du côté du rectum, et du plancher périnéal.

Mais, il semble que, dans les hypertrophies considérables, la place faisant défaut, de toutes parts, dans le petit bassin, l'extension hypertrophique soulève le plancher vésical et sorte du bassin, qui ne peut plus la contenir. Nous avons fait deux autopsies de prostates ainsi augmentées de volume. Quelle que soit l'explication de cette élévation du col vésical, il en résulte qu'on peut, en pratiquant la ponction sus-pubienne, piquer la prostate. Cette blessure n'est, certes, pas grave, mais elle déroute aisément, l'opérateur. Pendant la taille on l'a également blessée, en croyant ouvrir la vessie. L'accident a moins d'importance, puisqu'il peut être aussitôt reconnu.

Cette surélévation du plancher vésical a, pour effet secondaire, d'accroître la profondeur du bas-fond. Cette augmentation est relative, si l'on veut, mais elle n'en favorise pas moins, la stagnation, puisque le col de la vessie est d'autant plus surélevé, au-dessus de lui, que la prostate fait une saillie supérieure, plus considérable.

Données fournies par le toucher rectal et le toucher intra-vésical. — Lorsqu'il s'agit de prostates volumineuses, le toucher rectal, combiné à la palpation abdominale, donne l'impression d'un petit utérus fibromateux, fixé contre la symphyse.

Ce procédé d'exploration fournit des renseignements importants, au point de vue opératoire. Nous n'insistons pas sur les indications de la vasectomie, de la castration, dans les formes molles, alors que les formes dures sont rebelles à ces prétendues opérations atrophiantes. En ce qui concerne la cystostomie, il démontrera l'existence d'un bas-fond, parfois, la présence de calculs dans la vessie, il fixera sur la dureté et le volume d'une prostate, qui ne peut plus s'atrophier, parce qu'elle est entièrement scléreuse.

Le toucher intra-vésical pendant l'intervention permet de constater la forme et les dimensions de l'orifice uréthro-vésical. Avec les données fournies par le toucher rectal, on en déduit la forme générale de l'hypertrophie. Chez la plupart de nos opérés, l'orifice vésical du col ressemblait, à s'y méprendre, à un gros col utérin, parfois légèrement irrégulier. C'est là, l'indice d'une hypertrophie en masse du tissu prostatique.

Plus rarement, nous avons rencontré l'hypertrophie isolée du lobe moyen, formant, soit un opercule en soupape, se rabattant sur le col, soit une saillie triangulaire, à sommet antérieur, insinué dans l'orifice et le divisant en V, à pointe antérieure. La saillie en croupion de poulet qui se rapproche de celle dite en « gros col utérin », les barres en éventail, sont exceptionnelles.

La variété qui a particulièrement intéressé nombre d'opérateurs : Reybard, Dittel, etc., est l'hypertrophie partielle du lobe moyen. On la disait, autrefois, très fréquente. C'était elle qui, formant soupape, produisait l'occlusion de l'urèthre ; aussi Mercier, puis Reybard, coupaient-ils, ou plutôt, prétendaient-ils couper cette saillie, avec des instruments aveugles, introduits par l'urèthre? On a reconnu la rareté de cette cause d'occlusion. Elle existe néanmoins. Rollet et Levet en ont présenté un exemple remarquable à la Société des Sciences médicales de Lyon (Janvier 1899). Des lobes plus ou moins mobiles, parfois pédiculés, la plupart du temps sessiles, ont pu être enlevés avec succès, par la voie hypogastrique, généralement préférée. Cette prostatectomie partielle, intra-vésicale, doit être abandonnée d'une façon générale, car les résultats sont des plus incertains. D'autre part, l'ablation de ces portions glandulaires ajoute, au traumatisme opératoire, une plaie vésicale, chez des sujets, souvent opérés dans les plus mauvaises conditions, et à un âge avancé (Desnos, *Congrès de Chirurgie*, 1896).

Allongement de l'urèthre prostatique. — Ces déformations de l'orifice vésical de l'urèthre ne sont pas les seules qui atteignent ce canal. En dehors du rétrécissement et des coudures, sur lesquels nous avons insisté, en faisant remarquer le rôle qu'on leur a attribué dans la pathogénie de la rétention, il existe un allongement remarquable de l'urèthre. L'urèthre prostatique normal mesure 3 à 4 centimètres au plus. L'urèthre pathologique atteint 8 à 10 centimètres. Dans deux autopsies, nous avons noté cet allongement de 8 et de 10 centimètres. Le canal rigide, impropre au passage de l'urine, n'était, cependant, pas rétréci, puisqu'il admettait une sonde n° 20 ; mais, les deux lèvres accolées en effaçaient la lumière, aussitôt que la sonde était retirée. Quand l'urèthre atteint une longueur semblable, on trouve également, dans le sens antéro-postérieur, une coudure, qui paraît constante. Le canal est vertical, depuis l'orifice vésical, sur une étendue de 6 centimètres, puis, brusquement, il devient horizontal, formant, à ce niveau, un angle droit. Le sommet de cette coudure constituait, sans aucun doute, un obstacle sérieux au cathétérisme qui, pour réussir, aurait demandé, non seulement des sondes à béquilles, mais des sondes à grande courbure de Gély.

Causes physiologiques. Rôle de la congestion et du spasme. — La rétention d'urine d'origine prostatique n'est pas seulement due aux causes purement méca-

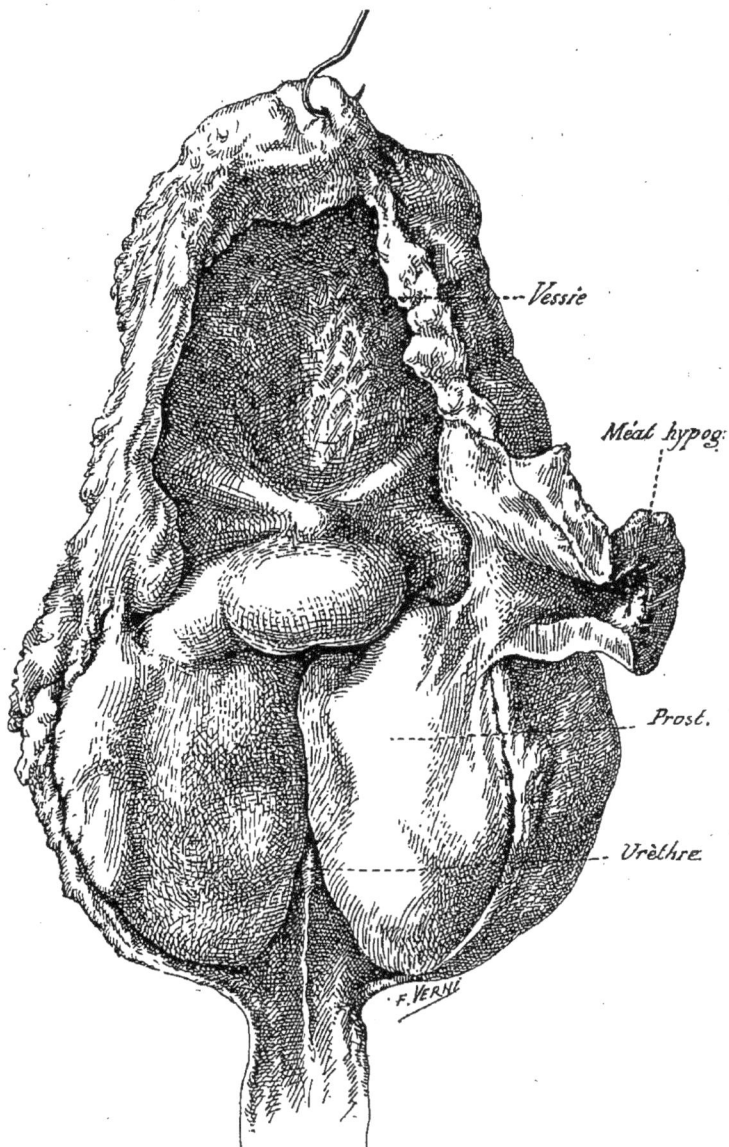

FIG. 5. — Vessie, prostate, urèthre normal et urèthre sus-pubien d'un ancien cystostomisé (Rollet), incisés sur leur face antérieure. Canal prostatique mesurant 10 centimètres (obs. XXVIII).

niques dont nous venons de parler. Tous les auteurs insistent encore, sur le rôle de la congestion passive ou active, et du spasme musculaire. Ces conditions physiologiques ont une importance prépondérante dans la production des rétentions subites que l'on ne peut expliquer par les simples causes mécaniques. L'évolution lente et progressive de ces dernières favorise bien la rétention, mais, elle est incapable d'amener, du jour au lendemain, l'obstruction complète de l'urèthre.

C'est ainsi que certains malades urinent facilement pendant le jour, tandis que, pendant la nuit, leur miction devient difficile, par suite de la congestion passive, provoquée par le repos horizontal, le séjour au lit, etc. D'autres ont de la dysurie, après un repas copieux, des excès vénériens, etc., qui engendrent la congestion active, et souvent du spasme.

Vascularisation de l'appareil prostato-vésical et de l'urèthre. — L'appareil prostato-vésical du vieillard possède une riche vascularisation.

Les vaisseaux artériels et veineux de la prostate, déjà très développés dans les travées inter-lobulaires, aboutissent aux plexus veineux prostatiques et péri-prostatiques, dont le volume est si remarquable. Les veines attirent particulièrement l'attention. La description classique de Segond et de Launois mérite d'être rappelée. Il existe une couche veineuse intra-uréthrale, un plexus intra-prostatique, et un plexus péri-prostatique.

La couche veineuse sous-uréthrale, située dans l'épaisseur même de la muqueuse, et entremêlée avec les capillaires et les artérioles, est, parfois, si congestionnée, qu'un cathétérisme prudent, pratiqué selon les règles, amène, cependant, des hémorrhagies abondantes.

Les plexus péri-prostatiques veineux encastrés dans la

capsule périphérique de la glande sont toujours énormes. Ils apparaissent, sur une coupe, comme un tissu aréolaire, avec des cavités analogues à des sinus béants, et gorgés de caillots sanguins, dans la majorité des cas. Leurs parois sont souvent très amincies, et l'on rencontre fréquemment des phlébolithes dans leur intérieur (Denonvilliers). Ils communiquent en haut avec les veines vésicales. Les circulations de la vessie et de la prostate sont ainsi solidaires, elles constituent ce qu'on a appelé, à juste raison, le plexus vésico-prostatique.

Ce dernier plexus veineux, distinct du plexus de Santorini, des plexus hémorrhoïdaux et des plexus séminaux, (Ziegler, Thèse de Bordeaux, 1896) s'anastomose largement, en avant, en arrière, en bas, avec ces différents groupes veineux. Ses origines doivent être recherchées dans la prostate, la verge et la vessie.

La prostate lui donne toute sa circulation veineuse (Segond). La verge lui envoie la veine dorsale profonde, qui vient aboutir à sa partie antérieure. Quant à la vessie, elle possède comme la prostate, les couches veineuses : sous-muqueuse, intra-musculaire, sous-séreuse. En définitive, toute sa circulation aboutit aux veines péri-vésicales, dont le volume énorme cause, parfois, des hémorragies, pendant l'incision hypogastrique de la vessie. On aperçoit ces veines gorgées de sang noir, après la dénudation de sa paroi antérieure ; aussi suffit-il d'un peu d'attention pour éviter leur blessure.

Le plexus vésico-prostatique, point de rencontre des veines du pénis, de la prostate et de la vessie, se déverse, en bas, dans les veines honteuses internes, branches de l'hypogastrique ; et en haut, après s'être anastomosées avec les plexus séminaux, dans les veines hémorrhoïdales moyennes, qui sont des affluents directs, ou, tout au moins, indirects, de la veine porte. Par les anastomoses avec le système porte, s'explique le retentissement des troubles digestifs, tels que la constipation, sur la congestion prostatique passive. Nous comprenons, par les rapports avec les plexus génitaux, la congestion active, après les excès vénériens. Nous concevons, par les anastomoses avec l'hypogastrique, l'influence de la position debout ou couchée. Cette dernière favorise la congestion, car la circulation veineuse n'est pas activée par les contractions musculaires. La marche favorise la circulation prostatique, en rendant, au contraire, plus active, la circulation veineuse des membres inférieurs, sous l'influence des contractions musculaires. Enfin, la réplétion vésicale produit, comme on le sait, la congestion prostatique, puisque les deux circulations sont solidaires.

Après avoir passé en revue les différentes conditions nouvelles créées par l'âge, dans l'appareil vésico-prostatique du vieillard : changements de forme et de volume, transformations importantes dans la structure et surtout dans la vascularisation exagérée, nous aborderons l'étude importante, des rapports nouveaux de la face antérieure de la vessie avec la paroi abdominale. La situation du péritoine, la constitution elle-même de la paroi abdominale dans la région hypogastrique, attireront tout d'abord notre attention, en dehors de toutes complications pathologiques. Nous verrons ensuite, quelle est l'importance de certaines dispositions anormales, telles que les adhérences du péritoine à la symphyse et la péricystite, les modifications imprimées par la descente des hernies, etc. Nous dirons, en dernier lieu, quelques mots des calculs, et des infections rénales, provoquées par l'hyperthrophie prostatique.

Péritoine pré-vésical. — Adhérence normale du péritoine à la vessie. — La disposition du péritoine prévésical est variable, non seulement, d'un sujet à l'autre, mais encore, sur le même sujet. Habituellement, le péritoine descend, en avant, sur la ligne médiane, jusqu'au fond de l'anse formée par l'ouraque. Cette règle n'est pas absolue, car dans quelques cas, le péritoine peut former un méso à l'ouraque, et descendre plus bas que ce cordon.

Romary (*loc. cit.*), a fixé le degré d'adhérence du péritoine à la vessie. « On peut toujours ou presque toujours, dit-il, isoler entièrement la séreuse de la musculeuse, sans intéresser ses deux tuniques, quand on a distendu la vessie par 300 grammes de liquide. C'est la quantité que l'on injecte, ordinairement, pour les opérations. Au-dessous de l'insertion ouracale, le décollement est des plus aisés, il peut s'obtenir facilement avec le doigt. Sur les côtés de la vessie, l'adhérence augmente, à mesure qu'on se rapproche du cul-de-sac postérieur. Au point ouracal, l'adhérence est très intime, et on ne peut pas isoler proprement le péritoine de la musculeuse. Ce détail a une grande importance, au point de vue de la formation du cul-de-sac; jamais, en effet, le péritoine ne se détachera de l'ouraque. »

Pratiquement il faut donc retenir que, normalement, on peut aisément relever dans une cystostomie, avec l'index recourbé en crochet, le péritoine qui recouvre la face antérieure de la vessie. Le décollement ne saurait être poursuivi, que jusqu'au voisinage du point ouracal, en raison de l'adhérence péritonéale très résistante à ce niveau. Il est, d'autant plus facile à obtenir que le sujet est plus gras.

Adhérence du péritoine à la paroi abdominale. —

Rapports avec cette paroi. — Le péritoine adhère très peu, en avant, à la paroi abdominale, mais, il est très adhérent aux artères ombilicales, à l'ouraque et à leurs ramifications. Cette faible adhérence à la paroi nous explique comment, pendant le soulèvement de l'ouraque, le péritoine s'en décolle progressivement, pour se porter sur la région sous-ouracale. Nous comprenons aussi pourquoi la séreuse accompagne si fidèlement l'ouraque (fig. 3).

Le péritoine est en contact, en avant, avec le fascia propria ou couche celluleuse sous-péritonéale, sorte de nappe graisseuse, plus ou moins dense, suivant les sujets. En avant du *fascia propria* se trouve le *fascia transversalis*, plus épais au voisinage du pubis que dans le reste de l'abdomen, et qui vient s'attacher à la lèvre postérieure du bord supérieur du pubis, parfois même, sur sa face postérieure. Le grand droit, au contraire, s'insère à la lèvre antérieure. Il en résulte la formation d'un espace qui, vu sur une coupe antéro-postérieure, a la forme d'un triangle dont le sommet correspond au repli semi-lunaire de Douglas et dont la base repose sur le bord postérieur du pubis. Ce triangle, comblé par du tissu cellulo-adipeux, porte le nom d'espace sus-pubien (*Cavum supra-pubicum de Leûsser*).

Cul-de-sac pré-vésical. — Lorsque la vessie est vide, l'ouraque tendu, en occupe le sommet. Le péritoine recouvre la paroi abdominale jusqu'au pubis, passant de là, directement, sur la région rétro-ouracale de la vessie. Il n'y a donc pas de cul-de-sac péritonéal. Mais, lorsque la vessie est distendue, les rapports sont tout différents. Il suffit d'examiner une coupe congelée pour voir le péritoine descendre en avant d'elle, en formant le cul-de-sac, appelé *pré-vésical* (fig. 3). Ce cul-de-sac est admis par tous les auteurs contemporains. On ne s'entend pas, il est vrai, sur sa profondeur, et la distance qui le sépare du pubis.

Sappey prétendit, autrefois, que le péritoine descendait d'autant plus bas, que la distension était plus considérable. Cet auteur a lui-même reconnu son erreur. Tillaux a réfuté, d'autre part, cette opinion. La conclusion anatómique s'impose, le cul-de-sac remonte au fur et à mesure que la vessie se distend. Il serait, néanmoins, imprudent de croire, que la ponction hypogastrique est exempte de dangers. Le péritoine peut descendre, en effet, assez bas pour rendre la ponction dangereuse, sans, cependant, gêner la taille ou la cystostomie, opérations dans lesquelles on relève le cul-de-sac.

Au point de vue pratique, ce qu'il importerait de connaître, c'est l'étendue de l'espace dépourvu de péritoine, suivant la capacité de la vessie. Ce desideratum serait, sans doute, fort utile à combler, mais un tableau de ce genre est impossible à dresser. Pouliot et Bouley admettent que la hauteur du cul-de-sac, au-dessus de la symphyse, se trouve proportionnelle à l'élévation de la vessie. Suivant ces auteurs, il suffirait de diviser la hauteur de la vessie au-dessus de la symphyse par 1,6, pour avoir assez exactement la distance qui sépare le péritoine du pubis. Romary fait remarquer, avec raison, que l'injection d'une égale quantité de liquide chez deux sujets différents, n'élèvera pas également le sommet vésical. D'autre part, l'élévation du sommet est loin d'être en rapport constant avec le relèvement du cul-de-sac.

On se heurte donc, à de nombreuses variations individuelles, qui discréditent les conclusions de Pouliot et Bouley. Retenons, toutefois, cette constatation faite par Romary : *Avec 200 grammes de liquide dans la vessie, le péritoine est, assez fréquemment, au contact du pubis; avec 400 grammes, il n'en est, parfois, qu'à 1 centimètre, le plus souvent à 2; au-dessus de ces quantités, le relèvement du cul-de-sac est plus considérable.*

Thornhill croit, que pendant la taille, lorsqu'on a senti avec le doigt, l'insertion de l'ouraque, on peut, en toute sécurité, ouvrir la vessie au-dessous. Nous ne pouvons souscrire à cette opinion. Sauf les cas très rares où l'ouraque trop rigide, ne forme point d'anse, le péritoine descend toujours, après distension, au-dessous de l'insertion de l'ouraque. A moins d'avoir relevé le péritoine avec l'index, jamais on ne devra inciser la vessie au voisinage immédiat du point ouracal. Dans aucun cas, on ne devra inciser au-dessus, on blesserait fatalement le péritoine.

Au cours des nombreuses cystotomies et cystostomies que nous avons pratiquées, nous avons constaté, maintes fois, la variabilité des rapports du cul-de-sac péritonéal, avec la face antérieure de la vessie. Dans un article de 1895 (*Méat hypogastrique et méat périnéal, Semaine médicale,* A. Poncet, 27 novembre 1895), nous faisions observer que la situation du cul-de-sac, vis-à-vis de la symphyse, est individuelle, et qu'il descendait plus ou moins bas, suivant les sujets; qu'enfin, on ne pouvait pas compter, au point de vue de la sécurité opératoire, sur son refoulement en haut, à la suite d'injections destinées à distendre la vessie. Aussi, sans déconseiller une injection de 200 à 300 grammes de liquide, qui rend la vessie plus accessible au doigt et au bistouri, croyons-nous, *qu'on ne peut mettre sûrement le cul-de-sac péritonéal, à l'abri de toute blessure, qu'après son soulèvement méthodique avec l'extrémité de l'index gauche recourbé en crochet.*

Descente de l'intestin dans le cul-de-sac. — L'intestin peut-il s'insinuer jusqu'au fond du cul-de-sac? En général, la région sous-ouracale, après distension, forme un plan vertical, parallèle à la paroi abdominale, dont il est, du reste, très rapproché. Mais, au-dessus du point ouracal, la paroi vésicale s'éloigne, peu à peu, de la paroi abdominale, et, dans ce sinus, peuvent s'insinuer les anses intestinales.

Toutefois, dans certains cas, l'intestin descend jusqu'au fond du cul-de-sac. Testut possède, par exemple, le calque d'une coupe congelée, pratiquée sur un vieillard de quatre-vingt-douze ans, chez lequel le péritoine descendait à 18 millimètres du pubis; le cul-de-sac contenait trois anses intestinales qui le remplissaient complètement (fig. 6). Nous avons, nous-même, constaté plusieurs fois, sur le vivant, que le cul-de-sac était distendu par des anses intestinales qui, sans aucun doute, contribuaient à produire son abaissement progressif. Lorsque l'opéré tousse ou fait des efforts, on voit le cul-de-sac bomber, comme un sac herniaire, sous l'influence des mêmes efforts, pendant la cure radicale d'une hernie.

Chez le vieillard, le péritoine pré-vésical descend encore plus bas, que chez l'adulte. La vessie a perdu son élasticité, elle s'est étalée horizontalement. L'ouraque est plus long et parfois si grêle qu'on a peine à retrouver sa trace. Le péritoine descend, alors, profondément, au devant de la vessie, malgré de fortes distensions vésicales. Dans le cas déjà cité de Testut (*Anat. humaine*, t. III, p. 877), sur un sujet de quatre-vingt-douze ans, bien que la vessie remontât à l'ombilic, le péritoine n'était qu'à 18 millimètres de la symphyse. Loin d'être exceptionnels. ces cas sont assez fréquents, pour attirer notre attention. Chez les gens âgés, à chairs flasques et lipomateuses, le cul-de-sac péritonéal subit, d'autre part,

cette même ptose qui frappe tous leurs organes, insuffi-
samment soutenus. En résumé : *chez le vieillard, le péritoine recouvre la vessie, beaucoup plus que, chez l'adulte.
Les ponctions sont donc plus dangereuses.*

Influence de l'embonpoint. — L'influence de l'*embonpoint* doit être prise en sérieuse considération. Chez
les sujets extrêmement gras, la vessie est souvent à une
profondeur qu'on ne saurait imaginer. L'épaisseur de la

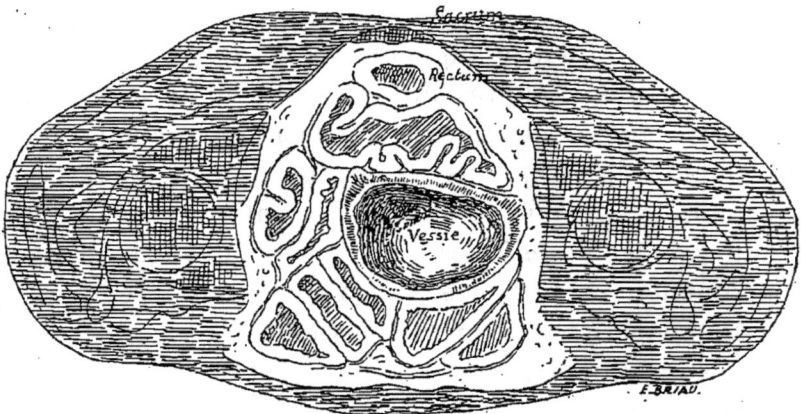

Fɪɢ. 6. — Coupe horizontale du bassin, à 8 centimètres du promontoire.
Sujet congelé (d'après Testut).

Cette coupe montre, chez un vieillard, des anses intestinales anormalement placées,
en avant de la vessie, dans le cul-de-sac péritonéal.

paroi abdominale atteint jusqu'à 10 et 12 centimètres.
La taille est alors singulièrement plus difficile, et, nous
ajouterons aussi, que la ponction l'est bien davantage.
Mais, envisageons seulement les rapports nouveaux de
la vessie avec le péritoine et la symphyse.

Chez un homme gras, la vessie trouve moins de place
dans le bassin, pour se développer. Le plancher vésical
est soulevé par la graisse, la vessie occupe une situation plus élevée.

Cette légère élévation du sommet vésical augmente la

profondeur du cul-de-sac prévésical, et relève un peu le péritoine.

Il est une autre variété de ce cul-de-sac, qui, amenée aussi, par l'embonpoint exagéré, produit un effet inverse, c'est-à-dire, son abaissement. Ce fait a été mis en lumière, pour la première fois, par Petersen (*Archiv. für Klinisc. Chirurg.*, 1880). La graisse s'accumule sous le péritoine, d'une artère ombilicale à l'autre, dans le sens transversal; et, depuis l'ombilic jusqu'à la symphyse, dans le sens vertical. Cette doublure graisseuse communique à la séreuse une certaine rigidité, ainsi qu'à l'ouraque. Grâce à cette rigidité, à ce manque de souplesse, l'ouraque ne se relâche pas. Le péritoine, de son côté, s'insinue, moins facilement, au-devant de la vessie, ou, se relève d'une quantité insignifiante par la distension. En d'autres termes, le fond du cul-de-sac reste à peu près fixe, à 2 centimètres environ au-dessus de la symphyse, quelle que soit la distension, moyenne, ou considérable, de la vessie.

Lipome sous-péritonéal. — D'après nos constatations opératoires, la graisse sous-péritonéale agit, encore, sur le cul-de-sac, en l'attirant, en bas, par son propre poids. Volontiers, pour faire comprendre notre pensée, nous comparerions la graisse sous-péritonéale, au lipome pré-herniaire, qui attire le péritoine à sa suite, et lui ouvre la voie. Le cul-de-sac, adhérent au lipome, descend, de plus en plus bas, sous l'influence de la traction graisseuse continue. Ce n'est pas là une simple vue de l'esprit. Fréquemment, au cours de tailles chez des hommes gras, on est obligé de relever, avec le péritoine, une masse graisseuse qui lui adhère, et qui, dès qu'on l'abandonne, entraîne la séreuse, en bas, avec une certaine force.

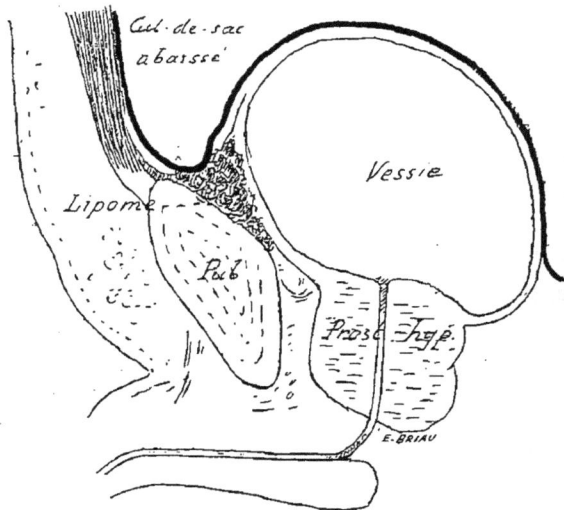

Fig. 7. — Couche épaisse de graisse, *formant lipome*, et entraînant
le cul-de-sac péritonéal, au niveau du pubis. Vessie distendue.

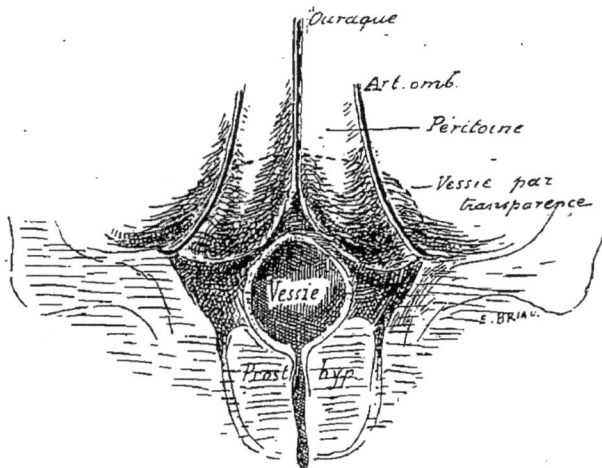

Fig. 8. — Coupe frontale de la vessie, en avant de l'insertion
de l'ouraque.

Disposition spéciale du péritoine chez quelques prostatiques. Le cul-de-sac péritonéal abaissé, forme un méso-ouraque. Il est divisé, par l'ouraque et les artères
ombilicales, en deux poches latérales, adossées au-devant de la paroi antérieure de
la vessie, et, susceptibles d'être facilement blessées dans la cystostomie.

Nous dirons donc : *quels que soient l'âge du sujet et le degré de distension de la vessie, on n'est jamais sûr, surtout chez des personnes grasses, de ne pas rencontrer le péritoine, au contact du pubis, même, à l'état normal.*

Descente du péritoine entre l'ouraque et les artères ombilicales. — Nous signalerons un dernier détail anatomique. Si l'on regarde le péritoine de face, on remarque qu'il est maintenu, en place, sur la ligne médiane, par l'ouraque, et sur les côtés, par les artères ombilicales. Entre ces cordons, le fond du cul-de-sac péritonéal s'insinue, légèrement, chez les sujets normaux ; parfois, d'une façon fort sensible, chez les sujets gras, présentant la disposition du lipome sous-péritonéal, qui joue le rôle que nous connaissons. C'est donc, sur la ligne médiane que le relèvement du péritoine est le plus marqué. Le fond du repli péritonéal forme, à ce niveau, un angle ouvert en bas, à sommet ouracal. Cet angle est normalement obtus. Il peut diminuer beaucoup, et, quand le péritoine arrive à former un méso-ouraque, cet angle est très aigu. Cet abaissement du péritoine entre l'ouraque et les artères ombilicales diminue, sur les parties adjacentes à la ligne médiane, la distance qui, sépare le péritoine du pubis.

L'ouraque s'insère, quelquefois, un peu en dehors de la ligne médiane. Cette disposition reporte latéralement, la distance maxima, du pubis au péritoine. Il existe, de ce fait, un nouveau danger de la ponction sus-pubienne, même pratiquée selon les règles, c'est-à-dire, sur la ligne médiane, et immédiatement, au-dessus du pubis.

Péritoine. Cas pathologiques. — Les variations individuelles normales du cul-de-sac pré-vésical nous ont déjà montré que le péritoine, en dehors des influences anormales, pouvait s'abaisser jusqu'au bord supérieur de la symphyse, et même au-dessous. Nous étudierons maintenant, l'influence de certains états pathologiques, qui doivent tenir le chirurgien en éveil, toutes les fois qu'une intervention hypogastrique est indiquée. Parmi ces troubles morbides, nous attirerons l'attention sur les hernies, et les inflammation péri-vésicales.

Hernies. — Les hernies inguinales et crurales peuvent avoir une influence, sur la hauteur et la mobilité du cul-de-sac pré-vésical.

On attribue à Féré l'honneur d'avoir, le premier, fait cette remarque. L'influence des hernies fut, en effet, très bien exposée par cet auteur qui, après l'avoir signalée, accidentellement, dans une communication à la Société anatomique, en 1876, est revenu, avec quelques détails, sur ce sujet, dans la thèse de Broussin (Thèse de Paris, 1882). Plusieurs années avant Féré, Pouliot (Thèse de Paris, 1868) avait, cependant, cité plusieurs cas, dans lesquels, des hernies volumineuses avaient gêné la distension de la vessie, et empêché le cul-de-sac, de s'éloigner du pubis. Néanmoins, il est juste de reconnaître que Féré a eu le mérite d'étudier méthodiquement, et de fixer ces différents points.

Sur 7 sujets (4 hernies doubles, 3 hernies simples), il provoqua la distension, jusqu'à ce que le sommet vésical atteignît une hauteur, située, à un travers de doigt, au-dessous de l'ombilic. Les résultats furent constants. Chez tous les porteurs de hernies doubles, le cul-de-sac péritonéal était resté, sensiblement, au contact du pubis. Lorsque la hernie était simple, il remontait, à peine, de 1 centimètre, et seulement, du côté, où n'était pas la hernie.

Ces conclusions ne furent pas admises par quelques auteurs, dont les divergences s'expliquent. On n'a pas, en effet, suffisamment, envisagé les variétés et le volume des hernies. Une petite hernie, par exemple, aura moins d'influence qu'une hernie volumineuse, une hernie crurale, qu'une hernie inguinale. D'autre part, nous acceptons pleinement la remarque de Pierre Delbet (*Annales de Guyon*, 1892): « une double hernie congénitale, gênerait peu ou pas l'élévation de la vessie, tandis qu'une double hernie acquise, dont le sac serait, principalement, formé par glissement, pourrait y apporter une gêne notable ». Il est inutile d'insister, sur la façon, dont une hernie entrave le développement de la vessie. C'est le péritoine qui influe sur l'élévation de la vessie, et non l'élévation de la vessie qui modifie la hauteur du péritoine. Sanglé par lui, le réservoir urinaire ne peut pas se dilater, suivant le mode ordinaire de distension.

Sur le vivant, on a rarement fait pareille constatation. Verneuil et Guyon, qui ont eu l'occasion d'opérer des hernieux, n'ont pas signalé de disposition anormale du péritoine. E. Rollet (cité par Romary) pratiquant, en mai 1895, une cystostomie sus-pubienne, sur un sujet atteint de deux volumineuses hernies inguinales, faisait remarquer à son entourage, que le péritoine se trouvait au-dessus du pubis, et que le cul-de-sac se relevait facilement avec le doigt. Bouley (*loc. cit.*) ne disait-il pas, que, bien souvent, des chirurgiens, non prévenus, avaient dû exécuter la taille chez des hernieux, sans même se douter que les hernies auraient pu gêner l'opération! Le danger n'en existe pas moins. Au Congrès de chirurgie de Lyon (1894), Rafin, dans une relation de taille hypogastrique, chez un homme porteur de deux hernies inguinales, signale la disposition suivante : « La vessie n'était libre de péritoine, qu'au niveau de la partie médiane, et cela, sur une faible étendue, seulement. » Il attribue cette particularité aux tractions exercées sur le péritoine par les deux hernies. Il signale, en outre, le danger, en pareil cas, d'une ponction vésicale qui, à moins d'être rigoureusement médiane, courrait le risque, presque fatal, d'intéresser la séreuse.

Descente du péritoine chez les sujets, à parois abdominales, flasques, relâchées. — Nous avons, depuis plusieurs années, fait observer, que, chez les sujets atteints de hernies de faiblesse, la même cause, qui produisait la migration du péritoine dans les trajets herniaires, devait entraîner, la descente du péritoine, au-dessous du pubis. Maintes fois, nous avons vu, précisément, chez des hernieux cystostomisés, la séreuse recouvrir, en grande partie, la face antérieure de la vessie, et descendre plus bas qu'à l'état normal. Souvent, aussi, il nous est arrivé de prévoir l'abaissement du cul-de-sac péritonéal, en tenant compte du relâchement des parois abdominales. Notre ancien chef de clinique, le Dr Villard remarquait encore, chez de tels opérés, l'abaissement de la verge par rapport à la symphyse pubienne. Pour lui, cet abaissement, dû à l'allongement du ligament suspenseur, trahit le relâchement général des tissus. Il permet de diagnostiquer la chute du péritoine pré-vésical, et même, de l'évaluer, approximativement.

Dittel (*Semaine médicale*, 11 décembre 1895) a fait, également, une observation intéressante, au point de vue opératoire, puisqu'elle indiquerait, à l'avance, la descente du péritoine. «Il existe, parfois, dit-il, des replis qui correspondent à l'ouraque et aux vaisseaux ombilicaux oblitérés, et qui forment des poches, dans lesquelles les anses intestinales peuvent descendre, jusqu'au col de la vessie, même, lorsque cette dernière est distendue. Or, en examinant ces sujets, dans la station debout, on voit les régions, situées au-dessus des ligaments de Poupart, proéminer, sous forme de saillies oblongues, dont la compression par les bandages, produit un grand soulagement. » Il cite, à ce propos, une blessure de l'intestin, par une ponction hypogastrique, chez un malade de ce genre.

Nous laissons de côté les hernies de la vessie. Elles présentent une disposition péritonéale, trop variable, mais nous rappellerons, pour elles, et pour les hernies, en général, cette règle opératoire : *toutes les fois que l'on cystostomisera un hernieux, on redoublera de précaution, vis-à-vis du péritoine, surtout, si la hernie est acquise. On proscrira toute intervention aveugle, telle que la ponction hypogastrique.*

Adhérences du péritoine à la symphyse pubienne. — La ponction est particulièrement dangereuse, quand il existe : *des adhérences du péritoine à la symphyse pubienne.* Les adhérences péritonéales ont été signalées depuis longtemps. Rollet en communiqua, à la Société de Chirurgie (1896), trois observations très intéressantes, dont Picqué fut le rapporteur.

En 1880, Pétersen, au Congrès de Berlin, déclarait ne connaître, dans la science, que deux observations, d'adhérences pubiennes, du péritoine. En 1886, Pitha, Bromfield et Lotzbeck publient, chacun, une observation. Sonnenburg relate trois cas. L'un d'eux, fut compliqué d'une blessure du péritoine, pendant la taille hypogastrique, chez un homme de quarante-neuf ans. « Croyant le péritoine refoulé, en haut, j'incisai, dit-il, et aussitôt une masse intestinale se présenta. Fermant rapidement l'ouverture du péritoine avec des sutures, je vis que la séreuse n'était pas refoulée du tout et qu'elle adhérait solidement à la symphyse. Je dus l'en détacher, la repousser en haut avant d'extraire le calcul. Le malade guérit. »

Au même congrès, Israël signale des adhérences constatées, par hasard, au cours d'une autopsie, sans avoir trouvé, cependant, de résidu inflammatoire, pouvant l'expliquer. Güssenbaüer déclare avoir fait deux

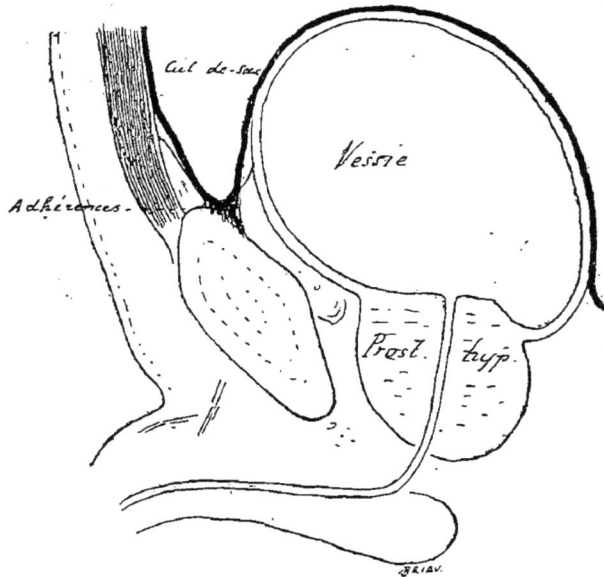

FIG. 9. — Adhérences pathologiques du cul-de-sac péritonéal au pubis.

fois, la même constatation. Le péritoine adhérait solidement à la symphyse, dont il dut le détacher avec le bistouri. Chez un opéré, la séreuse ayant été lésée au cours de cette manœuvre, il la ferma par des sutures. Le malade, qui était atteint de pyélo-néphrite, mourut d'une péritonite aiguë.

A la Société de Chirurgie, Polaillon (15 juillet 1885) rapporte ainsi, l'histoire d'une taille sus-pubienne, pratiquée chez un calculeux : « La vessie avait été distendue par 120 grammes d'eau boriquée. J'arrive sur le tissu cellulaire qui sépare la paroi abdominale de la vessie. En écartant, avec précaution, ce tissu cellulaire, je trouve une membrane, qui glisse sur le globe vésical, en réalité, peu saillant. Cette membrane, qui n'est autre que le feuillet pariétal du péritoine, semble s'étendre jusqu'au pubis. Pour en avoir le cœur net, et convaincu que je n'ajoutais rien à la gravité de l'opération, j'incise le péritoine près du pubis. Je vois, alors, par cette boutonnière, que le péritoine va jusqu'au pubis, et qu'il se réfléchit au niveau de son bord supérieur. Il n'y a pas place, entre ce bord et le cul-de-sac, pour une taille hypogastrique. »

Bouley (Thèse de Paris, 1883) cite le cas d'une femme de quatre-vingt-un ans qui, sur la portion droite du pubis, présentait un point d'ostéite fongueuse. A ce niveau, le péritoine avait contracté des adhérences fibreuses avec la symphyse, qui faisait une forte saillie en arrière.

Boutan (*loc. cit.*) a rapporté dans sa thèse, l'observation d'un de nos malades, chez lequel le péritoine adhérait à la symphyse, et recouvrait, par conséquent, toute la face antérieure de la vessie, à laquelle il adhérait, également, par suite d'une péri-cystite. La vessie, située profondément, était globuleuse, contracturée.

Parmi les cinq faits, relatés par Rollet à la Société de Chirurgie, se trouve l'observation d'un prostatique, âgé de soixante-neuf ans, chez lequel, malgré l'absence de hernie, d'inflammation péri-vésicale, le trocart avait, dans une ponction hypogasrique, traversé le péritoine, de part en part. Le cul-de-sac adhérait, en effet, intimement à la symphyse. Une autre observation est citée dans la thèse de Poullain inspirée par Rollet (Thèse, de Lyon, 1894) : « Le cul-de-sac péritonéal adhère au pubis par une faible bride. On le récline pendant la suture, on a de la peine à maintenir le péritoine. »

Delbet (cité par Picqué, Société de Chirurgie, 1896) rapporte, encore, un cas semblable, publié par Porcelli (*Gaz. di Hospitalo*, t. XIII, Milan, 1892).

Voici donc, quinze observations, dans lesquelles, le péritoine adhérait à la symphyse. Ces adhérences étaient résistantes, dans les faits entre autres, de Sonnenburg, de Güssenbauer ; elles l'étaient moins, dans le cas, de Rollet, qui put, récliner, en haut, le péritoine. On peut, du reste, pour les libérer et les détacher du squelette, décoller, de la symphyse, les plans situés au devant du péritoine. On évite ainsi la blessure de la séreuse.

Cette complication de la taille sus-pubienne est, probablement, plus fréquente, qu'on ne le suppose. Quand les adhérences sont peu marquées, elles peuvent passer inaperçues. Elles n'entravent pas l'opération, mais elles rendent grave la ponction hypogastrique, par la blessure fatale du péritoine. Si, dans le cours de leurs recherches, les auteurs (Delbet, Romary), les ont rarement rencontrées, cela tient, sans doute, à ce qu'ils examinaient des sujets quelconques, tandis que l'on pratique, au contraire, les opérations hypogastriques, sur des urinaires, infectés. Dans ces conditions, les inflammations péri-vésicales sont loin d'être rares, surtout après les ponctions, et elles peuvent, facilement, déterminer la formation d'adhérences.

Adhérences du péritoine à la vessie et à la paroi abdominale. — La soudure du péritoine à la vessie et à la paroi abdominale peut être une cause d'anomalies. Pétrequin (*Traité d'anatomie médico-chirurgicale*, 1857, p. 295) écrivait en 1857 : « J'ai remarqué, qu'après certaines inflammations de la vessie, le péritoine lui adhère fortement, ainsi qu'au pubis et à la paroi abdominale, au point que ce réservoir ne saurait plus se développer... Je l'ai plusieurs fois constaté, notamment sur un vieillard, affecté de rétention complète, par suite d'un rétrécissement de l'urètre. La vessie n'avait pu se distendre, elle était, comme raccornie, et restait, comme cachée, au fond du bassin. Le péritoine était tellement adhérent, qu'il semblait faire corps avec elle. » Il ajoute (p. 395) : « Dans la ponction hypogastrique, le danger de blesser le péritoine doit empêcher d'introduire l'instrument à une certaine distance du pubis. On s'expose ainsi, à faire une plaie profondément pénétrante, et à provoquer tous les accidents d'une péritonite. On a oublié que, dans les anciennes rétentions d'urine, il se développe, souvent, une irritation sourde des parois, qui se propage au péritoine. Ce dernier contracte des adhérences avec la vessie, le tissu cellulaire pubien, et même, le plancher pariétal du ventre ; en même temps qu'il s'oppose au grand développement du réservoir urinaire, il ne peut, à cause de ses connexions morbides, s'éloigner, que fort peu, du pubis. » Ces remarques qui datent de quarante ans, conservent toute leur valeur.

Nous rappellerons, en outre, quelles sont les pertubations, apportées dans la situation du péritoine, par les péritonites locales, et surtout, les pelvi-péritonites, les plaies de l'hypogastre, les phlegmons péri-vésicaux, l'ascite, etc.

Voillemier (*Traité des maladies des voies urinaires*, Paris, 1868), chez un enfant qui avait été atteint, autrefois, de péritonite grave, constata que, par le cathétérisme, la vessie ne se vidait pas complètement. Pour favoriser l'écoulement de l'urine, il pressa sur l'hypogastre avec douceur, mais, au moment où il retirait la main, il vit, avec étonnement, l'air entrer dans la sonde. « Je supposai, dit-il, que la vessie n'était plus libre dans l'abdomen et qu'elle était adhérente avec les tissus voisins. Je ne pouvais m'expliquer autrement, qu'elle suivît les mouvements d'abaissement et d'élévation des parois abdominales, au point d'aspirer par la sonde, à la manière d'un soufflet. Le malade succomba et l'autopsie justifia mes prévisions. La vessie, pleine de pus, était adhérente à la paroi abdominale, et à toute la masse intestinale, par sa face antérieure et par ses côtés. »

Hassan (Thès., *loc. cit.*) fait jouer un rôle à l'ascite. Le liquide ascitique distendant le péritoine refoulerait le cul-de-sac pré-vésical, aussi bien que le cul-de-sac vésico-rectal. Si un léger degré d'inflammation péritonéale s'ajoute à l'épanchement, le péritoine conserve la place nouvelle, que le refoulement lui a fait prendre.

Dans les ostéites du pubis on observe les mêmes complications (Bouley).

Il ne faudrait pas croire, cependant, que ces divers états pathologiques ont, pour effet constant, l'abaissement du cul-de-sac. Nous avons déjà remarqué que, normalement, le cul-de-sac présentait des variations individuelles nombreuses. Il est bien évident que des états pathologiques, essentiellement variables, produisent des modalités pathologiques différentes. En toute circonstance, il faut être prudent; *mais, c'est un devoir encore plus impérieux, d'abandonner toutes les opérations aveugles, portant sur la vessie, lorsque le malade aura été atteint, autrefois, récemment, de quelque affection du péritoine ou des organes pelviens.*

Quant aux anomalies, dues à des troubles, à des arrêts

de développement, il suffit de les signaler. Malgré, en effet, quelques observations publiées, cette question est trop incomplète, pour que nous puissions en tirer des conclusions, utiles au point de vue thérapeutique.

CHAPITRE III

MANUEL OPÉRATOIRE

SOMMAIRE. — Définition. Soins préliminaires. Matériel instrumental.
Opération : *a, position du malade; b, position du chirurgien, des aides.*
Inutilité dans les rétentions d'une injection intra-vésicale. Dangers du
ballon de Pétersen.

Opération proprement dite : 1er temps, *Incision cutanée ;* 2e temps,
Incision de la ligne blanche; 3º temps, *Recherche de la paroi antérieure
de la vessie, Refoulement du cul-de-sac péritonéal ;* 4e temps, *Incision
de la paroi antérieure de la vessie, sur la ligne médiane, au voisinage
du col;* 5º temps, *Suture des bords de l'ouverture vésicale avec ceux de
la paroi abdominale, fils métalliques, disposition des fils, etc. Sutures
parfois impossibles. Drainage de la vessie.*

*Soins immédiats consécutifs. Traitement local. Désinfection de la
vessie : lavages, irrigations antiseptiques, etc. Traitement général. Maintien de l'urèthre contre nature. Modifications du manuel opératoire :
Epicystostomie ou taille hypogastrique. Procédés divers : cystostomie
idéale, etc.*

Définition. — La cystostomie sus-pubienne, a pour
but, avons-nous dit, *d'assurer le libre écoulement de
l'urine, par une voie contre nature qui est la voie hypogastrique.* Ses premiers temps sont, à quelques variantes
près, les mêmes, que ceux de la taille ou cystotomie
sus-pubienne. Le manuel opératoire est des plus simples.
Il ne diffère vraiment de celui de la cystotomie, en dehors
du siège, des dimensions de l'incision vésicale, etc., que,
par une dernière manœuvre, dans l'espèce, importante,
qui est : *la suture des lèvres de la vessie, avec les bords de
la paroi abdominale sectionnée.* Par ce dernier temps de
l'opération, qui lui vaut le nom de *cystostomie,* nous

nous proposons, en principe, *l'établissement d'un urèthre contre nature*.

La cystostomie sus-pubienne bénéficie, naturellement, des divers perfectionnements, qui ont fait admettre la taille hypogastrique dans la pratique courante, et qui lui assurent la suprématie sur les différentes tailles périnéales.

Dans cette étude, nous indiquerons le procédé que nous employons depuis le début de nos recherches, et que nous considérons comme le procédé de choix. Nous en décrirons, avec soin, les différents temps, le traitement consécutif. Puis, nous passerons en revue, et nous apprécierons les modifications qu'ont apportées quelques chirurgiens, à la technique que nous avons proposée.

Il est certains soins préliminaires qui, pour cette opération, comme pour toute autre, doivent être pris à -l'avance. La désinfection du champ opératoire sera faite minutieusement. Le pubis est savonné, rasé et lavé avec la solution de sublimé à 1/1000, chaude à 50 degrés, enfin, complètement aseptisé par une dernière toilette avec un tampon de gaze stérilisée, imbibé d'alcool ou d'éther.

Nous conseillons aussi un grand lavement, d'eau bouillie tiède, pour évacuer le rectum, précaution réalisée, dès la veille, lorsque l'opération aura été différée jusqu'au lendemain. Elle est souvent indiquée sur l'heure même (*cystostomie d'urgence*), comme une kélotomie. Le lavement sera donné alors immédiatement, avant l'intervention, afin de vider l'ampoule rectale.

Matériel instrumental. — La cystostomie sus-pubienne est une opération d'une exécution facile, pour un chirurgien, quelque peu exercé. Avec un bistouri et cinq à six

pinces hémostastiques, elle peut être, à la rigueur, exécutée. Il nous est arrivé plus d'une fois, de la pratiquer
d'urgence, à la campagne, avec ce minimum d'instruments. Nous devions alors nous contenter d'une cystotomie, qui remplissait cependant, les indications capitales de l'opération, devenue indispensable.

A l'hôpital, en ville, lorsque la cystostomie aura été
prévue, on devra se munir des instruments que nous
indiquons. Ils rendent les manœuvres plus méthodiques,
ils assurent le succès de l'opération. En dehors des bistouris ordinaires, d'un bistouri boutonné, très utile pour
agrandir, s'il y a lieu, l'ouverture vésicale; des pinces
hémostatiques qui servent, en outre, de tracteurs,
d'écarteurs des bords de la plaie; d'aiguilles avec fils
métalliques, de sondes diverses, pour l'injection intra-
vésicale, etc., l'expérience nous a appris, qu'il était bon
d'avoir sous la main, quelques instruments spéciaux,
dont nous donnons, du reste, les dessins, en même
temps que nous en indiquons l'emploi, dans la description du procédé opératoire.

Ces instruments sont :

1° Un crochet légèrement pointu (fig. 10) servant à tendre,
à fixer la ligne blanche.

2° Une aiguille avec manche, d'une courbure spéciale
[aiguille pour la cystostomie (fig. 16)], destinée à faciliter la
suture des bords de la vessie, avec ceux de la paroi abdominale.

En résumé : pour une cystostomie sus-pubienne, bien
conduite, les instruments suivants, seront à la disposition du chirurgien.

1° Bistouris ordinaires et boutonnés.
2° Ciseaux droits.

3° Pinces hémostatiques en nombre suffisant (10 à 12).

4° Pinces à griffes.

5° Écarteurs. Sonde cannelée.

6° Crochet, avec manche, pour traction sur l'ombilic.

7° Aiguille, avec manche, pour la cystostomie sus-pubienne.

8° Aiguilles diverses. Fils métalliques. Fils de catgut.

9° Sondes variées, en caoutchouc, en gomme élastique. Sondes métalliques à grande courbure.

10° Seringue pour injection intra-vésicale.

11° Drains de divers calibres.

12° Eau bouillie, chaude, boriquée, 40 p. 1000.

Dans l'opération typique, nous envisagerons, d'abord : *la position* : 1° *du malade*; 2° *du chirurgien et des aides.*

Position du malade. — Nous plaçons le malade, dans le décubitus dorsal, le siège, légèrement élevé, par un coussin, lorsque la vessie est distendue, facilement abordable. S'agit-il d'une vessie contracturée, surtout, chez un sujet gras, à paroi abdominale épaisse, flasque, nous recommandons la position déclive du tronc, telle qu'on peut la réaliser, en dehors d'un lit d'opération, à plan incliné, soit, avec un gros coussin suffisamment long et large, placé au-dessous du siège, et de la région lombo-sacrée, soit, mieux encore, avec le dossier d'une grande chaise, ou une planche

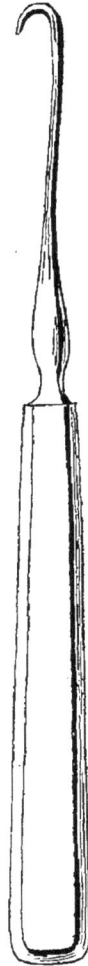

FIG. 10. — Crochet légèrement pointu.

Ce crochet est destiné à exercer des tractions sur l'ombilic, pour tendre la ligne blanche, au moment de la cystostomie (1/2 nature). (Fig. 12.)

fortement inclinée, sur laquelle le malade sera maintenu.

Il est préférable, à l'hôpital, d'utiliser le lit de Trendelenburg, ou l'un de ses *succédanés*, dont on dispose, aujourd'hui, dans toutes les salles opératoires. Ce lit, de conception très chirurgicale, non seulement, peut tourner en tous sens, s'élever ou s'abaisser, à volonté. Il permet, précisément, le malade étant solidement fixé, d'imprimer au tronc, l'inclinaison, jugée nécessaire.

La figure 11 représente un malade, couché sur le lit de Trendelenburg, pour l'opération de la cystostomie.

Le malade, revêtu, préalablement, de jambières en flanelle, en caoutchouc; couvert de toiles aseptiques, et imperméables, pour l'empêcher de se refroidir et d'être souillé par l'urine, par les liquides employés, est anesthésié, soit, avec l'éther, soit, avec le chloroforme. Suivant la tradition lyonnaise, nous employons, presque exclusivement, l'éther[1]. Cependant, le mélange de Billroth : alcool, 100 grammes; éther, 200 grammes; chloroforme, 600 grammes, permet, peut-être mieux, d'éviter les congestions pulmonaires post-anesthésiques, particulièrement à redouter, chez les vieux urinaires. Nous l'avons souvent utilisé dans nos cystostomies. Chez des vieillards, affaiblis, profondément touchés, à circulation mauvaise, etc., les anesthésiques généraux seront, avantageusement, remplacés par l'anesthésie à la cocaïne, pratiquée suivant les préceptes de P. Réclus.

La partie supérieure des cuisses, la paroi abdominale, au voisinage du champ opératoire, sont, suivant notre pratique journalière, recouvertes de serviettes, chaudes,

---

1. *Bulletins de la Société de chirurgie de Paris*, 20 mai 1895. Discussion sur l'anesthésie par l'éther. A. Poncet.

stérilisées, qui assurent une asepsie parfaite, au voisinage de la plaie, et ne permettent pas, aux instruments,
aux doigts des aides, de se contaminer. Elles empêchent
d'autre part, l'opéré de se refroidir. La température de

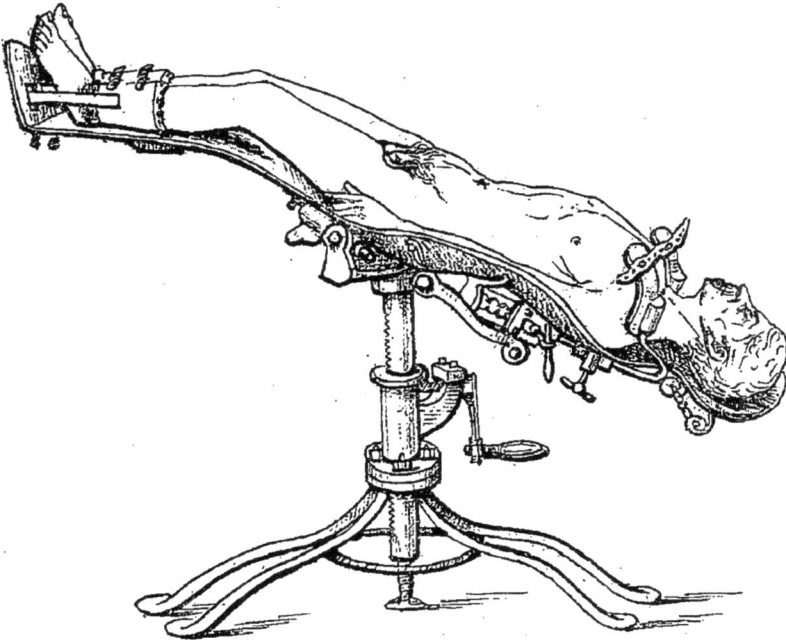

Fig. 11. — Le malade est couché sur le lit de Trendelenburg.
Position déclive du sujet pour la cystostomie sus-pubienne.

la salle opératoire ne doit pas être, du reste, au-dessous
de 18 à 20°.

Position du chirurgien et des aides. — Le chirurgien
se place en dehors et à gauche du malade, comme pour
le cathétérisme. S'il ne veut pas changer de place pendant toute la durée de l'opération, il se mettra à droite.
Il incisera de haut en bas, afin de pouvoir aisément relever, avec l'extrémité de l'index gauche, recourbé en crochet, le cul-de-sac péritonéal. Cette dernière position

nous paraît être *la position de choix*, en raison de l'importance du relèvement, avec le doigt, du cul-de-sac péritonéal (fig. 14).

Un aide prend place en face du chirurgien, pour l'hémostase temporaire de la plaie, pour les ligatures et pour le passage des fils à suture.

Une première question se pose. Doit-on, chez un tel malade, recourir :

1° *A une injection intra-vésicale;*

2° *A l'emploi du ballon Pétersen?*

L'injection intra-vésicale, d'une solution boriquée bouillie à 40 p. 1000, sera souvent impossible avec la sonde, puisqu'il s'agit de prostatiques chez lesquels le cathétérisme est impraticable. On peut alors facilement, injecter la vessie, sans la sonde, par une injection uréthrale, avec la seringue à hydrocèle, la canule pénétrant directement dans le méat, de 2 à 3 centimètres. Ordinairement, nous faisons cette injection dès le début de l'anesthésie. Le procédé est fort simple. Il réussit toujours.

Cette manœuvre n'est pas nécessaire chez les sujets dont la vessie est distendue, du fait de la rétention, par une grande quantité d'urine. La vessie est alors proéminente au-dessus du pubis. En dehors de ces cas, lorsque le cathétérisme est impossible, nous ne voyons que des avantages à la distension progressive, par une injection préalable de 250 à 300 grammes de liquide.

Pour empêcher la vessie de se vider, on prend la précaution usuelle, d'entourer le pénis, avec un lien en caoutchouc, modérément serré, dont les deux chefs, suffisamment tendus, sont maintenus, à l'aide d'une pince hémostatique.

Quant au ballon de Pétersen, qui doit distendre le

rectum et refouler la vessie en avant, nous en rejetons, systématiquement, l'emploi. Il est dangereux, il éraille la muqueuse du rectum, et produit, même, des déchirures complètes. Plusieurs observations de ce genre ont été publiées. Nous avons vu nous-mêmes, une déchirure du rectum se produire chez un de nos malades, cystotomisé pour une tumeur de la vessie. En outre, chez les prostatiques auxquels nous faisons allusion, et qui sont atteints de rétention, la vessie distendue est suffisamment en relief sous la paroi abdominale, pour qu'on n'ait point à utiliser un refoulement complémentaire par le rectum, qui offre des inconvénients et des dangers.

Dans les vessies contracturées, il y aurait tout avantage, à faire saillir la vessie en avant. Nous préférerions alors, si une injection intra-vésicale ne peut la distendre suffisamment, un gros tampon de gaze chiffonnée, par exemple : distendant le rectum.

Ajoutons, d'autre part, que, par suite de la position déclive du malade, position qui s'impose, et grâce à certains perfectionnements de la technique opératoire, on peut arriver, aisément, sur la paroi antérieure de la vessie, en ménageant complètement l'enveloppe péritonéale.

Opération proprement dite. — Il n'est pas toujours facile, en raison de l'épaississement considérable du tissu cellulo-adipeux sous-cutané au niveau du pubis, de reconnaître ce dernier avec le doigt. Nous avons noté, en effet, dans quelques observations, que c'était seulement, après l'incision de la peau et de la couche graisseuse sous-jacente, qu'il avait été possible de distinguer nettement le rebord du bassin.

Un aide, muni d'un crochet (fig. 12), érigne le fond de la cicatrice ombilicale, et la tire vers le haut. La ligne

blanche ombilico-pubienne devient ainsi, sinon apparente, du moins, plus saillante. L'instrument tranchant
a moins de tendance à s'égarer à droite ou à gauche,
dans les aponévroses des droits.

L'opération comprend quatre temps successifs :

1er Temps : *Incision cutanée.* — Elle se fait suivant la
direction de la ligne blanche. Elle commence au bord
supérieur du pubis, et mesure 6 à 8 centimètres, dans le
sens vertical. Elle comprend la peau et la couche adipeuse sous-cutanée, dont l'épaisseur est très variable,
suivant les sujets. Parfois, l'épaisseur est telle, que l'on
doit agrandir l'incision, avant de passer au temps
suivant.

2e Temps : *Incision de la ligne blanche.* — On peut lui
donner la même longueur qu'à l'incision cutanée. Dans
le but, toutefois, de ménager, plus sûrement, le cul-de-
sac péritonéal, il est préférable de s'arrêter, en haut, à
quelques millimètres au-dessous de l'extrémité supérieure de l'incision superficielle.

3e Temps : *Recherche de la paroi antérieure de la vessie.
Refoulement du cul-de-sac péritonéal.* — La ligne blanche
et le fascia tranversalis sont incisés. Avec l'extrémité
de chaque index faisant l'office de crochet, on pénètre
dans le tissu cellulaire pré-vésical, à travers la boutonnière, qui, plus ou moins résistante, suivant les sujets, est constituée par les bords internes des grands
droits.

Si la vessie est profondément située, si sa paroi antérieure ne paraît pas en contact immédiat avec la paroi
abdominale, si surtout, les muscles voisins forment une

fente étroite, à travers laquelle, on a quelque difficulté à

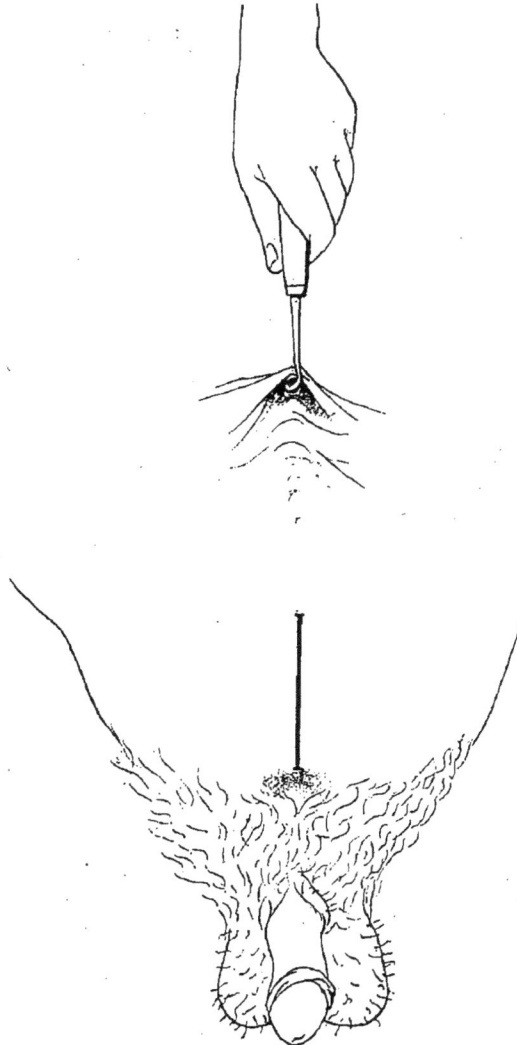

FIG. 12. — Incision sus-pubienne de 6 à 8 centimètres.

Un crochet légèrement pointu, piqué au fond de la cicatrice ombilicale, et tiré en
haut par la main d'un aide, tend la ligne blanche, qui devient très apparente. La
pointe du bistouri ne risque pas de s'égarer dans l'épaisseur des droits.

manœuvrer, on incise partiellement, avec un bistouri

boutonné, dont la pointe rase le pubis, chaque droit, au niveau de son insertion.

Ces incisions libératrices seront, peu étendues, dans la crainte de compromettre le bénéfice du sphincter musculaire qui doit, plus tard, enserrer le nouveau

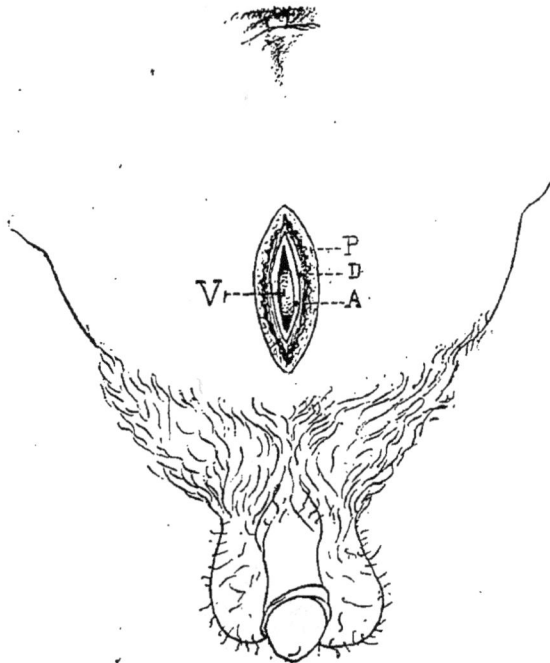

Fig. 13. — Incision des diverses courbes : cutanée, adipeuse, aponévrotique, jusqu'à la paroi antérieure de la vessie.

canal. Habituellement, du reste, un débridement de 3 à 4 millimètres, sur chaque droit, suffit, pour donner un jour considérable, et permettre de manœuvrer, à l'aise, sur la face antérieure de la vessie. Distendue par la rétention, elle apparaît, souvent, comme le globe utérin, dans une grossesse de quelques mois. Sillonnée, parfois, d'assez grosses veines, elle donne, au doigt qui la cherche, une sensation spéciale de rénitence, ne laissant aucun doute, sur le point, où doit porter la pointe du bistouri.

S'agit-il d'une vessie contracturée, difficilement abordable, l'index gauche qui doit la jalonner a-t-il quelque hésitation, après avoir pris comme point de départ, le bord et la face postérieure du pubis? on a recours, si la chose est possible, à l'introduction d'une sonde, d'un cathéter métallique qui soulève la paroi vésicale antérieure.

4ᵉ TEMPS : *Incision de la paroi antérieure de la vessie.* — Lorsque la paroi vésicale présente une certaine épaisseur, lorsque la vessie n'est pas trop distendue, on peut pratiquer, d'abord, la *cystopexie*. Cette manœuvre offre l'avantage de mettre le tissu cellulaire pré-vésical et les bords profonds de la plaie, à l'abri de tout contact avec l'urine.

Mais, le plus souvent, dans les rétentions complètes, la cystopexie, qui est loin d'être toujours facile, présente des inconvénients, en raison même de l'impossibilité de placer les fils sur une paroi amincie, sans qu'ils pénètrent dans la cavité vésicale, et sans qu'ils livrent passage à l'urine. Ce liquide, de couleur et de caractères pathologiques variables, vient couvrir et souiller le champ opératoire, rendant, ainsi, le passage des autres fils plus difficile.

Nous avons pour habitude, d'ouvrir d'abord la vessie, et de placer ensuite les fils à sutures. Que son incision soit faite, avant ou après les sutures, il faut, préalablement, avoir mis, à l'abri du bistouri, le cul-de-sac péritonéal. Suivant les sujets, il descend, avons-nous dit, plus ou moins bas.

Pour ce faire, la vessie ayant été reconnue avec l'œil

et le doigt, le chirurgien, plaçant l'index de la main
gauche, immédiatement au-dessus et en arrière du pubis
(chirurgien à droite du malade), remonte le long de la
face antérieure de la vessie. Il entraîne ainsi, par en
haut, jusqu'aux limites de l'incision cutanée, une certaine quantité de tissu cellulaire, plus ou moins chargé

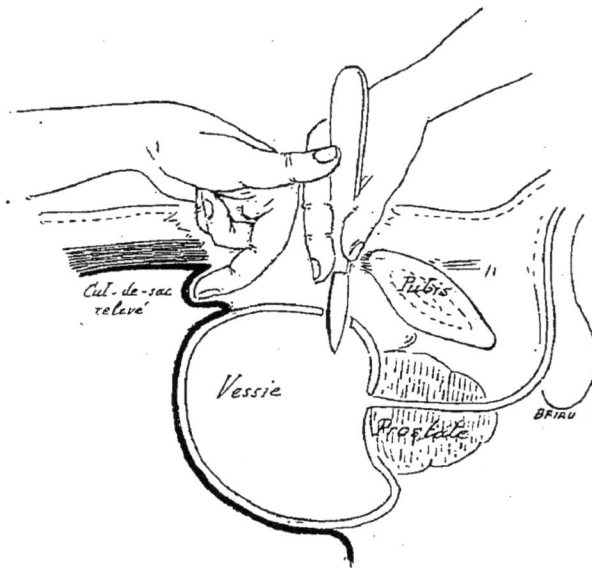

Fig. 14. — Incision de la paroi antérieure de la vessie. L'index gauche
maintient, relevé, le cul-de-sac péritonéal.

de graisse, et enfin, le péritoine. Il le reconnaît, du reste,
très mal, la plupart du temps.

L'index gauche restant en place (fig. 14), avec un bistouri à lame étroite il ponctionne sur la ligne médiane.

Faut-il inciser la vessie près de son sommet, de façon
à la transformer en une sorte de gourde, à goulot placé
aussi haut que possible, par rapport à l'ombilic, ou bien,
comme nous le faisons toujours et comme le conseille
Mac-Guire, inciser en un point aussi rapproché que pos-

sible du col? Cette deuxième manière de faire présente un double avantage. Elle est plus sûre, au point de vue de l'intégrité du péritoine, puisque l'on s'en trouve plus éloigné. Elle réalise mieux, d'autre part, d'excellentes conditions, pour obtenir un canal artificiel, allongé, oblique de haut en bas, et plus apte à s'opposer à l'écoulement involontaire de l'urine.

Nous conseillons donc une incision rapprochée du pubis, et par cela même du col vésical.

Elle aura d'emblée de 10 à 12 millimètres, environ. Elle permettra, en même temps que l'issue facile de l'urine, contenue dans la vessie, l'introduction, dans cette ouverture, de l'extrémité de l'index qui doit explorer, la prostate ainsi que la cavité vésicale.

Le doigt, en soulevant les parois vésicales, sert, en outre, de conducteur pour l'agrandissement de l'incision, avec le bistouri boutonné, si l'orifice se rétrécit, par le fait de la contraction de la vessie ; et pour la mise en place, sur chaque bord vésical, soit, d'un fil destiné à les amener au jour, soit encore, d'une ou plusieurs pinces hémostatiques, utilisées comme tracteurs.

Lorsque la vessie s'est vidée de son contenu, il importe de faire une toilette parfaite de la plaie hypogastrique, qui a été en contact avec l'urine. Cette désinfection sera pratiquée, avec plus de rigueur encore, lorsque les urines sont ammoniacales, purulentes, lorsqu'elles peuvent être considérées comme septiques.

En pareil cas, on lave, immédiatement, la plaie avec une solution boriquée, bouillie à 40 p. 1000. On pratique dans la vessie, soit par le canal de l'urèthre, soit par l'ouverture que l'on vient de faire, une large irrigation, utilisant pour cette désinfection 2 à 3 litres environ, de la solution précitée. Il faut compter beaucoup plus, sur ces grandes irrigations, exécutées toujours avec douceur, pour l'asepsie relative de la plaie, que sur l'emploi de solutions antiseptiques, plus ou moins fortes. Les germes doivent être balayés plutôt que modifiés, détruits sur place, si tant est que ce résultat puisse être obtenu. Nous rejetons les solutions de sublimé, d'acide phénique, etc., qui, dans l'espèce, ne sont pas sans danger.

La plaie hypogastrique étant ainsi désinfectée par une large irrigation, on en fait l'assèchement, pendant quelques instants, avec des tampons de gaze stérilisée, de gaze iodoformée, et lorsque l'hémostase est parfaite, on procède au 5ᵉ temps.

Nous tenons à faire remarquer que le contact de l'urine, avec la plaie, malgré les caractères très infectieux qu'offre, parfois, ce liquide, ne présente pas une gravité réelle. Dans la plupart de nos observations, en effet, la vessie a été ouverte avant d'être suturée, et, cependant, nous ne trouvons, nulle part, signalés, l'infiltration urineuse, et rarement, le phlegmon pré-vésical, comme complications de la cystostomie. Il faut, en outre, tenir compte de ce fait : que l'urine ne fait que passer sur les tissus. Elle ne séjourne pas dans la plaie, et l'infection n'a pas le temps de se produire[1].

Si l'incision vésicale n'est pas suffisante, on l'agrandit, soit, par en haut, soit, par en bas, de quelques millimètres, avec un bistouri boutonné, et cela, surtout, afin de rendre aisée, l'exécution du 5ᵉ temps. La limite inférieure de la vessie est, naturellement, le bord prostatique, dont la blessure ne présente, du reste, aucune gravité.

---

1. Ces urines sont quelques fois, très pathogènes et, par cela même, dangereuses pour les mains de l'opérateur. Nous avons vu des panaris, des abcès ontheucoïdes, de la main, de l'avant-bras survenir, ainsi, sans excoriation, sans porte d'entrée apparente.

5° TEMPS : *Suture des bords de l'ouverture vésicale avec les bords de la plaie abdominale.* — Des sutures, habituellement au nombre de six, assurent la fixation de la vessie à la paroi abdominale. Si, pour une raison ou pour une autre, il a fallu donner à l'incision vésicale des dimensions, plus grandes ou plus petites, on multiplie ou on diminue les sutures (il nous est arrivé bien des fois de ne pouvoir placer que deux ou trois fils, l'un supérieur, les deux autres latéraux. Ils n'en ont pas moins une grande utilité). Les fils traversent de part en part la paroi de la vessie, à 4 ou 5 millimètres des bords de l'incision. Ils sont, ensuite, menés à travers l'aponévrose, le bord interne de chaque droit, le tissu cellulaire sous-cutané et la peau, pour sortir à 5 ou 6 millimètres des bords.

Cette suture de toute l'épaisseur des lèvres de la plaie abdominale avec la vessie, doit être pratiquée, lorsqu'elle s'exécute sans peine, et, lorsque l'ouverture a été faite, en un point, relativement éloigné du sommet de l'organe. C'est le moyen, en effet, d'avoir une occlusion aussi parfaite que possible des tissus divisés, et d'obtenir, plus tard, un méat à fleur de peau, qui nous paraît répondre au meilleur canal artificiel. Lorsque l'ouverture vésicale est située près du col, lorsqu'il existe, en outre, une couche épaisse de graisse, il est préférable de ne comprendre que la peau, dans les sutures. C'est, qu'en effet, les bords de la vessie ont une mobilité moins grande, près du col. Ils sont moins aisément déplaçables que ceux de la peau, qui vont, presque seuls, à leur rencontre, par la suture, ainsi que nous l'avons signalé dès 1889.

Il ne faut pas attacher, du reste, une grande importance à tel ou tel mode de suture.

Le fait capital est : *la fixation des bords de la plaie abdominale avec ceux de la vessie* et, si faire se peut, leur réunion immédiate, pour se placer, d'autant mieux, à l'abri de l'infiltration urineuse.

Il sera utile, parfois, de rétrécir, par un ou plusieurs points de suture, la plaie abdominale, dans sa partie

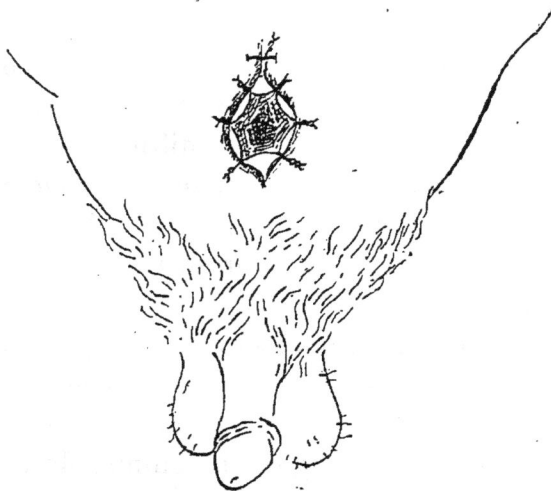

Fig. 15. — Suture des bords de la vessie avec ceux de la paroi abdominale.

supérieure (fig. 15), de telle sorte que les bords de l'orifice cutané répondent, sensiblement, à ceux de l'ouverture vésicale. Il faut encore redouter, dans la suite, avec une incision trop longue de la ligne blanche, une éventration consécutive, ainsi que nous en avons vu plusieurs exemples.

Les fils seront modérément serrés. On attendra, pour les tordre, qu'ils soient tous en place. On aura soin, en outre, de procéder à un affrontement exact de la peau avec la muqueuse vésicale. On évitera, par quelques points de suture complémentaires, avec des fils plus fins, les hernies de petits lobules adipeux, sous-cutanés, qui tendent à se produire, entre les premiers fils, trop distants les uns des autres.

Pour le passage des fils, en raison de l'épaisseur des tissus et de la profondeur relative de la plaie, on se ser-

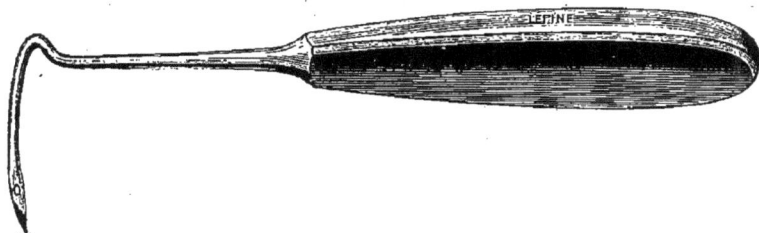

FIG. 16. — Aiguille courbe montée pour la cystostomie sus-pubienne (A. Poncet).

vira d'une aiguille, longue, résistante, dont la concavité est, à peu près, celle d'un demi-cercle (fig. 16). Nous avons recours à cette aiguille spéciale, mais, à son défaut, on emploiera l'aiguille d'Emmet, ou encore, de bonnes

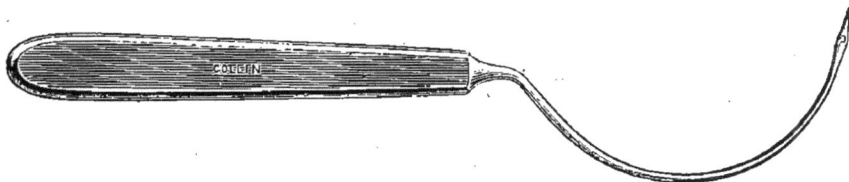

FIG. 17. — Grande aiguille courbe montée (dite de Croft, d'Emmet et de Péan).

aiguilles de Hagedorn (fig. 18). On utilisera les crins de Florence, les fils métalliques, de préférence, aux fils de soie. Ces derniers ont l'inconvénient de se gonfler, et surtout, en leur qualité de tissu poreux, de s'infecter, et de créer ainsi, des foyers septiques permanents. Les mêmes raisons font rejeter les fils de catgut, dont la résorption peut être trop rapide. Dans toutes nos cystostomies, les sutures ont été faites avec des fils de métal.

La cystostomie sus-pubienne a ses divers temps, parfaitement réglés. Comme toutes les opérations, elle doit être menée rapidement.

La rapidité de l'exécution est une condition de succès. Elle est la condition, *sine quâ non*, d'une asepsie parfaite des tissus divisés. C'est qu'en effet, malgré les précau-

GR.NAT.

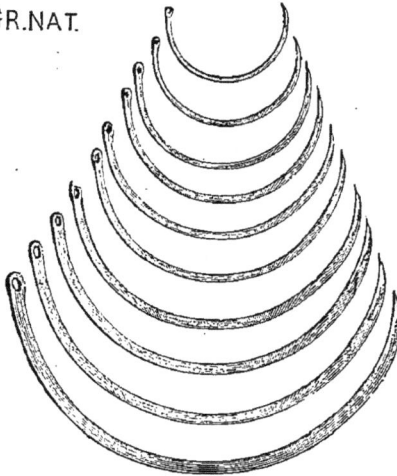

Fig. 18. — Aiguilles plates de Hagedorn.

tions les plus rigoureuses, une plaie est toujours plus ou moins ensemencée par des germes. Dans le cours d'une opération, les germes sont, évidemment, toutes choses égales d'ailleurs, d'autant plus nombreux que les manœuvres auront été plus longues. Les complications inhérentes à l'infection ont alors plus de chance de se produire.

Une cystostomie doit être pratiquée en quelques minutes. On peut la comparer à une simple laparotomie médiane, avec cette différence fondamentale, il est vrai, que l'opération se fait sans ouverture du péritoine

Dans l'incision de la paroi abdominale, pas plus que dans une laparotomie ordinaire, on ne se préoccupe de l'hémostase, qui est, le cas échéant, rapidement assurée, par quelques pinces hémostatiques.

Le plus souvent, l'opération est terminée, sans aucune ligature. L'incision de la vessie peut, suivant le degré de cystite, de congestion de la muqueuse, provoquer une hémorrhagie en nappe plus ou moins appréciable, le sang tombant dans la cavité vésicale. Même dans les cas, où l'épaississement de la muqueuse et sa richesse vasculaire devaient donner lieu à une hémorrhagie abondante, nous n'avons jamais vu la perte de sang présenter un degré quelconque de gravité. Du reste, l'hémostase des bords de la vessie peut être réalisée, à l'aide des pinces hémostatiques, mais plus volontiers avec les anses des fils, qui soulèvent ces bords et les fixent à la paroi abdominale. C'est là, encore, un avantage de la cystostomie sur la cystotomie.

Il faut avoir soin, après l'opération, lorsque les urines sont purulentes et ammoniacales, de pratiquer un large lavage, uréthral et vésical. Ce lavage de l'urèthre est rendu d'autant plus nécessaire, qu'assez souvent, des fausses routes ont été faites, et qu'il existe, du côté du canal, des foyers d'infection.

Le meilleur moyen de bien laver le canal et la vessie est d'injecter, par une canule placée directement dans le méat, 1 litre environ de la solution boriquée à 40 p. 1000.

Pour que la vessie soit irriguée dans toute son étendue, un tampon de gaze iodoformée ferme, pendant quelques instants, l'orifice hypogastrique, puis, il est enlevé brusquement, pour livrer passage au liquide injecté.

Lorsqu'il existe des fausses routes, on peut encore prendre la précaution d'injecter, dans l'urèthre, le contenu d'une petite seringue en verre, remplie d'huile iodo-formée.

Comme pansement, on se contente de placer, sur la plaie, quelques lanières de gaze iodoformée, qui ne doivent pas pénétrer dans l'orifice vésical, pour ne pas s'opposer à l'écoulement de l'urine. Un gâteau de coton boriqué, qui est changé toutes les deux ou trois heures, recouvre, les premières pièces de pansement. On emploie du coton hydrophile, trempé au préalable dans une solution antiseptique (eau boriquée, de préférence), et comprimé. On évite ainsi, les adhérences du coton sec, avec les bords de la plaie et la peau environnante.

Nous recommandons de ne placer ni sonde, ni drain, dans la plaie. Ces instruments ne présentent, aucun avantage. Ils n'offrent, le plus souvent, que des inconvénients.

C'est qu'en effet, par suite de l'écoulement incessant de l'urine, la cavité vésicale tend à devenir virtuelle. Dès lors, toute sonde introduite dans ce réservoir, quel que soit son peu de longueur, est toujours, plus ou moins, en contact avec la muqueuse, et joue, à son égard, le rôle d'un corps étranger. D'ailleurs, en dehors même de cette intolérance, la sonde ne court-elle pas le risque de servir de voie à l'infection ? Néanmoins, lorsque la vessie est rétractée, lorsque la suture n'aura pu être pratiquée convenablement, nous admettons, comme exception, la mise en place d'un drain hypogastrique que nous fixons, par un ou deux points de suture métallique, à la paroi abdominale. Nous parlerons bientôt, de ce mode de drainage intra-vésical, à propos des modifications opératoires.

Chez les cystostomisés, *le meilleur pansement est l'absence de pansement*, c'est dire, que l'orifice vésical doit rester largement ouvert, et qu'il faut prendre toutes les précautions nécessaires, pour ne s'opposer, en rien, à l'évacuation de l'urine. Les pièces de pansement antiseptique, que l'on applique à la surface de la plaie, n'ont pas d'autre but que de mettre le champ opératoire à l'abri des causes diverses d'infection et d'irritation. Elles doivent absorber les urines qui souilleraient le malade. Du reste, pour une raison ou pour une autre, soit que les bords de la plaie, par suite de leur gonflement, gênent l'émission de l'urine, soit qu'un tampon de gaze, compromette la nouvelle fonction, le malade est prévenu de cette occlusion, par la réapparition des douleurs et par des envies d'uriner.

En principe, il faut considérer le cystostomisé comme un *noli me tangere*, comme un malade auquel, pendant quelques jours, tout au moins, il ne faut plus toucher.

On ne se préoccupera pas davantage de la voie uréthrale, qui doit être laissée, au repos complet.

Soins immédiats consécutifs. — Pendant les premiers jours, pendant les premières semaines qui suivent l'opération, l'urine s'écoule, à peu près constamment, par le méat hypogastrique. Grâce à la suture des bords de la vessie avec ceux de la paroi abdominale (*cystostomie*), on la voit sourdre, au-dessus du pubis, comme l'eau d'une source, à la surface du sol. Ce n'est guère, qu'à partir de la troisième ou quatrième semaine, qu'elle sera retenue, pendant un certain temps, et s'accumulera en plus ou moins grande quantité, dans la vessie.

Pendant cette période d'incontinence, le malade sera l'objet d'une surveillance spéciale. Des soins de propreté antiseptique sont indispensables, plusieurs fois par jour.

Pour prévenir l'érythème des bords de la plaie et parfois des accidents phlegmoneux, lésions, du reste, qui doivent être mises sur le compte de l'écoulement incessant d'une urine infectée, purulente, il faut, toutes les cinq ou six heures au moins, pratiquer, avec de l'eau bouillie boriquée, un grand lavage de la plaie et des régions avoisinantes. On installe, au-dessus du lit de l'opéré, un sceau-irrigateur, qui permet de pratiquer des lavages fréquents. Pour ne pas souiller les draps, les pièces de lingerie, on glisse, sous le siège, la *pelvi-cuvette*, que nous avons décrite. Cet appareil nous semble le plus commode, pour recueillir les liquides, dans les lavages des plaies qui siègent sur la partie inférieure du tronc et supérieure des cuisses[1].

On aura soin, après chaque lavage, d'enduire les bords de la plaie, les téguments voisins et les bourses, d'une couche d'un corps gras aseptique, de vaseline par exemple, de lanoline, qui s'oppose, comme un enduit protecteur, à l'irritation des téguments.

Il importe, d'autre part, de surveiller l'orifice établi. Les bords de l'incision peuvent, par suite de leur gonflement, et surtout, chez les sujets à paroi abdominale épaisse, adipeuse, former une fente presque linéaire. L'écoulement de l'urine est alors gêné, il se fait difficilement. Des flocons muqueux, des grumeaux purulents, des caillots, peuvent également, en s'interposant entre les lèvres cutanées, ralentir le cours de l'urine et obstruer passagèrement le méat hypogastrique.

Il est aisé de parer à de tels accidents, dont les malades sont, du reste, souvent prévenus, par des dou-

---

1. *Appareils nouveaux pour lavages et irrigations des plaies.* A. Poncet. *Lyon médical*, 1882. Le modèle dont nous donnons le dessin a été exécuté par Collin. Cette pelvi-cuvette rend encore les plus grands services pour la désinfection des plaies du siège, de la région pelvienne, etc.

leurs et des envies d'uriner. Ces symptômes témoignent d'une évacuation incomplète de la vessie, et de la nécessité de faciliter l'écoulement de l'urine.

On est renseigné, sur l'état de la muqueuse vésicale, plus ou moins enflammée, par les caractères de l'urine. On s'en tient, ou non, à de simples pansements. On y ajoute, au besoin, des lavages intra-vésicaux, avec les solutions désinfectantes, habituellement employées.

En principe, il faut, surtout, pendant les premiers jours, s'abstenir de lavages et d'irrigations intra-vési-

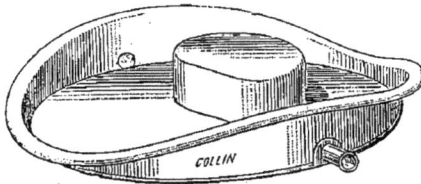

FIG. 19. — Pelvi-cuvette en zinc émaillé de A. Poncet (Modèle de Collin).

cales, qui tendent à enlever au malade le calme et la tranquillité.

Nous avons eu, rarement, recours, à ces manœuvres post-opératoires. On comprend qu'elles soient, en effet, peu indiquées, si l'on tient compte de ce fait, que l'urine doit s'écouler au dehors, au fur et à mesure qu'elle arrive dans la vessie. Il sera bon de se rendre compte, dès les premiers jours, si toute l'urine passe bien, par l'orifice sus-pubien, et, si une certaine quantité ne stagne pas, comme auparavant, dans le bas-fond vésical. L'idéal est, en effet, pendant les premiers temps qui suivent l'intervention, et avant de songer à un urèthre artificiel, de *transformer la vessie en une surface urétérale*, qui laisse, simplement, passer l'urine, et ne joue plus, le rôle de réservoir.

Lorsque ces conditions sont réalisées, non seulement, la vessie enflammée, douloureuse, est condamnée à un repos complet, mais les phénomènes d'absorption urinaire, auxquels peuvent être imputables des accidents généraux, sont considérablement atténués. Ajoutons, que les conditions de réparation de l'épithélium vésical sont bien meilleures, et certainement différentes de ce qu'on peut les supposer, lorsque les urines séjournent dans la vessie.

En faisant placer le malade sur les coudes et les genoux, dans la position dite *à quatre pattes*, on se rend, assez aisément, compte du degré d'évacuation spontanée. Il est également possible, par la pression avec le doigt, introduit dans le rectum, de faire refluer l'urine par la plaie. Dans les cas douteux, on introduit, par l'ouverture hypogastrique, une sonde molle de Nélaton, ou une sonde de femme, que l'on conduit dans la partie la plus déclive de la cavité vésicale. On adapte à son extrémité libre, la canule d'une seringue à hydrocèle, par exemple, qui joue le rôle de pompe aspirante.

Nous croyons qu'habituellement la vessie se vide d'une façon, à peu près complète. La pression des anses intestinales tend, en effet, à refouler ses parois, et lorsqu'une certaine quantité d'urine est retenue, elle provoque des contractions vésicales, des envies d'uriner.

Quoi qu'il en soit, on ne perdra de vue, ni l'état général du malade, ni sa courbe thermométrique, ni les caractères des urines. L'état de la langue et des voies digestives qui est, comme on le sait, le *thermomètre* permettant d'apprécier le degré d'intoxication urinaire, sera surveillé, avec un soin tout particulier.

Les urines deviennent-elles louches, ammoniacales,

purulentes? Existe-t-il, en outre, des phénomènes crois-
sants d'intoxication urinaire? Il sera bon de recourir, de
suite, à des lavages intra-vésicaux, avec de l'eau boriquée
bouillie, avec des solutions de nitrate d'argent d'abord
à 0,50 p. 1000, à 1 p. 1000, puis à 1 p. 500. Ces irrigations
intra-vésicales seront faites, de préférence, avec une
petite canule en verre à large orifice, pénétrant très facilement entre les lèvres de la plaie. Le jet aura une très
faible pression, pour ne pas traumatiser et irriter la muqueuse vésicale.

Si la température, non seulement, est élevée, mais, si

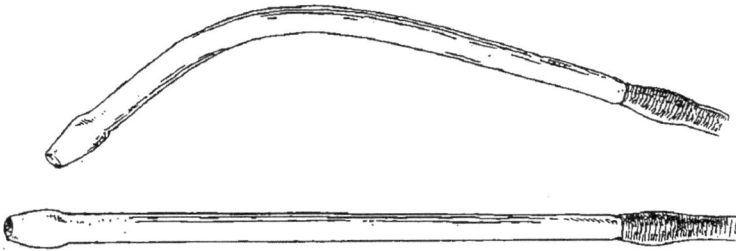

Fig. 20 et 21. — Canules en verre de petit calibre, avec large ouverture
à leur extrémité, pour lavage intra-vésical.

elle est au-dessus de la normale, nous recommandons
les lavages de la vessie. On instituera, en même temps,
le traitement général, bien connu, de l'empoisonnement
urinaire. Le malade sera mis au régime lacté, des
laxatifs, des lavements seront donnés régulièrement.
Des toniques soutiendront le cœur, l'état général (caféine, diurétine, etc.). Les amers : vin de Colombo,
macérations de quassia amara, quinquina, etc., sont
particulièrement indiqués. Après quelques jours, si la
constipation persiste, on aura recours, comme nous
l'avons dit, à des laxatifs légers : sel de sedlitz, eaux
purgatives : Hunyadi-Janos, Villacabras, etc. Un excel-

lent purgatif est l'huile de ricin fraîche, sous forme de potion de Candy :

Huile de ricin.	30 grammes.
Eau de menthe . . . . . . } ââ 20 —	
Sirop d'orgeat.	

Si les bords de la plaie, si les fils à suture sont recouverts d'incrustations calcaires, on y verra l'indication d'une toilette antiseptique régulière, de la région hypogastrique et de la cavité vésicale. Ces fils auront une certaine longueur, non point seulement, pour les retrouver et les enlever plus aisément, mais aussi, pour qu'ils ne s'interposent pas, entre les lèvres de la plaie, et ne jouent, ainsi, le rôle d'épines. On prendra la précaution, à chaque pansement, de les récliner légèrement au dehors.

A quelle époque convient-il de les enlever ?

Nous recommandons de les couper du quatrième au sixième jour. A ce moment, la réunion est suffisamment solide. Des bourgeons charnus se sont développés, dans les points où elle n'est pas encore parfaite, et de toutes façons, le tissu cellulaire pré-vésical est préservé de l'infiltration urinaire. Dans tous les cas, on doit les retirer, à partir du moment où ils paraissent menacer d'ulcérer les tissus. Le gonflement phlegmoneux, le sphacèle plus ou moins étendu des bords de la plaie, tel que nous l'avons plusieurs fois observé chez des prostatiques infectés, exigent leur ablation rapide.

C'est également vers la même époque que l'on conseillera au malade de s'asseoir sur son lit, et de se lever. On ne doit pas perdre de vue que, le plus ordinairement, l'opération est pratiquée, chez un vieillard dont la nutrition générale laisse à désirer (*l'âge moyen de*

nos opérés était de soixante-treize ans), et l'on sait, que
le meilleur moyen de lutter contre une faiblesse pro-

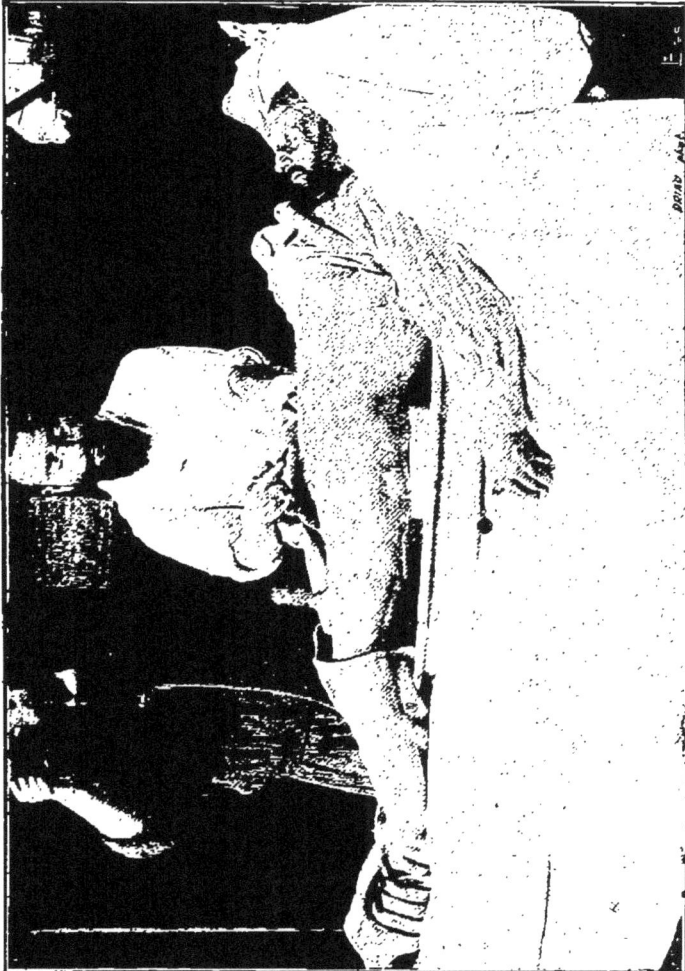

FIG. 22. — Cystostomisé étendu sur la pelvi-cuvette pour désinfection locale.

gressive, de se mettre à l'abri des congestions pulmonaires hypostatiques, est, de laisser bientôt lever ces
malades, de leur faire reprendre, le plus tôt possible,
leur vie habituelle.

Maintien de l'urèthre contre nature. — Pendant les premières semaines, l'incontinence est à peu près complète, chez l'opéré qui ne souffre plus. Elle est loin, toutefois, d'être aussi absolue, que pendant les premiers jours.

Cette incontinence, variable suivant les sujets, est subordonnée à la tolérance de la vessie, au plus ou moins de rétrécissement de l'orifice, à l'établissement, à peu près constant, d'une sorte de canal, par suite de la formation de la cicatrice, et des conditions de suspension de la vessie. Il est indispensable de se préoccuper de ce nouveau canal, si on veut le maintenir, dans un calibre suffisant, pour assurer sa fonction d'une manière régulière et définitive.

Abandonné à lui-même, il se rétrécit et finit, souvent, par se fermer; du deuxième au troisième mois, lorsque, ainsi que nous le verrons, en parlant des résultats fonctionnels, la miction se rétablit par la voie ordinaire. Il peut arriver, en dehors des cas, où l'urèthre normal ne laisse plus passer une goutte d'urine, qu'il lui donne issue, en partie, et seulement, de temps à autre. Le méat hypogastrique doit être, alors, conservé, et son utilité est telle, que ce sont souvent les malades, eux-mêmes, qui réclament sa permanence. Rien n'est plus facile que de conserver cette soupape de sûreté, que de maintenir, dans un calibre suffisant, le canal artificiel (voyez résultats fonctionnels). Il faut, en effet, et il suffit, dès qu'il commence à se rétrécir outre mesure, au point de ne plus laisser passer qu'une bougie n° 16 ou 18 de la filière Charrière, d'avoir soin, par une dilatation pratiquée méthodiquement, une ou deux fois par jour, au moins, de lui conserver les dimensions voulues.

Pour ce faire, on peut utiliser des cathéters, de di-

vers calibres, et de diverses substances. Nous nous
servons, de préférence, d'un cathéter en métal, à
extrémité mousse, d'une sonde de femme, par exemple.
Rigide, en effet, la sonde métallique est plus maniable.
Elle pénètre plus aisément. On pourrait, également,
comme l'avait imaginé un de nos opérés, employer
des tiges, des chevilles d'ivoire, de volume variable et
progressif.

Chez d'anciens cystostomisés nous avons, maintes fois,
constaté les heureux résultats de ce calibrage du méat
hypogastrique.

Nous en avons vu d'autres, chez lesquels, l'orifice sus-
pubien n'était plus représenté que par un tout petit
pertuis. Il s'agissait d'hommes de la campagne qui, peu
de temps après leur sortie de l'Hôtel-Dieu, n'avaient
rien fait, pour s'opposer au rétrécissement progressif de
leur nouvel urèthre. Chez eux, nous avons dû, plusieurs
fois, recourir au débridement du méat, opération très
simple, dont nous parlerons plus tard.

MODIFICATIONS DU MANUEL OPÉRATOIRE

Procédés divers. — Nous avons décrit le manuel opératoire de choix, celui qui doit être préféré, dans la
grande majorité des cas.

Cependant, quelle que soit la nécessité, chez certains
prostatiques, dont la miction normale se trouve complètement et irrémédiablement compromise, d'établir un
néo-canal, qui doit être permanent (*Cystostomie perma-*
nente, définitive), il n'en est pas moins vrai, que l'un
des grands avantages de l'opération est, par l'ouverture

de la vessie, de conjurer les accidents immédiats de rétention, d'infection, etc..., en mettant au repos l'appareil urinaire tout entier et en luttant ainsi, d'une façon directe, mécanique, contre les accidents infectieux.

Taille hypogastrique ou Épicystotomie. — La cystotomie antérieure, encore nommée, *épicystotomie* ou simple taille hypogastrique, remplit donc les premières indications thérapeutiques, qui sont de conjurer des complications urinaires mettant, à plus ou moins brève échéance, la vie des malades en danger.

La suture des bords de la plaie vésicale avec ceux de la paroi abdominale doit être pratiquée, cependant, toutes les fois que cela est possible, et cela, non seulement parce que, ignorant, le plus souvent, ce qu'il en adviendra de la fonction naturelle, il est bon de rechercher un méat hypogastrique permanent, mais aussi, parce que cette suture rend plus facile et plus complète l'évacuation de l'urine. Elle s'oppose, en effet, à la rétraction toujours grande de la plaie vésicale. Elle maintient le parallélisme des bords de l'entonnoir vésico-abdominal. Elle met à l'abri de la rétention, de l'infiltration d'urine, complications qui, avec la blessure redoutée du cul-de-sac péritonéal, avaient fait abandonner, pendant si longtemps, la taille sus-pubienne, dans la calculose vésicale.

Il est telle circonstance, cependant, où cette suture, par suite de conditions anatomo-pathologiques individuelles : grande épaisseur de la paroi abdominale (nous l'avons vue, chez des cystostomisés obèses, atteindre 8 à 12 centimètres), friabilité, rétraction profonde de la vessie, etc., est particulièrement difficile, parfois même, impossible. L'opération, qui n'est autre alors que la taille sus-pubienne, avec quelques différences, n'en est pas moins fort utile, quel que soit l'avenir du nouveau méat.

La cystostomie ou la cystotomie ne sont que deux procédés de la même méthode, que nous préconisons, depuis dix ans, contre les accidents urinaires graves qui ne pouvaient être conjurés par les moyens jusqu'alors employés de traitement : cathétérismes répétés, sonde à demeure, ponctions vésicales, etc. Quoique remplissant, moins bien que la cystostomie, quelques indications immédiates et définitives, la cystotomie, est appelée à rendre, avons-nous dit, et rend, chaque jour, les plus grands services. A la cystotomie appartiennent plus volontiers, les *méats hypogastriques temporaires;* à la cystostomie, les *méats hypogastriques définitifs* ou *permanents.* Il ne faut pas perdre de vue toutefois (Lagoutte, Delore) : *que la grande cause d'un méat sus-pubien permanent, se trouve dans l'obstacle prostatique incurable, qui empêche le retour de la fonction normale, et qui maintient ainsi, la perméabilité de l'urèthre sous-ombilical.*

Lorsque l'obstacle prostatique persiste après la cystotomie simple, on ne saurait compter sur l'oblitération du nouveau méat. Il n'en subsistera pas moins, sans muqueuse, un canal cicatriciel, permettant l'évacuation de l'urine. Inversement, après la cystostomie elle-même, lorsque l'obstruction prostatique disparaît, la fermeture du méat sus-pubien se produit, aussi bien, qu'après la simple taille. Car, souvent, quoique les lèvres de la plaie vésicale aient été fixées avec soin, à l'orifice cutané, la réunion de la muqueuse à la peau, par suite de l'infection vésicale, ne se fait pas par première intention; elle n'est que partielle, et le nouvel urèthre, sur une profondeur plus ou moins grande, n'est constitué, que par un canal cutanéo-aponévrotique. Ce conduit s'oblitère, si l'obstacle uréthro-prostatique diminue, disparaît, mais, si l'obstruction continue, le canal cutanéo-aponévrotique persiste, donnant, à d'anciens urinaires, une survie de plusieurs années.

Nous acceptons donc, la simple taille hypogastrique,

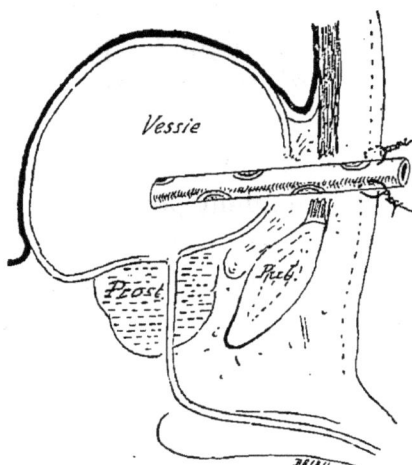

Fig. 23. — Drain intra-vésical, fixé à la peau par deux points de suture métallique, la cystostomie étant terminée et la suture des bords de la vessie, avec ceux de la paroi abdominale, n'ayant pu être pratiquées.

lorsque la suture des lèvres vésicales à la peau, présente des difficultés.

Nous avons soin, en pareil cas, pour permettre à l'urine de couler librement, d'introduire, dans la cavité vésicale, immédiatement après l'opération, un gros drain, du volume au moins du petit doigt, maintenu en place par une ou deux sutures métalliques, qui le fixent aux lèvres de la plaie abdominale. Il est coupé au niveau de la peau (fig. 23). Il doit pénétrer dans la vessie d'une longueur telle qu'il ne touche pas, qu'il n'irrite pas, par contact, ses parois. Sa longueur sera, donc, subordonnée à certaines conditions individuelles et pathologiques. S'il était mal toléré, on le raccourcirait, on l'enlèverait. Sa présence n'est plus nécessaire, dès que la plaie est devenue granuleuse, dès qu'un canal de bourgeons est constitué.

La cystostomie laisse après elle, suivant certaines conditions plus ou moins indéterminées, un méat hypogastrique continent ou incontinent.

Préoccupés à juste titre, des inconvénients du méat incontinent, quelques chirurgiens ont espéré le rendre continent, par certaines modifications opératoires. Nous passerons en revue et nous apprécierons ces différents essais.

Procédé de Jaboulay. — Les uns, ont recherché la formation d'un véritable sphincter. Jaboulay (*Mercredi médical*, 7 septembre 1892), s'inspirant des recherches de Witzel sur la gastrostomie, pratique l'incision abdominale, au milieu des fibres musculaires de l'un des grands droits, de façon à créer une sorte de boutonnière, jouant le rôle de sphincter.

En 1894 (*Gaz. hebd.*, 24 février), il indiqua un autre procédé, applicable, aussi bien, à la gastrostomie qu'à la cystostomie. Il crée, aux dépens des parois vésicales, un canal muqueux, oblique, à travers la paroi abdominale. Le nouvel urèthre se compose : d'un orifice cutané, situé sur la ligne médiane, d'une portion horizontale sous-cutanée et d'un trajet antéro-postérieur, passant à travers les fibres d'un grand droit. La boutonnière musculaire jouerait ainsi le rôle d'un sphincter. Il serait, en outre, possible de comprimer, avec une pelote, ce trajet, horizontal, sous-cutané, de façon à produire une occlusion hermétique. Cette idée est des plus ingénieuses. Malheureusement, les orifices

profond et superficiel arrivent rapidement à se super-
poser, dans le sens antéro-postérieur, et l'on perd le
bénéfice de la disposition primitive. D'autre part, il est
souvent difficile d'amener la vessie à la paroi, à travers
ce chemin détourné. Enfin, les résultats, au point de vue
de la continence, sont analogues, d'après Lagoutte et
Jaboulay, à ceux que l'on obtient par notre procédé, plus
simple, plus rapide, et partant moins dangereux.

Cystostomie idéale. — Wassilieff a exposé dans la
Gazette des hôpitaux (17 avril 1894), sous le nom de
« *Cystostomie idéale* », un procédé, au premier abord,
fort séduisant. Cet auteur proposait de décoller, sur
une certaine hauteur (12 à 15 millimètres), la musculeuse de la muqueuse vésicale et de suturer seulement
cette dernière à la peau. Il réalisait, ainsi, la disposition
qu'il avait observée, à l'autopsie d'un cystostomisé du
professeur Tillaux. La musculaire formait, après décollement, un anneau autour de l'incision vésicale. On
pouvait le comparer à un véritable sphincter. Curtillet,
alors notre chef de clinique, a pratiqué quelques « cystostomies idéales ». Des faits qu'il a publiés (*Gazette des
hôpitaux*, 1894), se dégage cette conclusion indiquée
également par Coullaud (*La cystostomie idéale*, Thèse
de Lyon, 1894) : *que la cystostomie idéale trouve, rarement, son indication, et seulement, chez des malades non
infectés*. Pour ces derniers, l'expérience n'est même pas
très satisfaisante. Depuis 1894, le procédé de Wassilieff
semble avoir été abandonné.

**Cystostomie, avec entrecroisement de bandes muscu-
laires, empruntées aux grands droits.** — Dernièrement, Chandelux et Carle (*Province médicale*, 1898) ont
proposé une nouvelle modification. Chandelux, après
l'incision hypogastrique, disséqua, sur le bord interne

de chaque droit, une bande musculaire, qu'il fit passer de droite à gauche, et *vice versa*. Il sutura ensuite, la vessie à la peau, après l'avoir attirée dans cet anneau contractile, créé par l'entrecroisement des deux bandes. Ainsi se trouvait constitué un sphincter strié. Déjà, quelques années auparavant, Girard (de Berne) avait proposé et employé le même artifice opératoire, pour la gastrostomie.

Le cystostomisé fut atteint d'un phlegmon de la paroi abdominale. Il mourut, quelques jours après l'opération.

Ces différents procédés sont compliqués. Ils donnent des résultats fonctionnels très aléatoires. Ils augmentent, non sans danger pour des sujets âgés, cachectiques, la durée de l'opération. Aussi, doit-on, les abandonner, chez les infectés, chez les opérés d'urgence, etc., surtout chez des sujets, âgés, cachectiques. Avec des urines septiques, ils exposent à l'infection urinaire, au phlegmon gangreneux, etc. Dans la majorité des cas, nous dirions volontiers, dans tous les cas, il faut songer, non pas, à obtenir une amélioration problématique, de la fonction ultérieure, mais bien, à sauver le malade. C'est la même idée reproduite par Diday, dans cette phrase humoristique : « *Qu'on ne doit pas, sacrifier le fonctionnaire, sous prétexte de conserver une fonction gravement compromise.* »

Procédé de Witzel. — Il y a dix ans, le professeur Witzel (de Bonn) avait conseillé dans la gastrostomie la formation d'un canal artificiel par un procédé spécial. (WITZEL. — *Fistule oblique pour la gastrostomie. Centralbl. für Chirurg.*, 1889). Quatre ans, après, en 1893, il proposa de l'appliquer à la cystostomie. Bien qu'il ne l'eût pas encore employé, en 1897, ainsi que nous l'apprend Alberti, son manuel opératoire a pris, en Allemagne, le nom de « *Fistule oblique de Witzel* ». La caractéristique de ce procédé réside dans ce fait : que les manœuvres sont intra-péritonéales. Voici, du reste, quelques détails sur cette *cystostomie intra-péritonéale*, tels qu'ils nous sont rapportés, par Zweifel, Martin (de Cologne) et Alberti.

Le chirurgien ouvre le péritoine. Il ponctionne la partie la plus déclive de la paroi postéro-supérieure de la vessie, rendue saillante, par l'introduction d'un cathéter. Après avoir élargi l'incision vésicale avec un bistouri, il introduit dans la vessie, une sonde, molle de Nélaton, de moyen calibre. Cette sonde est recouverte par deux plis vésicaux, formés de chaque côté de la sonde, et suturés, l'un à l'autre, au-dessus du cathéter, suivant le procédé de Lembert (suture séro-séreuse).

On crée, de la sorte, un véritable canal, occupé par la sonde, et constitué, de chaque côté, par les parois repliées de la vessie. La guérison fut obtenue dans le seul cas publié. Il s'agissait d'un prostatique qui ne présentait pas de rétention.

La cystostomie intra-péritonéale a eu peu de partisans, en Allemagne. C'est, en effet, une opération grave, compliquée. Zuckerkandl a eu raison d'en faire ressortir les dangers, dont le plus redoutable est la péritonite.

Cystostomie extra-péritonéale de Witzel. — Martin (*Centralb. für Chirurg.*, 1893) appliqua le procédé de Witzel, à la cystostomie extra-péritonéale. Le malade étant placé dans la position de Trendelenburg, l'opérateur fit une incision hypogastrique de 8 centimètres, releva le cul-de-sac péritonéal, découvrit, largement, la face antérieure de la vessie. Il la ponctionna aussi bas que possible, près du col, et par cet orifice, introduisit, dans le réservoir urinaire, une sonde de [Nélaton, de moyen calibre. Il forma, comme dans le procédé de Witzel, deux plis latéraux sur les côtés de la sonde, plis formés aux dépens de la paroi vésicale antérieure. La suture de ces deux plis, l'un à l'autre, au-dessus de la sonde, enferma celle-ci, dans un véritable canal. Martin ajoute : « Je voudrais recommander ce manuel opératoire, dans quelques cas ; car, je crois que, la plupart du temps, la simple cystostomie, telle que la recommande Poncet, est la méthode de choix. » Depuis lors, Wiesinger, en 1896, a donné les résultats de vingt-quatre cystostomies, pratiquées chez des prostatiques, d'après le procédé de Martin.

Les résultats, au point de vue de la continence, sont ceux que nous obtenons. Nous ne pensons pas que ce procédé doive être généralisé, ainsi que l'indiquait déjà Martin, dans la phrase que nous avons citée. Cette sonde à demeure et cette ouverture sinueuse sont, certainement, de bonnes conditions, pour une continence ultérieure. Mais, n'y a-t-il pas, dans ce procédé, comme dans ceux que nous avons signalés auparavant, le même danger, immédiat, pour la vie d'un infecté? Le drainage vésical, l'écoulement des urines sont moins bien réalisés, et l'on connaît leur importance.

Procédé de Chaput. — Les mêmes objections peuvent être adressées au procédé, que communiqua Chaput, à la Société de Chirurgie de Páris (séance du 9 mars 1898). Imitant Jaboulay (1892), il pratiqua une petite boutonnière hypogastrique de la vessie, après avoir fait un passage très étroit, dans un des grands droits.

Pendant quelques jours, une sonde molle n° 20, resta à demeure. Le résultat fut excellent. Au bout de quatre semaines, il n'y avait pas d'incontinence. Le malade vidait complètement sa vessie, toutes les trois ou

quatre heures, pendant le jour, par des sondages du néo-
canal. Pendant la nuit, il plaçait la sonde à demeure,
pour ne pas être obligé de se lever, et il n'était pas
mouillé. La cystite avait disparu, l'état général était
parfait. Ainsi que le fait observer Chaput, l'intervention
a rendu un très grand service à ce prostatique. Elle
montre aussi, qu'un passage étroit, ménagé entre les
droits, combiné avec un petit orifice vésical, donne un
urèthre continent. Avec notre manuel opératoire, nous
avons souvent obtenu de semblables résultats (Thèse
Delore, *loc. cit.*). Depuis longtemps, nous avons insisté
sur les faibles dimensions que l'on doit donner à l'incision vésicale. L'observation de Chaput vient à l'appui de
notre pratique.

Quant à la cystostomie, sans suture vésico-cutanée,
employée par quelques chirurgiens, et, en particulier,
par Audry (de Toulouse) (Loubat, *De la cystostomie sans
suture vésico-cutanée*, Thèse de Toulouse, 1897), nous
nous sommes expliqué déjà sur ses inconvénients. Cette
cystostomie, avec sonde de Pezzer dans l'incision vésicale, reste un procédé d'exception. Nous l'employons,
seulement, dans les cas, où la suture est manifestement impossible : vessie petite, contracturée, sujet très
gras, etc.

CHAPITRE IV

INDICATIONS, CHEZ LES PROSTATIQUES,

DE LA CYSTOSTOMIE SUS-PUBIENNE

SOMMAIRE. — *Historique :* Poncet, Mac-Guire, Lagoutte, Faure, Delore, Sargnon, Rebillard, Hahn, etc.

Division du sujet : Prostatiques : mécaniques, empoisonnés urinaires.

Indications chez les prostatiques mécaniques (rétention sans infection). Cathétérisme impossible. Parallèle avec la ponction hypogastrique.

Cathétérisme difficile, douloureux, uréthrorrhagique. Parallèle entre la cystostomie et la sonde à demeure. Résumé.

Indication chez les empoisonnés urinaires : Avantage de la cystostomie comme drainage de la vessie. Infection urineuse aiguë, chronique. Infections atypiques. Cystite rebelle. Pyélo-néphrite ascendante. Calculs vésicaux. Hématuries.

Historique. — L'historique des indications de la cystostomie sus-pubienne se confond avec l'histoire de notre opération qui a été admise, en principe, par la plupart des chirurgiens. Les discussions à la Société de Chirurgie, au Congrès d'urologie de 1896, de 1898, et dans diverses Sociétés savantes, ont porté, à peu près uniquement, sur ses indications.

Dans notre premier travail de 1889 (*Lyon méd., loc. cit.*), nous avions exposé les indications générales. A la même époque, Mac-Guire posait, en Amérique, des règles analogues.

C'est, surtout, dans la *Gazette hebdomadaire* de 1894 (A. Poncet, *Indications de la cystostomie sus-pubienne*

chez les prostatiques, atteints d'accidents urinaires graves),
que nous avons envisagé la question, après avoir pesé
les avantages et les inconvénients de la méthode, qui
s'appuyait déjà, sur plus de 60 opérations personnelles.
La même année, Lagoutte (*loc. cit.*), plus tard Faure
(*De la cystostomie sus-pubienne d'urgence, loc. cit.*),
Delore (*Indications de la cystostomie sus-pubienne d'urgence chez les prostatiques, Gaz. des hôpitaux,* 1897), Sargnon (*Bulletin médical,* 1898), etc., ont confirmé, à peu
près intégralement, nos premières conclusions. Dernièrement, enfin, nous avons apporté à l'Académie de
médecine, le résultat de 114 observations, personnelles,
ou empruntées à la pratique chirurgicale de nos collègues, de nos élèves, Pollosson, Vincent, Jaboulay, Rollet, Villard, Orcel, Curtillet, Bérard, Tellier, Tussau,
Guillemot, etc.

A Nancy, Gross, Guyon, ont étudié les indications de
la cystostomie, dans l'infection de la vessie et la pyélo-
néphrite ascendante (Thèse, *loc. cit.,* 1895). En Allemagne, Helferich (*Rapport au Congrès des chirurgiens
allemands de* 1897, mettait cette méthode, en parallèle,
avec les autres procédés de traitement de l'hypertrophie
de la prostate. Wiesinger (1897) la préconisait. Il étendait ses indications. Dans l'espace de trois ans, il pratiqua 24 cystostomies. *Il rejette la ponction sus-pubienne
et la sonde à demeure.*

Si la cystostomie est indiquée chez les prostatiques, à
plus forte raison, l'est-elle, chez ceux qui présentent,
en dehors de l'infection, de la rétention, des complications telles que : calculs, hématuries vésicales graves, etc.
Rollet et L. Bérard (1895), Pollosson, Rebillard (*Traitement des prostatiques calculeux par l'épicystostomie,*
Thèse de Lyon, 1897) ont, en effet, montré que, dans

le prostatisme, le traitement de choix des calculs vésicaux, était la cystostomie. Dans les hématuries vésicales, l'indication opératoire peut être urgente. Le
Dr Hahn (*Traitement des hématuries vésicales rebelles par
la cystostomie*, Thèse de Lyon, 1899), rapporte dans son
intéressante monographie, quatorze observations très
probantes.

Division du sujet. — Depuis 1889, on a généralement
reconnu l'utilité de la cystostomie, mais, comme à propos
de toute opération nouvelle, on a ressuscité d'anciens
modes de traitement. On s'est dit, suffisamment armé, par
le cathétérisme, par les ponctions vésicales. Nous reconnaissons l'utilité du cathétérisme chez un grand nombre
de prostatiques. *Le plus souvent, il constitue le traitement de choix et, il doit être, l'unique thérapeutique
employée.* Nous croyons aussi, que le traitement opératoire est une ressource de premier ordre, à laquelle il
faut savoir recourir, et sans trop attendre.

Ses indications découlent, ainsi que nous l'avons fait
remarquer, des contre-indications mêmes des autres
manœuvres chirurgicales, journellement mises en pratique, pour lutter contre des complications mécaniques
et septico-urinaires, d'origine prostatique. Nous les
envisagerons, en nous appuyant sur 120 observations.

Depuis 1894, nous avons divisé, pour plus de simplicité,
les prostatiques, que l'on doit opérer, en deux grandes
classes :

1° *Les prostatiques, indemnes de toute manifestation
d'empoisonnement urineux, et, chez lesquels, les urines ne
présentent, souvent, pas d'altérations pathologiques.*

Il s'agit de *prostatiques mécaniques*, c'est-à-dire de
sujets, dont la lésion est, essentiellement, constituée par
un obstacle insurmontable à la miction. Parfois, de

tels malades sont atteints, brusquement, d'une rétention aiguë, sans autre phénomène prémonitoire sérieux,
et c'est à cette occasion, qu'ils reçoivent des soins, pour la
première fois. Habituellement, cependant, on se trouve
en présence de rétentionnistes, qui ont été, ou non,
sondés, mais, leurs urines présentent déjà des modifications non douteuses. Dans tous les cas, nous ran-
geons, parmi les prostatiques mécaniques, ceux chez
lesquels, les troubles fonctionnels dominent la scène;
ceux, en un mot, dont l'infection peut être reléguée au
second plan.

2° *Les prostatiques offrant des signes d'urinémie, de
septicémie urinaire.* Les troubles fonctionnels sont bien
ici l'origine de tout ce cortège aggravé; ils sont, toutefois,
d'une importance secondaire. Le danger réside dans
l'évolution, l'aggravation d'accidents généraux, déjà
existants. Nous avons affaire à des *empoisonnés urinaires.*

Cliniquement, les deux catégories diffèrent complètement, au point de vue du pronostic et du traitement. Les
uns, ceux que nous appelons les prostatiques mécaniques, ne sont affectés encore, que de lésions locales,
limitées, en quelque sorte, au canal prostatique. Les
autres, sont des empoisonnés urinaires, au sens le plus
large de ce mot. Par empoisonnement urinaire, il faut
entendre, en effet, des accidents d'urinémie provoqués,
le plus souvent, par le défaut d'excrétion de reins malades, sclérosés, enflammés (insuffisance rénale, pyélo-
néphrite ascendante), par l'absorption de la muqueuse
uréthro-vésicale, devenue perméable en raison de ses
ulcérations, de la disparition plus ou moins étendue
de son émail épithélial, etc., et aussi, comme l'a bien
montré l'École de Paris (Guyon, Albarran, etc.), par des
accidents septicémiques, greffés, ou non, sur les pre-

miers, d'où le nom *d'infection urinaire, de septicémie urinaire* donné, plus volontiers et à juste titre, à ce complexus pathologique.

INDICATIONS CHEZ LES PROSTATIQUES MÉCANIQUES

La cystostomie est donc justifiée, dans des conditions assez variables, qu'il convient d'examiner isolément. Envisageons, d'abord, les malades de la première catégorie, c'est-à-dire, ceux chez lesquels le cathétérisme est impossible, particulièrement laborieux, douloureux, avec ou sans fausse route, etc.

Cathétérisme impossible. — Le cas le plus simple est celui de la rétention vésicale aiguë, survenue brusquement, chez un vieillard, qui n'a jamais été sondé, et dont les urines sont aseptiques. On a, naturellement, essayé le cathétérisme. Mais, malgré les sondes les plus diverses de forme, de courbure, de structure, et bien qu'elles aient été maniées par une main douce et expérimentée, on a complètement échoué. Que doit-on faire? Dans ces cas d'impossibilité du cathétérisme, cas rares, il est vrai, mais qu'on observe néanmoins, ainsi qu'en témoignent des observations, empruntées à des chirurgiens tels que : Desault, Voillemier, Mercier, etc., on a conseillé la ponction de la vessie.

Parallèle avec la ponction hypogastrique. — Nous étudierons, dans un chapitre séparé, les inconvénients et les dangers des ponctions vésicales, nous dirons, cependant, dès maintenant que, quel qu'en soit le mode, que l'on se serve d'un trocart, ou mieux, d'une aiguille capillaire, on emploie une manœuvre aveugle. Elle expose à la blessure du péritoine, à la filtration, dans les tissus, d'une urine dont on ne saurait garantir l'innocuité.

Lorsqu'on ne peut pas mieux faire, en présence d'un prostatique, qui est dans l'impossibilité d'uriner par la voie normale, et *qui doit pisser à tout prix, la ponction est une ressource extrême*. Dans tous les cas, nous pensons qu'elle ne doit pas être répétée. Il faut la considérer comme un pis aller, comme une intervention d'attente, qui sera le premier acte de la cystostomie.

Chez des rétentionnistes aigus, non infectés, on a vu, il est vrai, après une ou plusieurs ponctions, la miction se rétablir, et le cathétérisme devenir praticable. Ces faits ont une valeur relative. Ils ne sauraient, dans la pratique, se substituer aux cas plus fréquents où, il a fallu recourir à des ponctions répétées qui, chaque fois, quoi qu'on en puisse dire, exposent à des accidents. Chez de tels malades, la cystostomie est, au contraire, d'une grande simplicité, par suite de la saillie en avant de la vessie distendue. Avec elle, on n'a pas l'imprévu d'une ponction, on a la sécurité d'une opération à ciel ouvert. On traverse, avec le bistouri, des tissus exsangues, on met sûrement le cul-de-sac péritonéal à l'abri de toute blessure. Enfin, par une ouverture suffisante, portant sur la paroi vésicale antérieure, et par la suture des bords de la vessie avec ceux de la paroi abdominale, on assure le cours de l'urine, sans aucune arrière-pensée d'infiltration.

Les observations I et II résumées (Tuffier, Jaboulay) montrent bien l'insuffisance des ponctions, les avantages immédiats et éloignés, de la cystostomie.

OBSERVATION I (Tuffier, Société de Chirurgie, 1894).

Rétention aiguë. — Cathétérisme impossible. — Ponctions. — Cystostomie. — Méat hypogastrique temporaire. — Guérison.

X..., soixante-quinze ans, est atteint, le 7 juin, de rétention aiguë, levée par la sonde. Le lendemain, la rétention réapparaît.

Pendant la journée du 8, on fait deux ponctions. Cathétérisme toujours impossible. Uréthrorrhagie. Température : 38°5.

Le 9, on pratique deux nouvelles ponctions. Température : 39 degrés.

Le 10, même état général et local. Température : 38°5. Cystostomie sus-pubienne.

Le soir, l'état général est meilleur. Température : 38 degrés.

Le malade se rétablit promptement. *Deux mois après, il urine par la verge.* Santé générale parfaite, léger suintement par la fistule sus-pubienne.

On invoque, toujours, les mêmes raisons qui, jadis, firent le succès des ponctions. Le malade donne plus facilement, son assentiment, pour une ponction que pour une opération. (Le mot opération est des plus élastiques. Dans l'espèce, il devrait désigner plus volontiers, la ponction, puisque le pronostic en est moins certain.) La ponction est une manœuvre chirurgicale à la portée de tout médecin. Elle engage moins la responsabilité de celui qui l'exécute, les accidents qu'elle provoque ne pouvant être, le plus souvent, directement contrôlés, etc., etc.! La cystostomie, au contraire, exige d'avoir été apprise, d'être sue pour être exécutée, elle demande une autre éducation chirurgicale, etc., etc. Toutes ces considérations en faveur de la ponction vésicale, sont sans valeur. Elles ne méritent pas d'être discutées.

Envisagées en général, les ponctions ne sauraient constituer aujourd'hui une méthode de traitement. Elles peuvent éclairer un diagnostic douteux; dans quelques cas exceptionnels, remplir une indication d'urgence. Il ne faut pas leur demander davantage, sous peine de retomber dans les anciens errements, acceptables à la période pré-antiseptique, mais, à l'heure actuelle, définitivement condamnés. Peut-on songer encore à guérir, par la ponction, les kystes de l'ovaire, les collections pathologiques? N'est-il pas surabondamment démontré que, pratiquées par un chirurgien aseptique, les incisions à ciel ouvert, sont plus sûres, plus innocentes?

Chez un prostatique, rétentionniste aigu, aseptique, nous conseillons donc, et nous pratiquons d'emblée, la cystostomie, lorsque le sondage est impossible, contrairement à l'avis de Legueu et d'Albarran (Congrès d'urologie, 1896), qui préfèrent la ponction. Avant d'aller plus loin, et à propos de cette rétention aseptique, qui constitue le cas le plus favorable pour l'innocuité de la ponction, nous voulons prévenir l'objection qui a été faite bien des fois et à tort, à la cystostomie suspubienne. Elle laisse souvent, dit-on, un méat hypogastrique incontinent, qui constitue pour l'opéré, une véritable infirmité.

Sans rechercher, pour le moment (nous consacrons un chapitre spécial aux résultats fonctionnels éloignés) dans quelle proportion, les cystostomisés ont eu, comme Diday, un urèthre contre nature continent, nous rappellerons, que l'on se méprendrait complètement, si l'on croyait encore, que nous cherchons, chez tous les opérés, à *créer un urèthre hypogastrique permanent, défi-*

nitif, devant se substituer fonctionnellement à l'urèthre normal. Le méat sus-pubien peut être parfaitement *provisoire*, *temporaire*, dans de nombreux cas. Nous sommes complètement de l'avis de Desnos (Congrès de Rome, mars, 1894), lorsqu'il parle de la *cystostomie temporaire*, par opposition *à la cystostomie permanente*. Cette distinction est juste, les deux terminaisons répondent à des faits dissemblables. Les observations I et II sont de beaux exemples de *cystostomie temporaire*.

Les prostatiques se partagent, au point de vue de leur avenir fonctionnel, en deux catégories. Chez les uns, l'obstacle mécanique au cours de l'urine est une prostate, qui devient, momentanément, obstruante, rendant, par cette augmentation passagère de volume, le cathétérisme impossible. Mais que, sous l'influence du repos de l'organe, produit par l'ouverture de la vessie, les phénomènes congestifs disparaissent, que l'hypertrophie s'atténue; l'urine, le plus souvent après quelques semaines, reprend, spontanément, le chemin naturel. Il va de soi que, chez de tels sujets, on laisse le néo-méat se fermer, que l'on en favorise l'occlusion, qui se produit fréquemment d'elle-même. Il ne faut pas oublier, en effet, pour les raisons indiquées dans le chapitre du manuel opératoire, que le nouvel orifice a une tendance, plus ou moins prononcée, à l'occlusion naturelle.

Les observations démontrent la fréquence de cette oblitération spontanée, toutes les fois que l'obstacle uréthral disparaît. Lagoutte, en 1894, trouvait 12 cystostomies temporaires sur 34 cystostomisés vivants, c'est-à-dire, 1 cystostomie temporaire pour 2 cystostomies permanentes. Sur 34 prostatiques, opérés depuis plus de trois ans, la proportion devient inverse (Delore), car, plus on s'éloigne de la date de la cystostomie, plus on a de chances de rencontrer la fermeture du méat hypogastrique. C'est ainsi qu'après trois ans, nous avons constaté, sur 34 malades, 18 oblitérations et 16 méats hypogastriques ouverts ou permanents. Cette statistique tend donc à établir que, grâce à la cystostomie, le prostatique, dans un peu plus de la moitié des cas, redevient, fonctionnellement, ce qu'il était auparavant. L'observation suivante est un exemple de cette occlusion rapide.

OBSERVATION II (Jaboulay)

Rétention aiguë. — Cathétérisme impossible. — Cystostomie. Méat hypogastrique temporaire. — Guérison rapide.

A. C..., soixante-treize ans. Premier accident de rétention datant de trois ans.

Le 7 avril 1892, rétention brusque et complète. Le cathétérisme devenant difficile, le malade est envoyé à l'Hôtel-Dieu de Lyon. L'interne de garde ne peut pratiquer le cathétérisme et détermine une uréthrorrhagie.

Le lendemain, *Jaboulay essaie aussi, mais vainement le sondage, il pratique la cystostomie.*

Guérison rapide. *Retour de la fonction normale. Oblitération du méat quelques semaines après.*

La deuxième classe de cystostomisés, envisagés toujours, au point de vue fonctionnel, comprend les prostatiques, que l'on peut appeler *incurables;* ceux chez lesquels, la miction par la verge ne se rétablit pas. Le cathétérisme reste impossible, tout au moins difficile, dangereux, non seulement, en raison de l'hypertrophie de la prostate, mais aussi, en raison du mauvais état de l'appareil urinaire. Ici, plus de discussion possible sur la permanence, ou non, de l'urèthre sus-pubien. L'impossibilité du retour de la fonction première, commande la *cystostomie permanente.* Ainsi que dans les obstructions définitives d'autres organes, il faut établir, maintenir une voie artificielle, dès lors, créer un méat contre nature. L'indication se pose brutalement, c'est une question de vie ou de mort. *Vaut-il mieux vivre avec une vessie ouverte, que mourir avec une vessie fermée?* Quel que soit l'avenir du nouveau méat, qu'il soit appelé à être : *continent* ou *incontinent*, il n'y a pas de discussion possible, l'indication vitale prime tout.

Chez ces prostatiques incurables, la meilleure preuve de l'utilité de la cystostomie n'est-elle pas l'impossibilité du retour de la fonction normale, malgré les cathétérismes répétés, malgré un traitement régulier? Le méat joue le rôle d'une soupape de sûreté dans les rétentions futures. Sans ce nouveau canal, les mêmes accidents, qui ont imposé l'intervention, se reproduiraient fatalement.

Cathétérisme difficile, douloureux, urétrorrhagique, fausses routes, etc. Parallèle entre la cystostomie et la sonde à demeure. — Lorsque le chirurgien aura pénétré dans la vessie, après des tentatives laborieuses de sondage, il a le choix entre la sonde à demeure et la cystostomie.

Nous ne saurions trop nous élever contre l'emploi de la sonde à demeure, chez des vieillards prostatiques, dont les voies urinaires sont en imminence d'infection, par suite de leurs mauvaises conditions de résistance. La sonde à demeure reste, dans des applications analogues, une arme à double tranchant. Elle assure la fonction, d'une façon très variable, le plus souvent bien, si l'on veut, pour ne pas trop noircir le tableau, même, au point de vue fonctionnel. Mais, elle irrite la vessie et le canal uréthro-prostatique. Les observations le prouvent, elle est une cause d'infection, toujours à redouter. On cite des prostatiques à qui elle a rendu service. On oublie trop volontiers ceux dont elle a entraîné la mort.

Des chirurgiens préconisent encore ce mode de traitement. Ils réservent la cystostomie aux malades, qui supportent mal la sonde, et chez lesquels des accidents infectieux sont survenus. Ces tergiversations sont, le plus souvent, néfastes. Après avoir attendu, on risque d'être impuissant. Ce n'est pas, en effet, quand la pyélonéphrite s'est installée, qu'il faut songer à désinfecter l'appareil urinaire supérieur. Le vrai traitement de la septicémie urineuse est le traitement préventif. On doit appliquer, à la pyélo-néphrite menaçante, le traitement adopté, pour les autres septicémies, profondes, cavitaires, c'est-à-dire le drainage, qui empêche son développement. Les autres modes de traitement sont au petit bonheur, empiriques, partant, insuffisants. Pourquoi ne suivrait-on pas, vis-à-vis l'appareil urinaire, ces règles de thérapeutique générale devenues classiques, dans la chirurgie des autres organes ?

Nous ajouterons que l'asepsie parfaite, indispensable des sondes, des instruments, introduits dans la vessie, ne saurait donner une sécurité complète. Le canal d'un prostatique, en effet, ne peut pas être considéré, comme un milieu exempt de germes. La sonde restant en place sert de voie à une infection, venant du dehors, et toujours possible, d'autant mieux qu'elle ne fait pas cesser chez tous les prostatiques, la rétention et la congestion. A l'appui de cette manière de voir, il serait facile de produire de nombreuses observations cliniques, dans lesquelles, la sonde à demeure a causé la mort par infection. Voici, entre autres, l'histoire d'un malade qui, après une rétention aiguë, fut manifestement infecté par une sonde à demeure.

OBSERVATION III

Empoisonnement urinaire aigu, provoqué par la sonde à demeure. Cystostomie sus-pubienne. Mort. (A. PONCET).

M. P..., soixante-dix ans. A été pris subitement de rétention aiguë, le soir d'un repas copieux. Après certaines difficultés, un médecin peut pratiquer le cathétérisme, qui devient uréthrorrhagique, et de plus en plus, douloureux.

Les jours suivants, on place une sonde à demeure, qui paraît, d'abord, remplir très bien, l'indication. Mais bientôt, frisson intense. La température s'élève rapidement à 39, puis 40 degrés, pour atteindre 40°,7, le 10 novembre au soir.

La sonde à demeure est enlevée, dès le début des accidents. On pratique plusieurs fois par jour, non sans difficulté, le cathétérisme, suivi de lavages boriqués.

Ces sondages sont extrêmement pénibles pour le malade, qui souffre d'une cystalgie atroce, aussitôt que la vessie renferme quelques gouttes d'urine. Au moment où M. Poncet est appelé en consultation, l'état général est des plus graves. Température : 40°,5. Envies incessantes d'uriner. Agitation extrême, etc.

11 *novembre* 1893. — Cystostomie. Il s'écoule, après incision de la vessie, un grand verre d'une urine putride, ammoniacale.

14 *novembre*. — Le malade meurt, dans la nuit, avec une température de 41°,7.

Après l'intervention, atténuation notable des douleurs, mais persistance des accidents infectieux à marche aiguë.

L'opération est non moins, indiquée, lorsque les sondages sont difficiles, lorsqu'ils sont douloureux, mal supportés; lorsqu'ils s'accompagnent d'uréthrorrhagies, lorsqu'après des tentatives répétées, une fois cependant arrivé dans la vessie, on a l'air d'avoir exécuté un véritable tour de force. En présence d'un tel obstacle prostatique, le chirurgien court le risque de devenir rapidement dangereux. Heureux encore sont les prostatiques qui, après un premier cathétérisme ayant permis l'évacuation de la vessie, ne tombent pas, quelques heures après, dans des mains nouvelles, qui doivent encore faire l'apprentissage du tour de maître. A l'hôpital, il en est, malheureusement, souvent ainsi. Tel urinaire est sondé, chaque jour, par un nouvel interne de garde, qui sait seulement, qu'il est en présence d'un prostatique dont le cathétérisme est difficile, dangereux. Combien de fausses routes ne sont-elles pas faites dans ces sondages au lit du malade, à toute heure du jour et de la nuit, et cela, malgré toute l'habileté du sondeur, malgré toutes les précautions prises !

Lorsqu'il existe une ou plusieurs fausses routes, la cystostomie doit être immédiatement pratiquée. Tout essai de sondage constitue une manœuvre périlleuse. Que l'on aboutisse une fois, même deux, ou plus encore, le cathétérisme qui peut, en outre, échouer d'un moment à l'autre, reste une source constante de dangers, par les accidents infectieux, auxquels il donne si souvent naissance, chez les anciens urinaires. La grande indication est, de mettre au repos, non seulement cet « urèthre fourbu », suivant l'expression de Diday, mais encore, la vessie et l'appareil urinaire tout entier. La dérivation du cours des urines s'impose comme l'unique ressource. Le malade n'appartient-il pas à la catégorie de ceux auxquels on doit toucher le moins possible ? La cystostomie, en permettant à l'urine de s'écouler facilement, supprime les manœuvres répétées, qui constituent une cause incessante d'irritation locale, capable

d'ouvrir, d'un moment à l'autre, la porte à des complications septiques. Elle donne, d'autre part, aux prostatiques une tranquillité qu'ils ne connaissent plus, depuis
le début de leur traitement. Ces malheureux, ne sont-ils
pas soumis, à des sondages d'autant plus douloureux, et
plus mal supportés, que leur urèthre déchiré est le siège
de lésions inflammatoires, plus ou moins étendues,
plus ou moins graves? Voici une observation datant de
sept ans, et qui met en lumière les avantages de l'intervention hâtive, sans manœuvres préliminaires trop
prolongées.

OBSERVATION IV (A. Poncet).

*Rétention d'origine prostatique. — Cathétérisme difficile. —
Fausses routes. — Cystostomie. — Guérison. — Oblitération
rapide du méat hypogastrique (Malade revu sept ans après
l'opération).*

M. D..., soixante et onze ans, tisseur, à Lyon.

Entré à l'Hôtel-Dieu, salle Saint-Louis, le 1er mars 1892.
Le malade s'est aperçu, depuis trois semaines, qu'il avait de
la peine à uriner. Sans cause appréciable, il eut une rétention complète. Il put être sondé facilement par son médecin
et, les jours suivants, il se sonda, lui-même, avec une sonde
en gomme. Il y a deux jours, il essaya, vainement, cette manœuvre. Son médecin ne fut pas plus heureux. Tout cathétérisme était devenu uréthrorrhagique.

Le soir de son entrée à l'Hôtel-Dieu, on constate l'existence
de fausses routes, au niveau de la région prostatique.

Uréthrorrhagie abondante. La vessie est très distendue.

Cystostomie sus-pubienne (A. Poncet). — La vessie incisée
donne environ 400 ou 500 grammes d'urine brune, mais sans
odeur. Suites opératoires simples. Retour progressif à la
santé, sans incidents.

Nous avons revu le malade quelques mois après l'opération. L'urèthre sus-pubien est représenté par un canal étroit,

qui laisse suinter, par intervalles, un peu d'urine. Les fonctions de l'ancien urèthre tendent à se rétablir, mais le malade redoute l'oblitération de son méat hypogastrique. Il refuse toute tentative de cathétérisme.

1er *septembre* 1894. — L'orifice abdominal est complètement fermé depuis trois mois. Auparavant, l'urine passait par la verge et par le canal artificiel, qui était, à peu près continent. Il ne laissait couler l'urine, qu'à de rares intervalles.

Le malade est en parfaite santé, il n'a jamais eu de fièvre. Les urines sont claires, elles ont repris leur voie normale. Les mictions ont lieu toutes les quatre à cinq heures. Pas de cathétérisme. Légère éventration au niveau de la cicatrice. Pas de douleurs. Aucun malaise local.

20 *mai* 1898.— Revu ce malade qui revient de Russie, où il a passé deux ans et demi. Excellent état général. Urines claires. Éventration non douloureuse de la cicatrice, qui est, du reste, maintenue par une ceinture hypogastrique.

La cystostomie sera, également, pratiquée pour des hémorrhagies, répétées, abondantes, qui n'ont pu être conjurées par les moyens hémostatiques connus. Il faut aussi, se hâter de cystostomiser, dans le cas d'hémorrhagie intra-vésicale avec caillots, volumineux, avec hématome obstructeur, etc. Tussau (*Note sur un cas d'hématocèle vésicale, Cystostomie sus-pubienne. Guérison, Lyon médical*, 1892), Hahn (Thèse de Lyon, *loc. cit.*) ont rapporté des observations semblables. Elles sont convaincantes. L'inefficacité des autres traitements enlève toute hésitation. Chez un prostatique, calculeux, avec hémorrhagies, la même conduite est doublement justifiée.

En résumé : *pour la première catégorie de sujets, chez les prostatiques mécaniques, non infectés, la cystostomie sera pratiquée : lorsque le cathétérisme est impossible, lorsqu'il est particulièrement difficile, douloureux, uré-*

throrrhagique, thermogène, mal supporté, redouté par le malade; toutes conditions qui le rendent dangereux; lorsqu'il existe des fausses routes, dans le cas d'hématocèle vésicale, de caillots sanguins faisant, malgré la sonde, obstacle à la miction, etc. Nous rejetons l'emploi de la sonde à demeure. Nous proscrivons toutes les ponctions vésicales, sus-pubiennes et autres, quel que soit le modus faciendi adopté. Lorsque ces moyens de traitement paraissent indiqués, il faut leur substituer la création d'un méat hypogastrique, méthode opératoire, bien réglée, et innocente. Suivant l'état des voies urinaires, le méat sera : temporaire ou permanent.

INDICATIONS

CHEZ LES INFECTÉS, LES EMPOISONNÉS URINAIRES

Dans cette première partie, nous avons envisagé les diverses éventualités, avec lesquelles on peut se trouver aux prises, lorsqu'il s'agit d'accidents purement locaux. Nous étudierons, maintenant, au point de vue des indications opératoires, la seconde catégorie de malades, c'est-à-dire, ceux qui offrent des signes de septicémie urinaire, et des manifestations urinémiques.

Un premier point est actuellement au-dessus de toute discussion. (Voir *Comptes Rendus de la Société de Chirurgie* dans ces cinq dernières années et *Congrès d'Urologie,* 1896.) *Lorsque des phénomènes infectieux, de la fièvre et des signes, non douteux, d'intoxication urineuse se surajoutent aux troubles mécaniques, l'indication de cystostomiser est formelle.*

L'opération se propose un double but : tourner un

obstacle infranchissable, dangereux, et lutter contre les complications graves de l'infection urinaire. Nous ne reviendrons pas sur l'insuffisance et la gravité des ponctions chez de tels malades. Comme la sonde à demeure, elles ne peuvent constituer qu'un traitement palliatif, et quel traitement !

La question se pose encore entre le cathétérisme et la cystostomie, chez les malades, qui présentent des signes d'infection urineuse, de septicémie, que les sondages, parfois thermogènes, sont impuissants à modifier. C'est dans des cas de ce genre, que l'on perd souvent un temps précieux.

Avantages de la cystostomie comme drainage de l'appareil urinaire. — Rappelons, avant d'aller plus loin, quels sont les avantages de la cystostomie. En supprimant, pendant les trois à quatre premières semaines, toute accumulation de l'urine dans la vessie, en transformant ce réservoir, normalement clos de toutes parts, en un canal largement ouvert, dans lequel n'existe plus le danger de la stagnation, l'opération donne, à tout l'appareil urinaire, un repos, inconnu avec les autres méthodes de traitement. Elle fait cesser la congestion, la rétention, les réflexes qui accompagnent l'infection, et qui favorisent, à un si haut degré, l'apparition d'abord, et plus tard, la diffusion, des accidents septiques. Elle diminue notablement l'absorption urinaire par la muqueuse vésicale enflammée, qui est devenue perméable, à la suite de la desquamation, plus ou moins étendue, de son revêtement épithélial, ainsi que l'ont démontré les recherches de Cazeneuve et Livon, et celles, plus récentes, de Boyer et Guinard. La cystostomie, en évitant toute autre manœuvre sur les voies urinaires (sonde à demeure, sondages fréquents, etc.), supprime aussi,

des causes nombreuses, d'irritation et d'infection, sur-
ajoutées.

Elle soulage ces malheureux cystalgiques en proie,
parfois, à des douleurs atroces. Elle leur donne un repos,
un calme, qu'ils apprécient d'autant plus, qu'ils redou-
taient davantage, les cathétérismes, les lavages, trop
souvent, aussi inutiles que douloureux.

L'ouverture hypogastrique permet, en outre, par des
irrigations répétées et faciles, si on les juge indiquées,
de désinfecter plus aisément la vessie, et d'améliorer,
ainsi, l'état des reins.

Pour être plus précis, dans un sujet qui est malheureusement un peu vague, puisqu'il vise des indications
thérapeutiques, nous rappellerons, les diverses formes
de l'infection urinaire, et ses complications, qui, nous
paraissent relever de la cystostomie. Nous ne rejetons
pas les indications de la sonde, dans les septicémies
urinaires, mais nous posons, en principe : *qu'il est des
malades, chez lesquels cette thérapeutique est inefficace,
meurtrière.*

Infection urineuse aiguë. — Voici, par exemple, un
prostatique, vieux rétentionniste incomplet. Par ses
troubles urinaires déjà lointains, il doit être considéré
comme un rénal. Il présente, après un ou plusieurs
cathétérismes, le cortège symptomatique d'une infection
urineuse aiguë. « Du jour au lendemain, comme le dit
si bien Forgue, dans son remarquable article du *Traité
de chirurgie*, tout l'arbre urinaire s'infecte, la fièvre
s'établit suivant le type rémittent, à paroxysmes ; la vie
est gravement menacée. » Faut-il vider, laver la vessie?
mais la température reste élevée, l'état général s'aggrave.
*L'ouverture vésicale devient rapidement la seule res-
source.* L'expérience enseigne que, dans cette variété de

septicémie urineuse, si l'on veut offrir aux prostatiques quelques chances de guérison, il faut se hâter d'opérer, à une date aussi rapprochée que possible, du début des accidents. Si leur évolution ne peut être conjurée dans les cas mortels, elle sera, parfois, tout au moins, retardée.

La cystostomie n'est pas moins urgente, lorsque la septicémie urinaire se complique d'une cystite infectieuse aiguë. Souvent, le patient ne peut vider sa vessie. Les épreintes, le ténesme vésical, une cystalgie atroce, lui font solliciter des cathétérismes fréquents, dont le soulagement n'est que passager. L'infection urinaire se traduit par les phénomènes généraux bien connus : fièvre plus ou moins intense, frissons, troubles gastro-intestinaux graves, anorexie absolue, signes d'urémie, etc. *Il faut pratiquer immédiatement la cystotomie, s'il en est temps encore.* Nous avons vu guérir, de la sorte, quelques malades, qui seraient certainement morts, si l'on avait continué le traitement par la sonde. Dans tous les cas, l'incision vésicale amène, s'il n'est pas trop tard, une détente, dans les accidents locaux. Le soulagement qu'elle procure, constitue même, dans les formes désespérées, une indication suffisante de l'intervention.

Dans les cysto-néphrites infectieuses aiguës, on doit, répétons-nous, intervenir le plus tôt possible, si l'on veut avoir quelques chances, de voir les lésions vésicales rétrocéder, suivant un mode subaigu; et de sauver le malade. L'observation V démontre, à l'évidence, la nécessité et les heureux résultats de la cystostomie, dans cette variété d'infection urinaire.

OBSERVATION V (A. Poncet, *Société de médecine de Lyon,*
juillet 1897).

*Rétention d'urine. — Cathétérismes d'abord faciles, puis impos-
sibles. — Fausses routes. — Septicémie aiguë. — Cystostomie. — Guérison. — Méat temporaire. — Récupération de
la fonction. — Santé parfaite depuis l'opération.* (P. Gonnet
et A. Poncet.)

Au mois de juillet 1897, M. Poncet fut mandé auprès d'un
vieillard de quatre-vingt-sept ans qui, depuis une quinzaine
de jours, était soigné, par des cathétérismes, faciles pour une
rétention d'urine (Dr Gonnet). Deux jours auparavant, ce
malade avait été atteint de troubles digestifs, tandis que le
passage de la sonde devenait douloureux, difficile, et rapidement impraticable. Une fausse route uréthrale existait,
quand M. Poncet essaya un cathétérisme prudent, qui ne
donna aucun résultat. En présence de l'impossibilité du cathétérisme, d'un empoisonnement urinaire à marche aiguë :
température rectale, 40 degrés, délire continu, langue sèche, etc., la cystostomie fut décidée et pratiquée immédiatement. Trois jours après l'opération, la température était
devenue normale, le délire avait disparu. Le malade se levait
le dixième jour, il pouvait se tenir assis pendant toute la
journée et bientôt monter en voiture. Enfin, un mois ne
s'était pas écoulé depuis la cystostomie que ce vieillard
reprenait sa vie ordinaire, ses relations sociales, etc. Le
néo-méat était incontinent, mais les urines étaient retenues, en totalité, par un urinal spécial. Auparavant, les mictions étaient fréquentes, environ toutes les heures, pendant
la nuit. Deux mois après l'opération, la miction normale se
rétablissait par la verge, le méat hypogastrique était oblitéré.
Actuellement (20 février 1899), dix-huit mois après ces graves
complications prostatiques, ce prostatique jouit d'une très
bonne santé. Il ne présente plus aucun trouble urinaire.
Pendant l'automne dernier, il a chassé, ainsi qu'il le faisait,
les années précédentes.

Des observations semblables ne sont pas rares. Nous avons mentionné celle-ci, avec quelques détails, en raison du grand âge du malade, de sa mort prochaine, de la rapidité de sa guérison, etc.

Infection urineuse chronique. — Choisissons un autre type de prostatique empoisonné. C'est encore un vieillard rétentionniste, qui, depuis longtemps, vide incomplètement sa vessie. Sous l'influence de la stagnation, des lésions anciennes des voies urinaires supérieures se sont établies, par le phénomène de la distension. Il est atteint d'*infection urineuse chronique*. On ne constate, néanmoins, aucun signe de septicémie chirurgicale. L'absence de fièvre, de tout cathétérisme antérieur, exclut, très vraisemblablement, l'idée d'une infection surajoutée. Il appartient à la catégorie des urinémiques, des intoxiqués urinaires, soit par absorption vésicale, soit surtout, par insuffisance rénale. Les signes de toxémie sont des plus nets. Les troubles digestifs dominent. La langue est couverte d'un enduit plus ou moins épais, elle est pâteuse, glutineuse au doigt, parfois sèche, maladroite et difficilement mobile. Il existe de la diarrhée, quelquefois des vomissements, etc... L'affection évolue et le prostatique devient bientôt un cachectique urinaire.

Le cathétérisme est facile. On le pratique aseptiquement, le malade va bien, ou plutôt, pas trop mal, quand, tout à coup, après un sondage malencontreux, après l'emploi d'une sonde mal désinfectée? des accidents infectieux éclatent, la fièvre, la cystite apparaissent, l'état général s'aggrave rapidement, le dénouement est proche.

Chez ces vieux urinémiques qui, souvent, vident, depuis longtemps, le trop-plein de leur vessie par regor-

gement, l'infection se greffe avec une extrême facilité.
On incrimine alors, il est vrai, le défaut d'asepsie des
sondes. Sans doute, nous reconnaissons l'innocuité des
cathétérismes aseptiques. Il faut bien reconnaître, cependant, que dans certains milieux, et dans certaines circonstances, surtout, dans les grands hôpitaux, sans service
spécial des maladies urinaires, avec un personnel qui
n'est pas toujours le même, cette asepsie indispensable,
est fréquemment, plus apparente que réelle. D'autre part,
pour ces vessies en état de rétention et de congestion,
toutes les conditions étant réunies pour une contamina-
tion facile, ne doit-on pas, encore, tenir compte des
germes uréthraux, refoulés par la sonde, et aussi, d'une
infection, toujours possible, par la voie vasculaire des-
cendante? (Reblaud, *Congrès de Chirurgie*, 1892; Bazy,
Société de Chirurgie, 1896; Navas, *Thèse de Lyon*, 1897).

Quelle que soit la pathogénie des accidents infectieux, chez de tels urinaires, un fait subsiste : *les seuls
urinémiques grièvement atteints, que l'on voit guérir à
l'hôpital, sont ceux qui subissent la cystostomie avant
toute manifestation septique, et sans avoir été sondés.*

Infections atypiques. — Entre ces deux formes
extrêmes de l'infection urinaire, aiguë et chronique
avancée, se placent d'autres modalités, intermédiaires,
d'empoisonnement. Tantôt, ce sont les phénomènes de
toxémie urinaire, d'urémie, qui prédominent, avec ou
sans variation notable de la température, tantôt, les
manifestations fébriles appellent, surtout, l'attention.

Dans ces différents cas, l'évacuation méthodique, les
lavages de la vessie avec des liquides, antiseptiques, mo-
dificateurs, seront pratiqués. *Cette thérapeutique par la
sonde est le traitement de choix.* Mais, si l'état local,
loin de s'amender, devient le point de départ de nou-

velles complications, si, surtout, l'état général empire,
la cystostomie trouve son indication. Elle préserve les
reins déjà malades et gravement menacés. Elle augmente les chances de survie.

Voici l'observation typique d'un malade qui, de simple
rétentionniste, devint rapidement un cachectique urinaire, et fut, certainement, sauvé par la cystostomie.

OBSERVATION VI (X. DELORE).

*Accidents de rétention. — Cathétérismes répétés, lavages vési-
caux. — Pyélo-néphrite ascendante. — Cachexie urinaire.
— Cystostomie. — Guérison rapide.*

Il s'agit d'un homme de soixante-sept ans, envoyé dans
notre clinique, au mois de juin 1898, par le Dʳ Pize (de Montélimar). Ce prostatique, qui avait été atteint, d'abord, de rétention incomplète, puis, de rétention complète, fut soigné, pendant quelques mois, par des lavages vésicaux, et par la sonde
à demeure avec déambulation! L'état général déclina rapidement, les urines devinrent troubles, accusant la cystite, tandis que les troubles digestifs et la dyspnée révélaient une
pyélo-néphrite ascendante.

Lors de l'entrée du malade à l'Hôtel-Dieu, nous fûmes tenté
d'essayer les lavages vésicaux, mais la vessie se vidait mal
par les cathétérismes, qui étaient difficiles et douloureux.
Entre les sondages, qui étaient pratiqués trois fois par jour,
l'urine s'écoulait par regorgement. Trois jours après le début
de ce traitement, l'état général de ce prostatique s'était
aggravé. Il avait un teint cachectique jaune paille, les paupières bouffies, etc., puis survint de l'œdème des membres
inférieurs remontant jusqu'à l'ombilic. Les urines étaient
troubles, avec le caractère de la pyurie rénale, la dyspnée très
marquée. On constatait tous les signes de la néphrite ascendante, et l'expérience n'était que trop concluante, vis-à-vis de
l'insuffisance des moyens employés jusqu'alors. D'urgence,
la cystostomie fut pratiquée (Delore), en quelques minutes,

après une très légère éthérisation, pour supprimer, autant que possible, tout choc, chez un vieillard arrivé à la dernière période de la cachexie urinaire. Les urines évacuées étaient extrêmement fétides. Dans le bas-fond, qui restait très profond, même après la rétraction de la vessie, nous trouvâmes une quantité de pus que l'on peut évaluer à un verre. Faisons remarquer que ce malade était sondé et lavé tous les jours, depuis plusieurs mois. Malgré un lavage pratiqué le matin même, le pus était resté, collecté dans le bas-fond vésical.

Quelques jours après l'opération, l'œdème avait presque complètement disparu et l'état général s'était notablement modifié. Bien que la plaie vésicale ait eu de la tendance au sphacèle, pendant les deux premières semaines, ce qui s'expliquait par, défaut de résistance des tissus (vieillard cachectique), par la septicité extrême des urines, cet homme était guéri de ses accidents urinaires, vingt-cinq jours après la cystostomie. Lorsqu'il quitta l'hôpital, à la fin de juillet, moins d'un mois après l'opération, il partit bien portant, et retourna seul, à Montélimar. Le méat artificiel étant incontinent, il emporta un urinal hypogastrique.

De tels faits ne sont pas exceptionnels. Ils démontrent, mieux que de longues discussions, l'insuffisance, l'impuissance des anciens moyens thérapeutiques, la nécessité, et les avantages, de l'ouverture de la vessie.

Cystites rebelles. — Il nous reste à parler des vieilles vessies rétentionnistes, véritables égouts collecteurs, remplis d'urines purulentes, plus ou moins fétides, ammoniacales et parfois hématiques. Ce sont ces vessies étonnantes, que les malades déchargent, eux-mêmes, de leur trop-plein, par des cathétérismes pratiqués avec des sondes, qu'ils sortent, enroulées, de la poche d'un pantalon, de la coiffe d'un chapeau, etc..., vessies légendaires, citées encore par des médecins ignorants, peu soucieux de l'asepsie, comme des exemples de tolérance,

laissant supposer l'inutilité de la propreté chirurgicale.
Dans ces cas, l'empoisonnement urinaire fait défaut.

Le traitement cathétérien est le traitement de choix.
Il faut, systématiquement, par les sondages, par les irrigations intra-vésicales, par des injections ou des instillations argentiques et autres, lutter contre les accidents
d'infection locale. Si la cystite résiste à ces divers
moyens, si elle s'accentue, si elle s'accompagne d'hémorrhagies intra-vésicales, plus ou moins abondantes, si elle
réclame des sondages fréquents (trois de nos cystostomisés, qui ont vécu plusieurs années, après la cystostomie, devaient se sonder, vingt à trente fois, en vingt-
quatre heures), si le malade se cachectise, s'il s'affaiblit,
si la pyélo-néphrite ascendante devient menaçante, etc.,
l'hésitation n'est plus permise. *On doit, par la cystos-*
tomie, drainer largement le foyer infectieux initial, et du
même coup, prémunir, contre l'infection, les uretères et
les reins, qui ne tarderaient pas à affirmer leur solidarité
pathologique avec la vessie, par des accidents redou-
tables.

L'observation VII est un bel exemple d'une infection urinaire chronique, se compliquant, précisément,
d'accidents aigus, pendant un traitement méthodique par
le cathétérisme, les lavages, etc., et guérissant par la
cystostomie.

OBSERVATION VII (A. Poncet).

Rétention chronique. — Cachexie urinaire d'origine prostatique.
— Impuissance des cathétérismes, des lavages, etc. — Cystite
aiguë. — Cystostomie. — Guérison. — Nécessité d'une incon-
tinence complète du méat hypogastrique. — Survie de cinq
ans.

L. G..., soixante-dix-huit ans. Antécédents prostatiques
datent de huit ans.

Obligé de recourir définitivement au cathétérisme après un dernier accès de rétention, qui remonte à deux ans. Traitement par la sonde et les lavages vésicaux.

Depuis quinze mois, envies fréquentes d'uriner, augmentant dans ces derniers jours. Vingt cathétérismes dans les vingt-quatre heures. Urines hématiques, fétides, ammoniacales. Fièvre, symptômes de cachexie urinaire.

M. Poncet, appelé en consultation par le professeur Rollet, conseille et pratique la cystostomie le 27 mai 1892. La vessie est un véritable égout. Muqueuse molle, fongueuse, avec concrétions calcaires.

Suites excellentes. Reprise de la vie habituelle.

Incontinence à peu près complète.

17 *novembre* 1892. — En présence de douleurs vésicales qui paraissent s'accroître, M. Poncet pratique une exploration de la vessie, par le méat artificiel. Il reconnaît l'existence de calculs, qu'il enlève, au nombre de cinq. (Calculs phosphatiques du volume d'une petite noisette.)

La muqueuse est lisse et saine. Elle ne présente plus ni fongosités, ni ulcérations.

Incontinence partielle.

Chez ce malade, quelques phénomènes de cystite ont persisté. Lavage bi-quotidien de la vessie.

Il est revu en octobre 1894, très bien portant. Il revient de la campagne, où il a engraissé de 5 kilogrammes.

Ce vieillard est mort en juin 1897. Il resta incontinent, et il dut porter un urinal de Souel. Pendant ces cinq ans, M. Poncet dut, à diverses reprises, débrider le méat artificiel, dont le rétrécissement donnait lieu rapidement à de nouveaux accidents de rétention, entre autres à des douleurs, à des hématuries, etc. Cet opéré ne retrouvait un bien être, à peu près complet, qu'avec une incontinence absolue. Il pouvait alors reprendre sa vie habituelle, il allait au théâtre, au cercle.

Pyélo-néphrite ascendante. — Une dernière question doit être tranchée. La pyélo-néphrite ascendante contre-indique-t-elle l'opération? Guyon, dont nous acceptons l'opinion, a répondu à cette question, dans sa thèse

(Nancy, 1895), inspirée par notre distingué collègue, le professeur Gross : « La cystostomie sus-pubienne, qui est une opération précieuse dans la thérapeutique chirurgicale, donne, dit-il, de bons résultats, dans les cas où il existe, soit isolée, soit associée, de l'infection urétérale ou rénale; le drainage permanent de la vessie qu'elle constitue, réagissant favorablement sur les lésions des reins ou des uretères. Lorsque les lésions rénales sont trop avancées, il est souvent préférable de s'abstenir de cette intervention, mais ceci est un précepte théorique, dont l'application pratique se heurte à de grandes difficultés; car il est impossible de se rendre compte, cliniquement, de l'étendue des lésions anatomiques, et, de malades dont les symptômes morbides sont identiques, les uns bénéficient, d'une façon remarquable, de l'opération, tandis que, chez les autres, l'échéance fatale n'est pas retardée. » Telles seront nos conclusions. Nous les avons appuyées par des exemples.

Résumé. — *Chez les prostatiques atteints d'infection urinaire : forme aiguë, forme chronique grave; dans les cystites infectieuses aiguës, dans les cystites chroniques rebelles, douloureuses, ayant résisté au traitement par les sondes, aux lavages, la cystostomie trouve ses indications. Elle sera parfois, le seul moyen, chez les urinaires, dont l'état général trahit l'infection, et cela malgré la facilité avec laquelle la sonde arrive dans la vessie, de triompher d'un empoisonnement urineux, dont le pronostic, quelle qu'en soit la forme clinique, reste toujours des plus réservés.*

Pour être plus clairs, nous avons établi deux grandes classes de malades. Cette classification est naturellement artificielle. En clinique, les distinctions sont, certes, bien moins nettes. Nos conclusions, cependant, ne sauraient être modifiées. *L'opération trouve, en effet, une double indication, dans l'association des troubles mécaniques et des lésions infectieuses.*

Ces accidents divers ne sont point les seuls, qui réclament l'établissement d'un méat contre nature.

Hématuries. — Les indications du méat sus-pubien s'étendent aux calculs, aux hémorrhagies vésicales, qui appartiennent aux complications du prostatisme. C'est ainsi que nous sommes intervenu, plusieurs fois, pour des hématuries rebelles et répétées. Chez un hématurique, nous avons pu, à l'ouverture de la vessie, reconnaître le point de départ de l'hémorrhagie, qui n'avait pas cédé aux autres traitements, et agir directement contre elle. Il s'agissait d'une ulcération siégeant sur une veine variqueuse au pourtour du col vésical. Le sang coulait, en abondance, comme d'une hémorrhoïde anale ou d'une varice rompue des membres inférieurs. Dans sa thèse récente (*Traitement des hémorrhagies vésicales rebelles, chez les prostatiques, par la cystostomie sus-pubienne,* Lyon, 1899), le Dr Hahn, s'est occupé de cette question. Voici quelques-unes des conclusions de son intéressant travail :

« 1° On observe, souvent, principalement chez les néoplasiques et les *prostatiques,* des hématuries vésicales, rebelles aux traitements habituels. Graves, par leur fréquence et leur abondance, elles peuvent entraîner la mort rapide du malade, tout au moins, hâter sa fin.

« 2° Pour arrêter ces hémorrhagies nous proposons la cystostomie sus-pubienne.

« 3° Cette opération agit essentiellement par la mise au repos de la vessie. Elle fait cesser la congestion de l'appareil urinaire tout entier. Elle permet, en outre, de lutter, d'une façon plus efficace, contre l'infection, principale source des hémorrhagies. A ce triple point de vue, elle mérite d'entrer dans la pratique courante. Disons, enfin, qu'elle atténue les douleurs qui entretiennent un état congestif de l'organe malade.

« 4° En présence d'hématuries vésicales, rebelles, abondantes, nous pensons qu'il ne faut pas hésiter à cystostomiser. L'hésitation est d'autant moins permise que, par l'accès créé dans la vessie, il est possible de trouver la source même de l'hémorrhagie, de lutter parfois directement contre elle, comme dans les cas de corps étranger, de calculs méconnus, de varices, etc.

« 5° Notre travail repose sur 14 observations qui nous paraissent des plus concluantes. Huit de ces observations se rapportent à des malades, porteurs de néoplasmes inopérables. Les six autres concernent des prostatiques. Nous avons laissé de côté les observations d'hématuries calculeuses, car, dans ce dernier cas, l'indication de l'intervention sanglante est double, le seul fait de la présence du calcul justifiant déjà l'opération. »

Chez d'anciens cystostomisés, lorsque le méat hypogastrique tend à s'oblitérer et remplit mal sa fonction, des accidents de rétention, de congestion peuvent, de nouveau, survenir, et des hémorrhagies vésicales se produire. Le meilleur traitement de ces hémorrhagies persistantes est, comme nous l'avons fait plusieurs fois, un large débridement du canal sus-pubien, qui ramène le calme, dans l'appareil urinaire. Par le méat agrandi, il faut, en outre, avec le doigt, explorer la cavité vésicale, rechercher la cause des hématuries. On trouvera parfois, comme explication, des calculs que l'on ne soupçonnait pas, et dont l'ablation assure l'hémostase. Chez un vieux prostatique qu'il avait dû cystostomiser, sous anesthésie, et qui était *in extremis;* pouls imperceptible, facies grippé, extrémités froides, etc., Rollet a vu, après la guérison, des hématuries inquiétantes, se faire jour par le méat artificiel. Elles étaient, probablement, le fait de varices prostatiques? (Levet. *Société des Sciences méd. de Lyon*, 25 janvier 1899.) Nous avons observé le même phénomène, il y a quelques jours, chez un ancien opéré. Le débridement de l'orifice sus-pubien a révélé une ulcération vésicale, d'origine inflammatoire. La guérison fut obtenue rapidement.

Voici trois observations du même ordre, et non moins concluantes, empruntées à la pratique de Zuckerkland et de Routier.

OBSERVATIONS VIII et IX

(ZUCKERKANDL, *Wiener klin. Wochen.*, 1892).

X..., soixante ans, ayant eu, il y a quarante ans, une chaudepisse et présentant, depuis quelques années, de la difficulté de la miction. Le 5 avril 1892, il eut une rétention complète. On plaça une sonde à demeure, mais la vessie ne se vidait pas. Le lendemain, en présence de l'impossibilité de réintroduire la sonde, on fit une ponction hypogastrique, avec mise en place d'une canule à demeure, qui permit d'évacuer une assez grande quantité d'urine sanglante.

Le jour suivant, la canule est bouchée. Ni l'aspiration, ni les lavages ne peuvent permettre de faire sortir les caillots; une nouvelle ponction ne donne issue à aucun liquide. Devant cette distension intérieure due à l'hématurie, devant l'état général grave, la taille hypogastrique fut décidée et faite à la cocaïne. On évacua ainsi une quantité considérable de caillots. L'examen de la paroi vésicale fait avec soin, sous l'éclairage électrique, ne fit découvrir aucune ulcération, mais des veines largement dilatées et saignantes étaient visibles sur toute la surface.

Drainage vésical.

Le lendemain, les urines étaient complètement claires.

Le second malade était âgé de cinquante-quatre ans. Ayant un rétrécissement de l'urèthre il s'était sondé lui-même. Il se fit une fausse route, et fut amené à l'hôpital, dans le collapsus, avec une vessie extrêmement distendue.

A l'aide d'un cathéter, on put retirer un peu de sang. Mais il est impossible d'évacuer les caillots. La taille hypogastrique fut, immédiatement, pratiquée. Elle donna issue à plus d'un litre d'urine sanglante. Comme dans le cas précédent, on ne découvrit pas la source de l'hémorrhagie. Les veines de la vessie étaient dilatées. La guérison fut rapide et complète. L'intervention avait tari l'exhalation sanguine, qui ne reparut plus.

OBSERVATION X

Hypertrophie de la prostate. — Hématuries. — Infection vésicale. — Cystostomie. — Cessation de l'hématurie. Guérison (ROUTIER).

P..., soixante-quatre ans, entré le 12 juillet 1874, à l'hôpital Necker, salle Civiale, service de M. Routier. Pas d'antécédents héréditaires. Depuis un an, le malade éprouve de la difficulté des mictions, surtout le matin. C'est le 12 juillet que, pour la première fois, il est pris d'une rétention aiguë, ayant duré douze heures.

Le 12 juillet, au soir. — A son entrée, il est sondé; on retire une assez petite quantité d'urine. Une sonde à demeure est placée, durant la nuit. Le lendemain, la vessie est encore en distension, quoique, au sortir d'un bain, la malade ait uriné un peu de sang. L'urèthre présente un rétrécissement, au niveau de la région bulbaire. Une bougie filiforme passe avec difficulté. La prostate est grosse et dure.

Le 13 juillet. — Uréthrotomie interne ; sonde à demeure. Le lendemain, le malade n'avait pas uriné depuis la veille ; on le sonde de nouveau.

Le 21 juillet. — Nouvelle crise de rétention, nouveau sondage Le 22, les urines, qu'on évacue par cathétérisme, sont sanglantes. Le 25, après un cathétérisme, hématurie abondante, lavages vésicaux; sonde à demeure. Du 26 au 27, l'hématurie persiste et va s'accentuant. Le 28, en présence de l'insuccès de la sonde à demeure, et pour combattre l'hématurie, cystostomie sus-pubienne.

Les suites opératoires sont très simples. L'hématurie cesse, et le 12 août le malade peut se lever.

Calculs. — Depuis longtemps, nous avons, avec Mac Guire, signalé la fréquence, chez les prostatiques atteints d'accidents urinaires, de calculs, qui avaient passé inaperçus, avec les moyens ordinaires d'investigation, et qui provoquaient des accidents, dont l'interprétation restait douteuse. E. Bœckel a fait la même remarque, dans des conditions pathologiques analogues.

« Chez les prostatiques, disait Civiale, on doit toujours songer à la calculose. »

Le diagnostic est loin d'en être toujours facile, par suite de l'existence d'un bas-fond vésical plus ou moins prononcé, et de certaines conditions locales qui rendent l'exploration infructueuse. Le professeur Guyon et Bazy ont insisté sur ces difficultés : « Le bas-fond vésical pourra servir de logette aux calculs vésicaux, et pour peu qu'ils soient petits, ils pourront passer inaperçus, à moins de retourner complètement le bec du lithotriteur, pour aller fouiller cette dépression. Quand le lobe moyen de la prostate fera une saillie dans l'intérieur de la vessie, d'autres particularités peuvent se présenter. Si cette saillie est un peu considérable, les pierres pourront se cacher, entièrement, derrière elle, et au-dessous d'elle, et deviendront ainsi difficilement accessibles au chirurgien, d'autant plus que le manche du lithotriteur aura, quelquefois, pour effet, d'appliquer la saillie, dans le cas où elle serait légèrement mobile, contre le calcul, et par suite, de maintenir celui-ci entre le lobe moyen et la paroi vésicale correspondante. »

Les observations XI, XII et XIII confirment cette opinion.

OBSERVATION XI (A. Poncet).

Découverte d'un calcul chez un prostatique, cystostomisé pour des accidents urinaires graves. Guérison

J... P., soixante-dix ans, propriétaire, est entré salle Saint-Philippe, le 31 mai 1897, service de M. Poncet.

Son père est mort d'une affection de la vessie, vers l'âge de soixante-dix ans. Un frère est, actuellement, atteint de difficultés de la miction et doit se sonder régulièrement. Sa maladie remonte à quatre ou cinq mois. Il remarqua que ses urines étaient rouges et contenaient du sang. Quelques jours après, il fut pris subitement de rétention. On fut obligé de le ponctionner. Depuis lors, la vessie ne se vide guère qu'à l'aide de cathétérismes. Chaque fois, les urines sont rouges, sanglantes, très épaisses.

Il éprouve des douleurs continuelles dans le bas-ventre, avec irradiations au périnée et dans les lombes. Elles deviennent particulièrement vives à la fin du sondage, moment où le sang sort à peu près pur. Ces exacerbations intolérables, durent une heure ou deux.

Actuellement, le malade, d'une constitution robuste, paraît affaibli. Il aurait notablement maigri.

Les mictions spontanées sont impossibles. Le cathétérisme est facile, il ramène des urines ammoniacales, troubles et d'un rouge foncé ; elles contiennent une forte proportion de sang.

Douleur à la pression, au niveau de la région hypogastrique. Douleurs spontanées, au même siège, avec exacerbations après le cathétérisme et irradiations à la verge.

On ne trouve pas de tumeur dans les régions lombo-rénales.

Le toucher rectal révèle : *une prostate très grosse*, de consistance plutôt fibreuse.

Constipation habituelle.

Pas de ganglions appréciables.

Rien dans les autres organes. État général relativement satisfaisant.

Le cathétérisme explorateur, fait avec grand soin, *ne permet pas de sentir de rugosités, de calculs*.

8 *juin* 1897. — Notre chef de clinique, le Dr Villard, pratique la cystostomie sus-pubienne. En explorant, avec le doigt, la cavité vésicale, il sent un *gros calcul*, placé verticalement, dans un cul-de-sac, situé en arrière de la prostate. Ce basfond a 3 ou 4 centimètres, au moins, de profondeur. La base de la prostate, qui fait une saillie, en arrière, de plusieurs centimètres, paraît mamelonnée, végétante. En avant, il semble que la prostate présente, près du col vésical, une véritable perte de substance, si bien que le doigt entre très facilement dans le col, sans aucune résistance.

Chez ce malade, il existait, entre la symphyse pubienne (bord inférieur) et la racine de la verge, un espace assez considérable. La symphyse paraissait plus haute que normalement, et la verge, au contraire, semblait abaissée.

A l'ouverture de la vessie, Villard remarqua, précisément, que le péritoine descendait au niveau du bord supérieur de la symphyse, c'est-à-dire plus bas que d'habitude (voy. p. 55, *Descente du cul-de-sac péritonéal, chez les sujets à parois abdominales flasques*). La vessie avait été, cependant, dilatée, par 150 à 200 grammes de liquide.

Muqueuse rouge, enflammée. Urines hématiques, ammoniacales.

Le calcul, phosphatique, est ovale, long de 5 centimètres, large de 3 centimètres.

15 *juin*. — Plus de douleurs. Etat général très satisfaisant. Le malade quitte l'Hôtel-Dieu, guéri, dans le courant du mois d'août.

OBSERVATION XII (Waquet).

*Cystostomie sus-pubienne, pratiquée pour des accidents uri-
naires graves, d'origine prostatique. — Quatre calculs dé-
couverts, dans le cours de l'opération, par le Dr Waquet
(de Lorient). Guérison.*

Dans cette observation, que nous devons à l'obligeance du
Dr Waquet, la cystostomie sus-pubienne fut habilement pratiquée par lui, chez un vieillard de soixante-dix-sept ans,
pour des accidents qui paraissent être exclusivement d'origine prostatique. Dans le cours de l'opération, il a constaté
l'existence de *quatre calculs* qui, jusqu'alors, avaient passé
inaperçus. L'un d'entre eux, ovoïde, pesait 20 grammes.
Suites opératoires simples. Guérison rapide.

OBSERVATION XIII (A. Poncet).

*Calculs vésicaux méconnus. — Hypertrophie prostatique,
avec cystite. — Cystostomie. Guérison.*

M. M..., soixante-cinq ans, de Pont-de-Vaux (Ain), est envoyé
à notre clinique, par le Dr Herbet. Il se plaint, depuis huit à
dix ans, de douleurs de reins, vives et fréquentes, qu'il considérait comme un lumbago. Il n'a jamais fait de maladie
sérieuse et, notamment, n'a jamais offert de crises douloureuses violentes, avec irradiations à la verge, qu'on puisse
rapporter à des crises de coliques néphrétiques. Pendant six
ans, les urines restèrent limpides, les mictions étaient faciles,
et tous les phénomènes se résumaient, dans la pesanteur de
la région lombaire, plus accentuée, le soir, après des fatigues,
et dans de rares hématuries, d'ailleurs insignifiantes, et qui
passaient, à peu près, inaperçues.

Il y a quatorze mois, apparurent pendant la nuit des difficultés et, en même temps, de la fréquence des mictions,
Il dut employer bientôt la sonde, pour vider sa vessie. Les
mictions spontanées étaient, en effet, impossibles, et les

cathétérismes, au nombre de six à sept, pendant les vingt-quatre heures, devaient être repris, trois ou quatre fois, pendant les six à huit heures de sommeil.

L'état général restait bon. Cathétérisme négatif au point de vue de la pierre.

Au mois de juillet 1897, survinrent de vives douleurs qui, partant de la région lombaire, s'irradiaient du côté de la verge et du gland. Elles duraient plusieurs heures par jour. Ces souffrances intolérables étaient accompagnées de besoins impérieux d'uriner, elles n'étaient nullement calmées par le cathétérisme. Elles survenaient, surtout, à toute heure de la soirée et de la nuit. Elles rendaient le sommeil impossible. D'autre part, le malade remarqua, de nouveau, que les urines contenaient du sang, des mucosités en notable quantité.

Le 18 *février* 1898, nous examinons cet homme, qui est encore robuste, a bon appétit, malgré l'insomnie et l'impossibilité de travailler.

Au *toucher rectal*, on sent une prostate énorme, uniformément hypertrophiée, sans bosselures. Dans le triangle interdéférentiel, masse dure, donnant l'idée d'un calcul.

Le *cathétérisme*, pratiqué avec une sonde en gomme à béquille, est relativement facile. La région prostatique est très longue. Cet état explique les uréthrorrhagies qui ont fréquemment suivi les sondages, faits par le malade lui-même. La sonde ramène des urines troubles, avec filaments muqueux et dépôt abondant, *elle permet de sentir un calcul,* dont les dimensions paraissent être de 3 à 4 centimètres environ.

Lavage à l'eau boriquée chaude, jusqu'à ce que le liquide sorte clair.

Bon état général. Langue humide.

13 *février.* — Ethérisation. Cystostomie par M. Poncet, avec trois points de suture vésico-cutanée.

Extraction de deux calculs de phosphate ammoniaco-magnésien du volume, chacun, d'une grosse noix.

Hypertrophie prostatique. Par le toucher intra-vésical le col a la forme d'un croupion de poulet; muqueuse vésicale, saignante et incrustée, par places, de sels calcaires.

2 *mars* 1898. — N'a plus souffert depuis l'opération. Bon état général.

5 *mars* 1898. — On place des tubes Perier-Guyon, pour arrêter l'écoulement du liquide par la plaie hypogastrique et guérir un érythème de bourses, qui en est symptomatique.

Les bords de la plaie sont recouverts d'un enduit phosphatique très adhérent. Plusieurs lavages par jour. Guérison complète le 20 mars. Occlusion du méat sus-pubien.

Il est, donc, démontré que les calculs vésicaux peuvent passer inaperçus, même entre les mains de chirurgiens expérimentés. La statistique fournie par Rebillard (*loc. cit.*) est fort instructive à cet égard. Sur dix-huit observations de calculs, chez des prostatiques, qui furent enlevés par la cystostomie, neuf fois le diagnostic n'avait pas été fait. La cystostomie permet alors de poser le diagnostic de la calculose, en même temps qu'elle en est le véritable traitement.

Nous croyons, en effet, que cette opération est le traitement de choix des pierres vésicales chez les vieillards, quoique tous les chirurgiens ne partagent pas cette opinion.

La plupart du temps, ces calculs sont secondaires. Ils ont pour point de départ l'infection des voies urinaires. Ils apparaissent, lorsque les urines sont ammoniacales, et lorsque, depuis un certain temps déjà, la vessie présente des signes de cystite. L'étude des symptômes montre, en outre, que, chez de tels malades, si les calculs passent quelquefois inaperçus, dans d'autres cas, au contraire, ils provoquent des troubles plus ou moins graves : douleurs, hématuries, ténesme vésical, etc. L'opération n'est-elle pas nécessitée par les accidents prostatiques, elle le devient, par ceux de la calculose.

Parallèle de la cystostomie avec la lithotritie, la taille périnéale, etc. — Chez un prostatique calculeux, faut-il recourir à la lithotritie, quitte à lutter, plus tard, contre les accidents de l'hypertrophie, par les moyens ordinairement employés : cathétérismes, prostatotomie, etc. ? Nous ne contestons pas que la lithotritie puisse, dans quelques cas, être utile, et donner d'excellents résultats entre des mains expérimentées ; il n'en est pas moins vrai, qu'elle présente des inconvénients, des difficultés, et que dans maintes circonstances, elle doit être considérée, comme une intervention dangereuse.

En premier lieu, elle n'est pas toujours possible. Nous avons montré, plus haut, quelles étaient, parfois, les difficultés du cathétérisme chez les prostatiques, même pour les chirurgiens les plus habiles et les plus rompus à sa pratique. Ces difficultés augmentent lorsqu'il s'agit d'introduire un brise-pierre. Nous remarquerons, en outre, qu'elles se manifestent, surtout, quand la rétention d'urine existe. La lithotritie peut, dans ces conditions, devenir impraticable, et à ce moment, précisément, elle serait urgente.

Le lithotriteur a pénétré dans la vessie, il est encore d'autres causes d'insuccès. Tantôt, le calcul échappe à la recherche de l'instrument, tantôt, les mors ne peuvent le saisir. On s'épuise dans des manœuvres longues et laborieuses, qui traumatisent le canal et la vessie, manœuvres qui ne sont pas sans danger, chez des vieillards, et dans un appareil urinaire infecté. Nous pourrions en citer de nombreux exemples.

Sans parler du volume du calcul, qui n'a pas ici une grande importance, puisqu'il s'agit, presque toujours, de calculs phosphatiques, que l'on broie aisément, nous insisterons sur un autre motif, pour écarter la lithotritie. Les prostatiques calculeux sont atteints de cystite chronique, parfois même de cystite aiguë. Pratiquer chez eux la lithotritie, sans avoir pu, au préalable, désinfecter la vessie, c'est s'exposer à des complications septiques graves, du côté des reins. Or, les procédés usités, en pareil cas, sont souvent insuffisants. La vie peut être rapidement en danger, et la cystostomie qui, au début, était le traitement de choix de la pierre, et des complications infectieuses, se trouver impuissante.

La taille gagne, tous les jours, du terrain sur la lithotritie. Elle doit son succès à sa bénignité, à sa sécurité. Après trente cystostomies pour calculs vésicaux, chez des prostatiques, nous n'avons noté aucun accident. Les suites opératoires ont été bénignes et dans la suite, la récidive, si fréquente avec la lithotritie, a fait défaut.

Pousson a insisté, dans l'*Encyclopédie de chirurgie*, sur les épididymites consécutives aux séances de lithotritie. Les mêmes manœuvres peuvent provoquer des hématuries plus ou moins abondantes, quelques fois graves. Dans une observation de Guyon et Bazy (p. 305), l'hémorrhagie fut même assez inquiétante, pour contre-indiquer la continuation de la lithotritie.

Nous n'insisterons pas davantage sur l'habileté nécessaire au chirurgien qui pratique cette opération. Cet argument de médecine opératoire n'a, en effet, qu'une valeur très relative. Il doit, cependant, entrer en ligne de compte, lorsque, comme dans le cas actuel, la lithotritie trouve d'autres et sérieuses contre-indications.

Récidives fréquentes. — En dehors des dangers infectieux, consécutifs au broiement des pierres, on sait qu'il ne met pas à l'abri des récidives, alors même que l'opérateur a la plus grande expérience de ce genre d'opérations. Le professeur Guyon lui-même, dont l'habileté est si grande, a publié un cas de récidive, dans le *Jour-*

nal de médecine et de chirurgie pratiques (10 août 1896).

« Homme de soixante-neuf ans, lithotritie en 1888 pour un gros calcul urique. Trois nouvelles séances durent être faites en 1892, une autre en 1893, et deux en 1895. La récidive actuelle fut traitée par la taille (1896).

« A la suite de la première opération, le malade, qui avait une grosse prostate, commença à se sonder régulièrement, mais il s'infecta. Les récidives furent dues à la formation de calculs phosphatiques, dans une urine alcaline.

« Si, en dernier lieu, ajoute Guyon, j'ai eu recours à la taille, c'est *que le broiement et l'évacuation sont moins faciles avec une grosse prostate. C'est aussi, qu'avec la taille, on peut mieux désinfecter la vessie.* »

Nous pensons, avec cet auteur, que la récidive étant due, le plus souvent, à l'infection vésicale, le meilleur moyen d'empêcher la production de nouveaux calculs est le drainage de la vessie infectée. Cette indication ne peut être réalisée sans dangers, et avec le maximum d'efficacité, que par la cystostomie sus-pubienne.

Voici deux observations, qui viennent à l'appui de cette conduite chirurgicale.

OBSERVATION XIV (A. Poncet).

Prostatisme. Calcul d'acide urique et d'oxalate. — Dix-huit séances de lithotritie dans l'espace de six mois. — Cystostomie sus-pubienne. Guérison.

M. H..., de Condrieu (Rhône), entre, à notre clinique, pour des envies fréquentes d'uriner et des douleurs vésicales violentes, survenues, surtout depuis un mois.

Cet homme, de soixante-dix ans, a eu, autrefois, des fièvres intermittentes, en Algérie. Depuis trente ans, il était employé au Crédit lyonnais à Lyon, où sa santé resta bonne jusqu'en 1881. A cette époque, il présenta les symptômes d'une pierre vésicale, dont l'origine reste douteuse. Il n'a pas eu de coliques néphrétiques.

De nombreuses séances de lithotritie, dont il garde un triste souvenir, furent pratiquées. La pierre était, dit-il, « très grosse et, pendant six mois, on dut la travailler sans relâche ». Dix-huit séances furent nécessaires, dans ce laps de temps, dont plusieurs avec anesthésie. Il y eut, enfin, une grande amélioration. Les douleurs avaient à peu près complètement disparu. Les hématuries avaient cessé, ainsi que la fréquence des mictions.

Quelques années après, ce malade ressentit, à nouveau, des douleurs vésicales, une sorte d'endolorissement général à la région hypogastrique, surtout après une journée de fatigue, des courses en voiture, à pied. Cette douleur vague s'accompagnait d'une sensation de cuisson, à l'extrémité de la verge, et de fréquents besoins d'uriner. Tous ces phénomènes, s'accentuèrent progressivement. Les urines étaient restées, cependant, relativement limpides, jusqu'au mois de janvier. Il n'y a jamais eu d'arrêt du jet urinaire, pendant la miction, et pas davantage, de l'incontinence vraie.

Au mois de janvier 1898, brusquement, il éprouva une douleur violente, dans la région périnéale, avec épreintes douloureuses et mictions impérieuses. Chaque douleur provoquait simultanément l'émission des urines et des matières fécales. Ces souffrances, à caractère intermittent, devinrent intolérables. Elles étaient si fréquentes, que le malade était obligé de se lever, quinze à vingt fois, pendant la nuit, pour uriner. Il existait une fausse incontinence, par fréquence des mictions. Les urines devinrent troubles à ce moment. L'état général restait relativement bon, malgré l'insomnie.

Le 14 février 1898, on note l'état suivant : urines troubles avec dépôt muco-purulent abondant, mictions très fréquentes et très douloureuses, accompagnées, souvent, d'incontinence des matières fécales. État général assez bon.

Par le cathétérisme explorateur, on sent une grosse pierre vésicale, très dure, semblant occuper toute la capacité de la vessie, qui est rétractée sur elle. La vessie est intolérante.

La plus petite injection de liquide provoque des douleurs insupportables. On fait un lavage au nitrate d'argent à 1 p. 500.

Au toucher rectal, prostate un peu hypertrophiée. Au-dessus, grosse masse dure (très probablement calculeuse), se confondant avec elle, et paraissant appartenir à cette glande.

A la palpation de l'hypogastre, qui donne peu de renseignements, en raison de l'embonpoint, on sent une tumeur vésicale, paraissant très dure. Ces données seraient insuffisantes, pour un diagnostic précis de calcul.

15 *février* 1898. — Éthérisation. Cystostomie sus-pubienne par M. Poncet. On sent un gros calcul ovoïde, qui ne peut passer par l'ouverture primitive. On doit l'agrandir, en haut, jusqu'au cul-de-sac péritonéal refoulé, et, en bas, jusqu'au col vésical. Débridements latéraux (8 à 10 millimètres) sur chaque bord de la vessie, dont l'incision devient ainsi cruciale. Extraction avec les tenettes.

La muqueuse vésicale est rouge, très vasculaire, bourgeonnante. Lavage vésical par la plaie et par l'urèthre.

La vessie avait été distendue par 150 grammes de liquide, et la verge liée, pour faciliter l'opération. Pas de ballon de Petersen. Deux points de suture, métallique, vésico-cutanée. Pansement ordinaire, lâche, avec gaze iodoformée et coton aseptique.

Le calcul présente une forme ovoïde, dans le sens de la longueur, avec aplatissement, suivant l'épaisseur. On peut lui considérer une épaisseur de 2 centimètres environ, et deux faces allongées. La circonférence est lisse. Sur les deux faces, au contraire, on voit des saillies mûriformes, en grand nombre ; de plus, tandis que la plus grande partie du calcul est de coloration jaune, les aspérités sont noirâtres. En somme, calcul principal formé d'acide urique, avec adjonction de couches irrégulières d'oxalate, sur les deux faces.

Longueur, 6 centimètres ; épaisseur, 2 centimètres ; largeur, 4 centimètres.

Poids 79 grammes. Calcul d'acide urique très dur. Couche phosphatique de 2 à 3 millimètres.

18 *février*. — On enlève les sutures vésico-cutanées. Excellent état local et général. Le malade mange, dort, et ne souffre plus.

2 *mars* 1898. — Santé parfaite. Commence à se lever sur une chaise. Quelques furoncles dans la région des aines. Le malade quitte la maison de santé le 28 mars. La miction normale s'est rétablie, le néo-méat se rétrécit de jour en jour.

12 *mai*. — Occlusion du méat sus-pubien.

Janvier 1899. — Nous avons eu, ces jours-ci, des nouvelles de notre opéré. Son état général et son état local sont restés excellents.

OBSERVATION XV (E. Vincent).

Hypertrophie prostatique. — Extraction de cinq calculs par la taille sus-pubienne. — Méat hypogastrique incontinent. Résultat heureux. (Société de médecine de Lyon, 13 juillet 1896.)

M. Vincent, chirurgien de la Charité, présente cinq calculs, extraits par la taille sus-pubienne, chez un vieillard de soixante-quatorze ans.

Cet homme avait été soigné à Rome, pour des abcès prostatiques, il y a vingt ans. Depuis vingt ans, il se fait lithotritier, à Paris. Il y a un an et demi, le même chirurgien brisa la pierre, au même sujet, et le renvoya, en lui affirmant qu'il était guéri. Nonobstant, les douleurs symptomatiques de la pierre ne firent qu'augmenter. Les hématuries incessantes, les pertes sanguines hémorrhoïdaires qui accompagnaient les efforts de la miction, l'insomnie, les souffrances perpétuelles qui étaient la conséquence du besoin d'uriner constant, les cathétérismes, répétés presque toutes les heures, dans les derniers mois, avaient réduit ce malade aux dernières limites de la cachexie. Les spasmes de la vessie avaient, en outre, provoqué la formation de deux grosses hernies inguinales, ainsi que des hémorrhoïdes fluentes.

La complexité du cas et l'émaciation du sujet ne permettaient pas de songer à une autre intervention qu'une cystostomie sus-pubienne suivie d'une fistule. Car la prostate était énorme, la suppuration de la vessie abondante. Par la voie périnéale, nous aurions eu à craindre l'hémorrhagie et l'infection. Je voulais avoir une fistule urinaire de longue durée, pour guérir cette vessie.

Il y a longtemps, que j'ai insisté sur ce mode de traitement. En 1888, je ne pensais qu'à faire une boutonnière périnéale. Je fais encore celle-ci, lorsque je n'ai pas besoin de mettre la vessie au repos. Dans le cas de cystite ancienne par hypertrophie prostatique, je reconnais que la proposition de M. Poncet est juste, et qu'il faut préférer l'établissement d'un méat urinaire sus-pubien, qui persiste plus qu'un méat périnéal.

J'ai donc pratiqué, chez mon malade, la taille hypogastrique, en ayant soin de coudre la paroi antérieure de la vessie à la paroi abdominale, comme on procède pour l'entérostomie iliaque, à la façon de Nélaton. Non seulement, je trouvai un calcul : le cathéter, du reste, ne me laissait aucun doute, mais cette vessie était une carrière. Le 4 février 1896, j'ai extirpé cinq calculs : les deux petits et les deux moyens doivent représenter les éclats d'un gros calcul, brisé par le lithotriteur. Le gros calcul n'avait jamais été atteint par le brise-pierre ; il était caché dans le bas fond de la vessie, en arrière de la prostate, qui le recouvrait entièrement ; il était absolument impossible de l'atteindre, avec le lithotriteur. J'ai eu beaucoup de peine à l'extraire avec une pince-tenette, au milieu des fongosités et des matières pultacées qui l'enveloppaient, au-dessus de la prostate énorme. La prostate constituait et constitue encore une grosse tumeur du volume d'une orange. Lorsque le chirurgien de Paris affirma que la vessie ne contenait plus de calculs, ceux-ci se trouvaient momentanément refoulés et cachés, au-dessous de la prostate, c'est chose certaine.

Le gros calcul forme une pyramide, à base triangulaire, de 5 centimètres de côté et de 4 centimètres de hauteur. Le noyau des calculs est constitué par des urates.

Suites opératoires très simples. Lavages vésicaux à la résorcine mieux tolérés que les lavages boriqués.

L'opéré avait un catarrhe pulmonaire et des hernies, qui ont un peu compliqué la situation, mais néanmoins, il s'est remis rapidement. Le sommeil étant récupéré, par suite de la disparition des douleurs vésicales, l'appétit revenant, grâce à la cessation de l'intoxication urineuse, il a bientô' pu se lever. Quand il s'est agi de lui placer un urinal, nous nous sommes trouvé, en présence d'une grande difficulté, tenant à la présence des hernies inguinales qui entouraient la fistule urinaire.

J'avais d'abord pensé résoudre le problème, en faisant construire, par M. Souel, un appareil unique; c'était l'appareil ordinaire, muni en plus d'une couronne de caoutchouc rayonnant autour de la cuvette collectrice des urines. Nous eûmes beau gonfler cette couronne, soutenue par des armatures d'acier, les hernies filaient toujours au-dessous. Alors, j'ai supprimé la couronne et fait faire, après bien d'autres essais infructueux, deux pelotes herniaires indépendantes, ayant des bords concaves du côté de la cuvette. Les appareils de contention herniaire et de collection d'urine fonctionnent si bien que mon opéré fait, en ce moment, le voyage de Rome, dit-on, comme un jeune homme (juillet 1896). Sa santé s'est rétablie, au point de le rendre méconnaissable.

Je signalerai une hernie de la muqueuse vésicale, qui m'a obligé à rétrécir la fistule urinaire. L'orifice punctiforme suffit à l'évacuation de l'urine.

Dans ce cas, je ne crois pas que la miction devienne jamais volontaire, parce que la vessie a perdu toute sa souplesse, pour devenir un simple réservoir, et que, d'autre part, la prostate est si grosse, qu'elle ne laisse, entre elle et la paroi postérieure de la vessie, qu'un espace lamellaire virtuel. *Néanmoins, le résultat est des plus heureux. L'opéré doit la vie à la cystostomie sus-pubienne, et l'infirmité relative qu'il garde lui permet de remplir ses importantes fonctions sociales, avec une liberté qu'il avait perdue depuis longtemps.* Je suis heureux de faire connaître ce résultat inespéré, en en reportant l'inspiration à mon collègue M. Poncet.

En terminant, j'ajouterai encore que, chez les vieux prostatiques, la cystostomie sus-pubienne et l'établissement d'une fistule urinaire sont bien supérieurs, comme innocuité, aux ponctions capillaires, et aussi aux sondages répétés, au seul point de vue de l'hypertrophie de la prostate et du catarrhe vésical.

Juillet 1897. — L'opéré est en excellent état de santé, ne souffre plus et remplit les devoirs de sa situation, avec une facilité véritablement surprenante. Il a pu faire le voyage de Rome, plus facilement que les gens de son âge.

Il porte un appareil, qui remédie parfaitement à l'incontinence hypogastrique, aussi bien pendant la nuit que pendant
le jour. Il vide son appareil, toutes les cinq ou six heures, ne
se réveille jamais la nuit. En somme, sa situation est préférable à celle des vieillards de soixante-quinze ans, qui ont
ordinairement des besoins d'uriner pendant la nuit, et sont
obligés pendant le jour, de pisser, toutes les deux ou trois
heures.

En résumé : *La lithotritie n'est pas toujours possible.
C'est une opération plus ou moins longue, difficile et, par
cela même, exposant à des complications urinaires graves.
Elle ne met pas à l'abri des récidives (nous avons, ces
jours-ci encore, observé un vieillard de quatre-vingt-
deux ans qui, dans ces vingt dernières années, n'a pas été
lithotritié moins de 29 fois ; après chaque séance, il
devait rester dans la vessie de la graine de calcul, sous
forme de débris, devenant bientôt le centre d'une pierre,
qu'il fallait, de nouveau, briser). Pour toutes ces raisons,
nous la rejetons, comme traitement des calculs, chez les
prostatiques. Nous donnons la préférence à l'épicystostomie.*

Taille périnéale et autres procédés. — La taille périnéale permet d'explorer la vessie et de la drainer. Mais,
la taille hypogastrique présente, sur elle, des avantages
importants, que nous connaissons déjà. La prééminence
de la voie sus-pubienne nous paraît tranchée, du reste,
malgré les efforts récents d'Harrisson, de Whitehead et
Annandale, de Vigné d'Octon (Thèse de Lyon, 1895),
d'Augagneur, etc. Nous rappellerons simplement que :

1° La cystostomie sus-pubienne permet, mieux que la
boutonnière périnéale, d'explorer la vessie, de la désinfecter et de modifier ses parois, s'il est nécessaire.

2° La suture de l'ouverture vésicale à l'ouverture

cutanée assure, s'il est nécessaire, la création d'un orifice permanent, d'un méat sus-pubien définitif.

3° Cet urèthre artificiel, tourne, supprime l'obstacle
prostatique, qui n'en subsiste pas moins, avec tous ses
dangers, dans le cas de fistule périnéale.

La taille périnéale et la lithotritie étant écartées du
traitement des prostatiques calculeux, il nous reste à
parler de deux opérations : la taille hypogastrique et le
cysto-drainage. La première ne s'adresse qu'au calcul.
Elle ne lutte pas plus tard, ainsi que nous l'avons montré, contre les accidents qui sont le fait de l'hypertrophie de la prostate.

Quant au cysto-drainage, il ne s'adresse, au contraire,
qu'aux accidents d'urgence, notamment, à la rétention
d'urine. On s'exposerait, en le pratiquant régulièrement,
à laisser, dans la vessie, des pierres, dont l'existence
n'est quelquefois accompagnée d'aucun symptôme caractéristique.

La cystostomie sus-pubienne est particulièrement indiquée, lorsque les prostatiques ont, en même temps, des
calculs. Cette opinion est, actuellement, partagée par la
plupart des chirurgiens. Elle a été formulée par Lejars,
dans ses cliniques chirurgicales : « En face de cette
coexistence des calculs et de l'hypertrophie prostatique,
la route à suivre, me semble toute tracée : la voie hypogastrique. *Ce qui me conduit à ouvrir la vessie par l'hypogastre, c'est que par cette voie large, je pourrai agir sur
la prostate.* »

Récidive des calculs après la cystostomie. — La
cystostomie offre également des avantages, lorsqu'il se
produit une récidive calculeuse.

Elle ne s'oppose pas, d'une façon certaine, à cette re-
pullulation, mais les récidives sont moins fréquentes et

leur traitement simplifié. Lambroschini (Thèse de Lyon, 1897), conclut, cependant, après avoir inventorié toutes les récidives, que la cystostomie favorise la formation secondaire des calculs, bien qu'il rapporte, seulement, trois observations, à l'appui de cette opinion.

Nous ne pouvons admettre de telles conclusions. Cette proportion de trois calculs, sur plus de cent opérations, démontre, au contraire, que la récidive des calculs ou leur formation secondaire est rare, après l'opération. Rappelons, à ce propos, la phrase de Guyon. « Si (après plusieurs lithotrities avec récidives) j'ai eu recours à la taille, *c'est que le broiement et l'évacuation sont moins faciles avec une grosse prostate; c'est aussi, qu'avec la taille, on peut mieux désinfecter la vessie.* »

Après avoir examiné trente-quatre cystostomisés, dont la plupart étaient opérés, depuis plusieurs années, nous n'avons rencontré, également, que trois faits de calculose vésicale, survenue, un temps plus ou moins long après l'opération (ce sont les trois cas de Lambroschini). Cette proportion ne permet pas de supposer que la cystostomie augmente la prédisposition des prostatiques, à la formation des calculs. Car, en dehors de la fréquence de ces derniers chez les prostatiques infectés, le meilleur moyen de combattre la tendance calculeuse est, comme on le sait, la désinfection vésicale. Or, la cystostomie rend cette désinfection facile. Elle assure le drainage de ce réservoir. A ce titre, elle doit s'opposer à la formation des calculs et non la favoriser, comme on l'a objecté, sans preuves suffisantes.

Lorsqu'on recherche dans les observations, la cause des récidives après l'opération, on note, dans l'espèce, un détail important : c'est à l'occasion d'une rétention d'urine, provoquée par le rétrécissement du méat hypogastrique, que la cystite s'installe, bientôt suivie de la formation de calculs ; d'où cette proposition : *ce n'est pas l'ouverture vésicale qui favorise la calculose, mais bien le rétrécissement, l'oblitération de l'urèthre sus-pubien.*

Cette constatation est tout à l'avantage de l'opération, puisque les accidents n'apparaissent, que lorsque le drainage devient insuffisant. La conclusion inattendue qui découle de ces considérations, a été nettement formulée par Lagoutte : « *Il faut rendre, de parti pris, de tels malades incontinents, car, chez eux, le mieux (la continence) est l'ennemi du bien (l'incontinence).* » Le traitement de la cause, c'est-à-dire de la rétention, et de l'effet, qui est le calcul, sont confondus. Il suffit d'élargir le méat. Par cette voie, on enlèvera les pierres, on rétablira, en même temps, un drainage préventif.

Signalons, en dernier lieu, comme indication urgente de la cystostomie, l'existence d'un phlegmon pré-vésical. Cette complication des ponctions est d'autant plus à craindre qu'elles ont été plus répétées. Nous l'avons, maintes fois, observée. Sa fréquence est plus grande qu'on ne peut le supposer par les cas publiés. L'ouverture de la vessie est doublement rationnelle. Car, dans les premiers temps de cette opération, on ouvre largement le foyer infectieux, et l'on combat directement les accidents inflammatoires existants. Enfin, par l'ouverture et la suture méthodique de la vessie, on se met à l'abri de nouvelles complications urinaires du même ordre.

En somme : *Les indications de la cystostomie sont variées, nombreuses. Nous l'avons vue guérir des prostatiques, voués à une mort fatale, par l'impossibilité, par les dangers du cathétérisme, etc. Nous n'avons jamais observé les deux seules complications, qui pourraient lui être imputables : l'infiltration urineuse et la bles-*

sure du péritoine. Souvent, elle s'impose, en tant qu'opé-
ration d'urgence, au même titre que l'entérostomie, la
kélotomie, la trachéotomie, etc. Comme ces interventions,
elle n'aggrave pas le pronostic, qui reste subordonné aux
lésions existantes. Il importe de ne pas trop attendre.
Ainsi que dans tous les états infectieux, le succès dépend
de la précocité de l'opération.

CHAPITRE V

PARALLÈLE DES DIVERSES OPÉRATIONS VISANT

LES ACCIDENTS PROSTATIQUES

SOMMAIRE. — *Ponctions hypogastriques. Sonde à demeure. Prosta-*
totomie. Prostatectomie. Vasectomie double. Castration.
Insuffisance et dangers de ces divers procédés. Infiltration urineuse.
Phlegmon. Hématome pré-vésical. Péritonite purulente. Septicémie, etc.

La ponction hypogastrique, que nous voudrions voir
remplacée par la cystostomie, est une opération ancienne. Elle fut inventée, par Turbier, vers la fin du
xviie siècle, et vulgarisée, surtout, par Méry, en 1701.
Son manuel opératoire fut complètement transformé,
vers 1870, au moment des recherches de Dieulafoy et
de Potain, sur la méthode aspiratrice. Elle comprend
deux procédés : *la ponction avec le trocart ordinaire ou*
le trocart du frère Côme, et la ponction aspiratrice avec
l'aiguille ou le trocart capillaires.

Ponction de Méry. Ponction avec gros trocart. Ses
dangers. — La première méthode, ponction avec le gros
trocart, paraissait définitivement oubliée, depuis 1870.
M. Lejars, dans un article récent (Ponction de Méry
rajeunie, *Semaine médicale*, 1893), l'a préconisée de
nouveau.

Pour bien montrer la valeur de cette intervention,
nous rappellerons, qu'autrefois, les chirurgiens ne pos-

sédaient que deux procédés pour vider une vessie en état de rétention, lorsque le cathétérisme n'avait pas réussi : la ponction avec le trocart, et le cathétérisme forcé. Beaucoup d'auteurs et non des moins éminents, accordaient, à cette époque, si peu de confiance à la ponction, qu'ils lui préféraient le cathétérisme forcé! Desault, Boyer, Dupuytren, Roux, dans leur longue carrière, n'employèrent, qu'une seule fois, la ponction. En 1868, avant les travaux de Dieulafoy, Pouliot s'exprimait ainsi : « De nos jours, il existe deux camps bien marqués. Dans le premier, quelques chirurgiens se sont faits grands partisans de l'opération (Gerdy, Malgaigne); d'autres l'ont employée volontiers (Sédillot, Barrier de Lyon, Richet, Jarjavay, Robert, Fleury de Clermont). Dans le second, qui n'est pas moins nombreux, nous voyons également deux groupes : l'un, qui agit avec défiance (Velpeau, Nélaton, Jobert, Gosselin, Voillemier, Désormeaux, Lenoir, Marjolin, Pétrequin); l'autre, qui proscrit, tout à fait, pour ainsi dire, l'opération (Reybard, Vidal de Cassis, Monod, Demarquay). »

Un procédé, qui peut être mis en parallèle avec le cathétérisme forcé, nous paraît définitivement jugé. Qui songerait aujourd'hui à conseiller, à pratiquer cette horrible et détestable manœuvre du cathétérisme forcé? La ponction avec le gros trocart à demeure doit disparaître, d'autant mieux que nous possédons une méthode sûre et efficace, qui est l'ouverture méthodique de la vessie.

La ponction, avec le gros trocart du frère Côme ou avec d'autres instruments, suivie de la fixation d'une canule, d'une sonde à demeure, offre, en effet, tous les inconvénients de la ponction capillaire aspiratrice. Nous les signalerons dans un instant.

Elle présente, en outre, des dangers, qui lui sont

propres et qui la firent rejeter, avec raison, dès la découverte de l'apirateur Dieulafoy. La méthode de Méry peut
donc, être considérée, comme abandonnée depuis trente
ans. Malgré les efforts de Lejars, les observations récentes
sont en très petit nombre. On comprend que l'expérience personnelle ne puisse en être, de nos jours, que
restreinte. Nous n'avons rien à ajouter à l'étude critique de Watelet (*De la ponction vésicale par aspiration*,
Thèse de Paris, 1871), qui, en 1871, mettait en opposition les deux variétés de ponction. Il préconisait la nouvelle méthode de Dieulafoy. Elle constituait, en effet, à
cette époque, un véritable progrès. Avec de nombreux documents, Watelet indiquait les multiples désa-
vantages de la ponction avec gros trocart et sonde à
demeure. Il montrait les malades exposés à l'infiltration
d'urine, aux perforations de la paroi postérieure de la
vessie et autres complications. Il mettait, en garde, « les
chirurgiens futurs, contre un retour posthume à cet
ancien procédé ».

1° *Sonde à demeure*. — « Un premier inconvénient,
disait-il, c'est la sonde à demeure. Cette sonde a pour
effet d'irriter, par son contact, les parois de la vessie
qui, une fois vidée, revient sur elle-même. Cette irritation, dans un cas, a été si vive que la paroi vésicale
s'est ulcérée et est tombée en gangrène (cas de Sharp,
cité par Voillemier[1]).

« Cet inconvénient (nous dirons plus justement cette
grave complication) peut, il est vrai, être facilement évité,
en introduisant à demeure une sonde en caoutchouc
vulcanisé. Cette substitution a de nombreux avantages,
mais la sonde ne remplit pas aussi exactement la place

---

1. Voillemier. *Traité des maladies des voies urinaires*, p. 364.

que la canule, et dans un cas de Gosselin, par ce fait, il se produisit une infiltration urineuse mortelle.

2° *Infiltration urineuse.* — « Un autre inconvénient plus grand de la sonde à demeure, qu'elle soit en métal ou en caoutchouc, a été signalé par Voillemier : dès que l'urine commence à sortir, la vessie se contracte, revient sur elle-même. Dans ce mouvement de descente, elle glisse sur la canule, et quand celle-ci n'est pas très longue ou enfoncée profondément, elle finit par l'abandonner et alors il peut se produire une infiltration urineuse [1].

« Dans trois observations (Pouliot, *loc. cit.*), la canule avait été arrachée par le malade. Il s'ensuivit une infiltration urineuse mortelle. Le professeur Verneuil a été témoin, trois ou quatre fois, du même accident.

« En dehors de ces cas malheureux, l'infiltration urineuse peut se produire par un autre mécanisme, que Voillemier a aussi indiqué.

« L'infiltration urineuse n'est guère à craindre, dans les premières heures qui suivent la ponction, parce que, d'une part, la canule, dont le volume est un peu plus gros que celui du mandrin, remplit exactement la plaie, et que, d'autre part, elle est fortement serrée par les tissus irrités qui se contractent sur elle. Mais, au bout de très peu de temps, les contractions commencent à s'affaiblir et cessent ; la canule est assez libre dans la plaie. Si, dans ce moment, la vessie remplie d'urine vient à se contracter, avec énergie, pour s'en débarrasser, l'urine peut glisser, en dehors de la canule, et s'infiltrer dans les parties voisines. »

3° *Blessure de la prostate.* — Un autre danger du tro-

---

1. Voillemier. *Loc. cit.*

cart courbe, la blessure de la prostate, hypertrophiée par l'instrument enfoncé trop profondément, derrière la symphyse, a été mis en évidence par Hughier[1], Monod, Robert[2], Richerand.

Monod[3] a donné l'explication de ces lésions traumatiques :

« On conçoit comment la prostate peut être blessée dans une ponction hypogastrique, quand on se rappelle, d'une part, que le lobe moyen de cet organe engorgé peut devenir très volumineux, et faire une saillie considérable dans la cavité de la vessie; de l'autre, que la prostate engorgée semble, dans quelques cas, se déplacer de bas en haut, entraînant la vessie et l'urèthre, de manière qu'il n'est pas très rare de voir cet organe saillant au-dessus de la symphyse du pubis. »

A l'appui de son opinion, Monod cite l'observation d'un malade entré à la Maison Dubois, et dont l'autopsie put être faite.

« A l'autopsie, on trouva les lésions suivantes :

« Hypertrophie considérable de la prostate, dans ses parties latérales et moyenne. Tout l'organe s'est élevé dans le bassin, derrière la symphyse du pubis. Le lobe moyen, de la grosseur d'un œuf de pigeon, fait saillie dans la cavité de la vessie. Il est ulcéré à son sommet. L'urèthre est coudé, à angle droit, au niveau de cette saillie, et son orifice vésical est caché derrière la symphyse. Au sommet de ce coude, commence une fausse route, qui traverse toute la base du lobe moyen et aboutit dans la vessie. Dans ce cas, si on avait fait la ponction hypogastrique, le trocart aurait pu facilement

---

1. Hughier. *Bulletin de la Société de chirurgie de Paris*, 1868.
2. Robert. *Id.*, 1858.
3. Monod. *Id.*, 1856.

atteindre la prostate. » Nous avons signalé, nous-mêmes, ce danger, dans notre chapitre sur les considérations anatomiques.

Dangers de la ponction capillaire aspiratrice. — Les dangers de la ponction hypogastrique avec gros trocart, ont fait préférer la ponction capillaire. Cette dernière, néanmoins, malgré sa supériorité évidente sur son aînée, est loin d'être innocente. Elle expose à des complications, comme tout procédé aveugle.

Sur une vessie saine, dont l'élasticité est parfaite, on peut admettre que l'orifice de la ponction se ferme aussitôt, et ne laisse échapper aucune goutte d'urine. En est-il de même sur la vessie d'un prostatique, soumise, depuis longtemps, à la distension, qui s'exagère sous l'influence de la plus légère cause occasionnelle, du moindre écart de régime, etc. ?

1° *Infiltration urineuse favorisée par les lésions vésicales.* — La vessie d'un prostatique ne saurait être considérée comme saine, lorsque la ponction est nécessaire. L'urèthre ne devient pas, ordinairement, imperméable à la sonde évacuatrice, d'emblée, à la première atteinte. Depuis longtemps déjà, le malade éprouvait, d'une façon intermittente, pour une cause quelconque, de la difficulté des mictions. Au début, cette difficulté était rapidement vaincue. Elle ne déterminait pas un état de distension prolongé de la vessie. Peu à peu, sous ces atteintes répétées, l'élasticité du plan musculaire diminué ; la stagnation des urines, qui deviennent ammoniacales, engendre la sclérose vésicale. Cette transformation compromet, abolit, l'élasticité du réservoir urinaire. En même temps, les fibres musculaires, distendues par les rétentions, étouffées par la prolifération fibreuse, perdent progressivement leur contractilité (voy. *Considér. anat.*).

Vienne alors une rétention aiguë. Cette vessie, déjà
altérée, soumise quelquefois, depuis quarante ou cinquante heures et même davantage, à la distension
prolongée en contact avec des urines septiques, chez
un malade dont l'état général est mauvais, dont l'âge
et la fièvre ont considérablement diminué la résistance,
cette vessie, disons-nous, ne se comportera pas, vis à
vis de la *piqûre*, de la même façon que la vessie saine.

Nous avons rencontré, plusieurs fois, pendant des cystostomies, de tels réservoirs, scléreux et dilatés. Plusieurs minutes après l'incision vésicale, la rétraction
vésicale était nulle, la capacité toujours considérable. Il
semblait que les parois restaient fixées, dans leur forme,
par des tractions excentriques.

Que se passe-t-il, alors, après la ponction? La blessure
produite par l'aiguille capillaire, tant fine soit-elle, ne se
ferme pas. Elle laisse un pertuis qui, par l'infection,
tend constamment à s'agrandir. Cette ouverture, au
début plus ou moins microscopique, permet à l'urine, de
sourdre, de s'infiltrer dans le tissu cellulaire voisin, parfois même, comme nous l'avons vu, de l'inonder par un
véritable jet. Cadiot (Th., *loc. cit.*) a réuni quelques
observations, fort démonstratives, de ces complications
post-opératoires. Nous passons volontiers sous silence
les faits de ce genre dont nous avons été témoins, pour
laisser la parole à d'autres chirurgiens.

OBSERVATION XVI

Infiltration urineuse, due à une ponction hypogastrique.
Guérison (TUFFIER.)

Un homme de soixante-dix-sept ans, entre à Beaujon le
20 décembre 1892, atteint depuis vingt-quatre heures, *de rétention aiguë d'urine.* Les accidents prostatiques remontaient

à deux ans. La veille de son entrée, après un léger excès de
régime, il est pris de rétention complète et le cathétérisme est
impossible. On nous l'amène, avec une uréthrorrhagie et la
verge gonflée, très douloureuse. Le cathétérisme n'est pas
possible, malgré tous les artifices employés en pareil cas, et
l'interne de garde pratique une ponction sus-pubienne avec
aspiration. Pendant quatre jours, les ponctions sont renouvelées.

Le 24 *décembre*, la température s'élève à 39 degrés ; la
langue est sèche ; il y a du subdélirium et l'état devient très
grave. Le cathétérisme ayant été reconnu impossible, M. de
Rouville, mon interne, pratique, sous ma direction, la cystostomie sus-pubienne. *Pendant l'opération, nous trouvons la
région pré-vésicale infiltrée de liquide urinaire.* Les suites
opératoires furent très simples.

OBSERVATION XVII [1]

*Infiltration d'urine dans la cavité pré-vésicale après une ponc-
tion sus-pubienne aspiratrice, chez un vieux prostatique.
— Cystostomie. Mort.*

X. ., quatre-vingts ans   Souffre d'accidents urinaires
depuis longtemps. Depuis cinq ans il est obligé de se sonder,
plusieurs fois par jour, avec une sonde semi-rigide, en
caoutchouc.

Etat général assez satisfaisant, amaigrissement. A eu, il y a
quinze jours, une bronchite, qui l'a beaucoup affaibli, et vient
de faire des marches longues et pénibles.

Le 31 *octobre* 1894, au soir, sans cause appréciable, X... n'a
pu se sonder. La nuit suivante et toute la journée du 1er novembre, il prend des boissons diurétiques, qui ne font qu'augmenter la tension de la vessie et causer des douleurs intolérables, aggravées encore, par des tentatives réitérées de
cathétérisme. Ces dernières faites, à l'aide d'une sonde éraillée,
provoquent une légère hématurie uréthrale.

Le 2 *novembre*, à 6 heures du matin, soit trente-six heures

1. Due à l'obligeance de M. le médecin-major de 2e classe Sieur, répé-
titeur à l'École du service de santé militaire.

après le début des accidents, deux de nos confrères font, avec la plus grande prudence, des tentatives de cathétérisme, avec des sondes de divers modèles montées sur bougies conductrices et ne peuvent arriver à pénétrer dans la vessie.

Nous trouvons le blessé, abattu, anxieux, la peau chaude et le ventre tendu par le globe vésical, qui remonte presque à l'ombilic. Toute idée d'intervention immédiate ayant été rejetée par la famille, on fait une ponction de la vessie, en s'entourant de toutes les précautions antiseptiques utilisées en pareil cas et avec l'aide du plus fin trocart de la boîte de Potain. Issue de 1,200 à 1,400 grammes d'urine trouble et ammoniacale.

Dans la journée, calme relatif, mais inappétence; langue sèche, peau chaude, sensibilité notable du ventre et *pression douloureuse dans la région sus-pubienne.*

A 5 heures du soir, nouvelle ponction, qui permet de retirer un litre d'urine, plus trouble encore, que celle retirée le matin, et d'odeur fortement ammoniacale. Une nouvelle tentative de cathétérisme, faite avec soin, n'est suivie d'aucun effet. Nuit calme.

Le lendemain, 3 novembre 1894, le malade paraissant s'affaiblir notablement, on se décide à faire la cystostomie.

L'opération est pratiquée, dans la soirée, avec le bienveillant concours de M. le médecin principal Viry et de nos collègues, Rioblanc, Benoît et Janot.

Incision médiane de 8 centimètres, commençant immédiatement au-dessus de la symphyse pubienne. Arrivé sur le tissu cellulaire sous-péritonéal et rétro-pubien, nous le *trouvons infiltré par un épanchement urineux, de teinte grise et d'odeur fortement ammoniacale. Cet épanchement provient du suintement qui s'est produit, à la suite des deux ponctions pratiquées sur une vessie altérée depuis longtemps.*

Du reste, la preuve de ce suintement nous est fournie par le fait suivant : un gros fil de catgut en anse ayant été passé dans la paroi vésicale, pour soutenir cette dernière et faciliter son ouverture et sa suture à la paroi, nous voyons sourdre l'urine de chaque côté du fil.

La mort survint par intoxication urineuse, au bout de trente-six heures.

2° *Phlegmon pré-vésical consécutif à l'infiltration urineuse.* — Nous savons que l'urine, infiltrée dans les
aréoles du tissu cellulaire, est éminemment pathogène.
Ne s'agit-il pas d'un liquide qui séjourne, depuis plusieurs heures, dans une vessie, malade, altérée, remplie
d'éléments pathogènes, introduits la plupart du temps,
par des cathétérismes? Le développement, la pullulation
des germes y sont même singulièrement rapides. Il
existe, depuis longtemps, en effet, de la rétention incomplète. Le bas fond vésical, avec son urine stagnante,
constitue *une éprouvette et un bouillon de choix,* pour les
micro-organismes septiques, toujours prêts à ensemencer
l'urine.

L'issue de ce liquide, dans les mailles du tissu cellulaire pré-vésical, chez un vieillard souffrant, affaibli,
incapable de se défendre contre l'invasion microbienne,
aboutit, fatalement, à la formation d'un foyer infectieux,
d'un abcès, d'un phlegmon gangreneux.

Voici une observation rapportée par Tédenat, dans
la thèse de Sauvajol (Montpellier, 1891).

OBSERVATION XVIII [1] (Tédenat).

Cystostomie sus-pubienne. Guérison. — *Abcès pré-vésical dû
à l'issue de l'urine, hors de la vessie, après une ponction
capillaire hypogastrique.*

S... (Joseph), âgé de soixante-sept ans, cultivateur, admis à
l'hôpital de Montpellier, le 12 juillet 1890. Rien de particulier
dans les antécédents. Il y a sept ou huit ans, il commença à
être obligé de se lever la nuit pour uriner. Le premier jet ne
se produisait qu'après une certaine attente. L'affection
s'aggrava brusquement, lorsqu'il y a quatre ans, on lui fit
l'ablation de son avant-bras au pli du coude. Les mictions,
à partir de ce moment, deviennent de plus en plus difficiles;

1. *In* Thèse de Sauvajol, Montpellier, 1891.

bientôt l'urine ne sortit que goutte à goutte. Depuis un an, cet homme a remarqué que son appétit a diminué, qu'il trouve certains aliments moins bons. Les besoins d'uriner se montrent, toutes les demi-heures.

Le 6 *juillet* 1891, il fait une longue marche, pour se transporter dans une ville voisine et prend le soir une petite dose d'absinthe. Après son dîner, il lui est impossible de vider sa vessie, bien qu'il en sente le besoin impérieux.

Un médecin tente le cathétérisme. Une première fois, il parvient à soulager le malade. Dans une seconde manœuvre, il crée une fausse route. La rétention continue, il sort, de temps en temps, quelques gouttes d'urine par regorgement. C'est dans ces conditions qu'il est arrivé dans nos salles.

La vessie est très distendue, elle remonte bien au-dessus de la symphyse pubienne.

Le malade, en contractant sa paroi abdominale, arrive, parfois, à expulser une petite quantité d'urine. Perte d'appétit à peu près complète. Abattement.

13 *juillet*. — Même état. On prescrit 60 centigrammes de sulfate de quinine et un lavement froid. T. 38°,2 Dans la soirée, on retire un peu d'urine, avec une très petite sonde en gomme.

14 *juillet*. — T. 37°,4 et 38°,5. Le malade continue à souffrir, le cathétérisme est impossible. On fait une *ponction capillaire*. Lavement et bain de siège.

15 *juillet*. — Température 37°,5 et 38°,2. On introduit une petite sonde.

19 *juillet*. — La température s'est maintenue autour de 38 degrés. Aujourd'hui, dans la soirée, elle monte à 40°,1. Les forces diminuent, la soif est intense ; la langue est sèche et rouge sur les bords. Les sondes en gomme, même les plus petites, ne dépassent pas la région prostatique. C'est par regorgement que l'urine suinte de la vessie. Dépôt purulent au fond de l'incision.

20 *juillet*. — Température 38°,5 et 39°,5. Comme la rétention persiste et que l'état s'aggrave de jour en jour, le professeur Tédenat pratique la cystostomie sus-pubienne. Le malade est anesthésié. Incision progressive des dernières couches de la paroi abdominale.

On constate : que *le trajet de la ponction capillaire laisse sourdre un liquide purulent, qui provient d'un abcès qui s'était formé, au-devant de la vessie, derrière la paroi abdominale, et dans la partie la plus élevée de la cavité de Retzius. L'origine de cet abcès était due à l'issue, par le trajet de la ponction capillaire, de l'urine purulente, qui avait déterminé le phlegmon.*

Au moment où on pénètre dans la vessie, le péritoine est blessé ; il en sort un liquide citrin.

Suit la fin de l'opération.

Le malade guérit.

3° *Péritonite purulente par propagation.* — Si l'on peut intervenir assez tôt, l'ouverture du phlegmon et son drainage empêcheront son extension. Mais, si un retard quelconque permet la propagation du foyer septique pré-vésical au péritoine, les accidents sont naturellement, plus graves : et la mort survient par péritonite purulente. Ces cas sont heureusement rares.

Les observations analogues ne sont probablement pas, du reste, souvent publiées. Le médecin qui, après la ponction vésicale, perd son malade de péritonite, la confond volontiers avec les autres manifestations de la septicémie urinaire, l'autopsie lui fait défaut et dans cet état d'esprit, il ne publie guère les observations qui se terminent par la mort, due à la propagation péritonéale d'un phlegmon pré-vésical.

Voici une observation de cette complication, que nous avions publiée en 1876, c'est-à-dire bien avant d'avoir songé à la cystostomie [1].

---

1. Poncet. *Mémoires et comptes rendus de la Société des sciences médicales de Lyon*, 1876.

OBSERVATION XIX (A. Poncet).

Péritonite purulente par propagation d'un phlegmon pré-vésical,
après ponctions capillaires de la vessie. Mort.

Il s'agit d'un homme de soixante-treize ans, atteint de
rétention d'urine et apporté dans la nuit, à l'Hôtel-Dieu (service du professeur Valette). Tentatives infructueuses de cathétérisme en ville. L'interne de garde appelé ne crut pas
devoir faire de nouvelles manœuvres. Il pratiqua la ponction
de la vessie et recueillit, à l'aide de l'appareil de Potain, 8 à
900 grammes d'urine.

Deux ponctions vésicales furent pratiquées, dans la suite.
Le 19 février, sept jours après son entrée à l'hôpital, le malade mourait.

A l'autopsie, on trouva une péritonite purulente. Les anses
intestinales adhérentes entre elles, étaient accolées au péritoine pariétal. Dans le petit bassin, on aurait pu recueillir, au
moins, un verre de pus.

Quant à la face antérieure de la vessie, elle était, dans toute
son étendue, adhérente à la paroi abdominale antérieure. Pour
être plus exact, elle en était séparée par une couche purulente
abondante, que limitaient, de chaque côté, des adhérences.
Nous avons pu retrouver, dans l'épaisseur de la paroi, des
traces des piqûres produites par le trocart, grâce aux ecchymoses qu'avait produites leur passage. Par la pression, on
en faisait sourdre un peu de pus. L'inflammation avait débuté
par la face antérieure de la vessie, puis s'était généralisée au
péritoine : c'est ce que démontrait l'examen des lésions.

Les organes urinaires enlevés, puis la vessie et le canal de
l'urèthre incisés dans toute leur étendue, nous avons trouvé les
parois vésicales un peu hypertrophiées, la muqueuse vésicale
légèrement plus vasculaire qu'à l'état normal. La lésion principale avait pour siège la deuxième portion du canal de
l'urèthre. Au niveau du bulbe, il existait, en effet, un rétrécissement de 10 à 12 millimètres d'étendue, en avant une fausse
route avec abcès, et en arrière une dilatation notable de
l'urèthre.

D'après les renseignements fournis par la famille du malade, c'est la veille de son entrée à l'hôpital qu'il aurait été pris de rétention d'urine; jusque-là, il avait continué son métier de tailleur.

La péritonite est survenue dans les derniers jours, et tout porte à supposer qu'elle doit être imputée aux ponctions vésicales. Très probablement, en retirant l'aiguille aspiratrice, quelques gouttes d'une urine ammoniacale sont tombées dans le tissu cellulaire pré-vésical, et ont entraîné un phlegmon, compliqué de péritonite purulente.

La ponction sus-pubienne peut donc entraîner une infiltration d'urine, un abcès, un phlegmon diffus de la cavité de Retzius, une péritonite purulente par propagation. Tous ces accidents sont dus, à l'absence de rétraction des lèvres de l'orifice vésical et à la pénétration de l'urine dans les tissus avoisinants.

4° *Infection pré-vésicale par le retrait de l'aiguille.* — Il ne faudrait pas croire, cependant, que l'issue de l'urine est la condition indispensable, de ces phénomènes inflammatoires. Un autre mécanisme bien plus fréquent, est le suivant : après la ponction, lorsqu'on retire le trocart ou l'aiguille qui a plongé dans la vessie, *on les essuie, on les sèche* par leur passage au milieu des tissus. Or, si l'instrument était parfaitement aseptique, lors de son introduction, il n'en est plus de même lorsqu'en le retirant, on lui fait traverser, en sens inverse, son premier trajet. Le trocart est alors infecté, puisqu'il a plongé dans un réservoir rempli d'urine, toujours plus ou moins septique. La canule, qui a pénétré dans la vessie, contient souvent, de l'urine, du pus, etc., qui contaminent la région pré-vésicale. Ainsi, dans toute ponction sus-pubienne capillaire, même si l'orifice vésical du trocart s'est oblitéré, l'introduction, dans le

tissu cellulaire, de germes infectieux par le retrait de
l'aiguille, est presque fatal.

Alors, se développeront des phénomènes inflammatoires, un abcès, dans les plans anatomiques de la région
hypogastrique, sans qu'à l'autopsie ou même après une
ouverture précoce, on retrouve la moindre trace de solution de continuité, dans la paroi vésicale. Cadiot (*loc. cit.*)
rapporte neuf exemples de cette complication des ponctions capillaires. Mentionnons encore cette constatation
importante : *dans tous les cas où la cystostomie a été faite
après la ponction, l'opérateur a pu surprendre les traces
d'une inflammation plus ou moins vive.*

Parfois l'infection reste localisée. Elle entre, peu à
peu, en résolution, non sans avoir retenti, d'une façon
défavorable, sur l'état général du prostatique. Mais, le
plus habituellement, c'est un véritable phlegmon infectieux qui se déclare, avec toutes ses conséquences pos-
possibles.

L'observation XX est un exemple pris sur le vif, pour
ainsi dire, quelques heures après la ponction.

OBSERVATION XX (A. Poncet).

*Inflammation septique du tissu cellulaire pré-vésical, suite de
ponctions. — Cystostomie sus-pubienne. — Pas d'infiltration
urineuse. — Infection par l'aiguille aspiratrice.*

Nous avons vu, le 26 mai 1892, un malade, qui à la suite
de l'impossibilité du cathétérisme, avait subi, depuis dix jours,
six ponctions. Une tentative de cathétérisme ayant provoqué
une légère uréthrorrhagie, sans être suivie d'évacuation urinaire, nous pratiquâmes la cystostomie. Celle-ci présenta certaines difficultés, en raison de l'adipose du sujet et de la résistance des grands droits.

Le tissu pré-vésical était grisâtre, infiltré. Il offrait les *signes non douteux d'une inflammation septique, gangreneuse. Il n'existait pas d'infiltration urinaire.*

A l'ouverture de la vessie, très profondément située, issue de trois quarts de verre d'une urine acajou, d'odeur ammoniacale. On ne peut retrouver l'orifice vésical de la ponction.

Gangolphe, pendant une cystostomie (Société des sciences médicales de Lyon, 1892), avait remarqué : « l'aspect blanchâtre, livide des muscles et ensuite la coloration verte et gangreneuse du tissu cellulaire pré-vésical. Ce changement de coloration était d'autant plus appréciable qu'il contrastait absolument avec l'aspect beurre frais habituel des lobules graisseux de cette région ». Il ajoutait : « Les ponctions capillaires ne sont pas inoffensives; nous avons surpris, pour ainsi dire, un phlegmon gangreneux, au début de son évolution. » Reclus a fait la même remarque. Nous avons, nous-même, été, plusieurs fois, témoin d'une semblable complication[1].

Ces quelques exemples suffisent. Il est évident que l'inflammation, une fois installée, peut revêtir toutes les formes, depuis le phlegmon gangreneux urinaire jus-qu'au simple œdème, en passant par l'abcès collecté ou par l'infiltration purulente. Les désordres seront d'au-tant plus étendus, que l'on aura tardé davantage à appli-quer, au prostatique rétentionniste avec phlegmon pré-vésical secondaire, le seul traitement efficace, qui est la cystostomie.

5° *Hématome pré-vésical favorisé par la congestion de*

---

1. Poncet. *Mercredi médical*, 1891. Dangers de la ponction hypogas-trique de la vessie.

la vessie. — On sait que, chez le vieillard, la vessie a subi une transformation scléreuse, qu'elle a perdu son élasticité et sa contractilité (p. 31). D'autre part, il existe un développement, parfois très marqué, du réseau veineux péri-vésical. Cette disposition entraînera, un nouvel accident de la ponction : *une blessure vasculaire.* Bien que cet accident soit rare, il démontre, une fois de plus, combien le procédé est aveugle.

Le trocart, l'aiguille, peuvent rencontrer une grosse veine péri-vésicale, maintenue béante, par la transformation fibro-adipeuse du tissu cellulaire péri-vésical. Après l'extraction de l'instrument, la plaie vasculaire ne se rétracte pas, puisque la contraction musculaire et la sclérose vésicale s'y opposent. Le sang veineux envahit, sans obstacle, les tissus. Il les décolle avec une facilité d'autant plus grande, que la rétention s'établit rapidement, après cette évacuation momentanée. Sous l'influence de cette réplétion vésicale, la congestion veineuse augmente. L'hémorrhagie continue. Elle menace, parfois, la vie. L'hématome pré-vésical peut être considérable, ainsi que le prouve l'observation de Tailhefer :

OBSERVATION XXI (Tailhefer).

Un nouveau méfait de la ponction hypogastrique. — *Hématome péri-vésical, produit par une ponction sus-pubienne de la vessie* (*Gaz. hebdomadaire*, 1ᵉʳ juillet 1896).

« Nous livrons l'histoire suivante aux méditations des praticiens, qui ont l'habitude de faire la ponction hypogastrique :

Le 26 mai 1896, un homme de soixante-dix ans, arrivait dans le service du professeur Jeannel, à l'Hôtel-Dieu de oulouse, avec un billet de son médecin, donnant les renseignements suivants : « *Rétention d'urine, causée par une*

*tumeur volumineuse de la prostate, occupant une grande partie
du petit bassin. Cathétérisme impossible. Ponction hypogastrique, faite à titre palliatif* ». Séance tenante, M. Jeannel
sonda son malade, avec la plus grande facilité, au moyen
d'une béquille de moyen calibre.

Dès le lendemain de son hospitalisation, notre prostatique
entrait dans un état demi-comateux, et trois jours après il
mourait d'urémie.

L'autopsie nous révéla l'existence d'un immense *hématome
sous-péritonéal*, situé dans la cavité de Retzius, occupant
toute la paroi abdominale antérieure jusqu'à l'ombilic, et les
lombes jusqu'aux reins.

La paroi vésicale antérieure était fortement ecchymosée.
Les autres parois de la vessie ne présentaient rien d'anormal.
Pas d'hématome dans la cavité péritonéale. »

Après avoir relaté les autres détails, Tailhefer ajoute : « Évidemment, notre malade est mort de pyélo-néphrite, et on ne
saurait accuser l'hématome que nous avons signalé

Quelle est la cause de celui-ci ? C'est la ponction hypogastrique.

La vessie étant fortement congestionnée, ainsi qu'elle l'est
toujours chez les prostatiques et les rétentionnistes, il n'est
pas étonnant que les vaisseaux de la paroi vésicale, perforés
par le trocart, aient beaucoup saigné. Le sang n'a pu aller
dans la cavité vésicale ; car la vessie revenant sur elle-même
de haut en bas, un pli de la muqueuse vésicale a fait valvule
et la cavité vésicale a été fermée. Dans ces conditions, le sang
a coulé dans la cavité de Retzius, et c'est la déclivité qui a
guidé son épanchement, dans la paroi abdominale antérieure,
jusqu'à l'ombilic, et dans les lombes, jusqu'aux reins. Ce n'est
pas que le tissu cellulaire sous-péritonéal sus-ombilical soit
moins lâche, moins abordable aux fusées liquides, que le
tissu cellulaire sous-ombilical. Si l'hématome n'a pas dépassé
l'ombilic, c'est, seulement, en raison de la petite quantité de
sang épanché. Ce sang est allé dans les lombes, à cause de leur
situation déclive.

Au lieu de faire la ponction hypogastrique, le médecin de
notre prostatique aurait dû tenir la conduite suivante. L'indication qui surgissait, après l'impuissance du cathétérisme,

était celle de la cystostomie de Poncet. Cette opération ne
demande pas beaucoup d'habileté, pas plus qu'un outillage
spécial. Elle peut être faite sans aide, à la cocaïne, avec un
bistouri, quelques pinces hémostatiques et du catgut.

Les avantages de la cystostomie sont inappréciables, nous
n'avons pas à en parler ici. Pourquoi, donc, l'opération de
Poncet n'est-elle pas entrée dans les mœurs de tous les praticiens? C'est qu'elle doit lutter contre des forces bien puis-
santes. Elle trouve, en face d'elle, la routine, la moutonnière
routine, qui préconise la ponction hypogastrique, parce
qu'elle fait partie du vieux bagage chirurgical, de ce que les
vieux médecins, *laudatores temporis acti*, appellent la saine
chirurgie d'autrefois.

De plus, elle contrecarre un antique préjugé, d'après lequel,
une aveugle ponction serait moins dangereuse qu'une franche
incision.

Enfin, il faut bien le dire, beaucoup de praticiens sont
atteints d'une véritable phobie du sang, et cependant, la cystostomie n'est guère une opération hémorrhagipare. On vient
de voir qu'il n'en est pas toujours de même, de la ponction
hypogastrique. »

Cette observation se passe de tout commentaire.

**Modifications des rapports du péritoine normal, et
pathologique.** — Nous avons étudié, jusqu'ici, les dangers
de la ponction hypogastrique, lorsque les rapports de
la vessie, avec la symphyse, sont normaux, lorsqu'il
existe un espace sus-symphysaire, dépourvu de péritoine. Si la ponction est pratiquée, quand ces rapports
sont modifiés, les dangers sont, encore, plus graves.
Nous rappelons qu'il peut y avoir des dispositions individuelles du péritoine normal, qu'il existe des changements du cul-de-sac péritonéal à l'état pathologique,
changements créés, soit, par des inflammations, provoquant des adhérences péritonéales avec la symphyse,
soit par des hernies concomitantes (Féré, Delbet), etc...

Cul-de-sac pré-vésical normal. — D'après les notions anatomiques généralement admises, et, en particulier, chez le vieillard (p. 45), la distension vésicale n'entraîne pas, d'une façon certaine, l'ascension de la séreuse. Sur certaines vessies mêmes, la distension se fait, surtout, dans le sens transversal, au lieu de suivre la direction verticale.

La hauteur du cul-de-sac, au-dessus de la symphyse, peut être, alors, fort réduite. L'instrument aspirateur, enfoncé au lieu d'élection, c'est-à-dire à 2 centimètres au-dessus du pubis, traverserait fatalement ce cul-de-sac. Nous en avons cité plusieurs exemples anatomiques.

La percussion donne, dit-on, dans des cas semblables, une sonorité sur la ligne médiane. Ce signe permettrait d'éviter la blessure du péritoine, et constituerait une contre-indication absolue de la ponction. La conclusion est excellente. Mais, en pratique, on ne doit pas compter sur ce procédé d'examen, pour mesurer la hauteur du cul-de-sac. Il peut descendre très bas, bien que la matité soit très étendue, et, cette dernière est trop variable, trop inconstante, pour avoir une valeur pratique.

Ne faut-il pas, aussi, faire la part des erreurs de diagnostic, qui ne sont pas publiées? Nous avons vu une péritonite prise pour une vessie distendue. On retira par la ponction hypogastrique deux litres de pus, qui provenaient du péritoine. La vessie n'était nullement distendue, ainsi que le prouva l'autopsie. Un autre malade fut envoyé en chirurgie, d'un service de médecine, avec le diagnostic : *rétention urinaire*, et, avec l'indication : *ponction urgente*. Il s'agissait d'une anurie, coïncidant avec une adipose marquée. Les médecins, qui sont appelés à pratiquer la chirurgie d'urgence, ne commettentils pas de telles erreurs de diagnostic? Ne croient-ils pas, parfois, être en présence d'une vessie distendue, alors qu'il n'existe que du tympanisme, de l'ascite?

La ponction est une arme dangereuse. Elle l'est d'autant plus, qu'on la proclame plus innocente, qu'elle se trouve entre les mains de tous les médecins, et qu'elle n'engage pas leur responsabilité.

Blessure du péritoine. — Cette ponction, qui était considérée, autrefois, comme « une opération exigeant la plus grande habileté et le plus grand sens clinique » par des maîtres tels que Desault, Boyer, etc..., risque, pour les motifs énoncés plus haut, d'entraîner la blessure du péritoine, avec les conséquences redoutables de toute plaie infectée de cette séreuse. Sans doute, nombre d'urinaires « ont emporté dans la tombe un secret bien gardé par les opérateurs ». Nous possédons, cependant, des observations de ce genre. En voici une de Rollet, tout à fait probante :

OBSERVATION XXII (Rollet).

Blessure du péritoine, dans une ponction hypogastrique, avec le gros trocart de Dieulafoy. — Cystostomie. Mort.

Le 1ᵉʳ novembre 1892, sans cause explicative, (P...) Antoine, âgé de soixante-neuf ans, habitant Saint-Sorlin (Drôme), était pris d'une rétention d'urine, brusque et complète. Après avoir été cathétérisé, il entre à l'Antiquaille, dans la soirée du 3 novembre.

Le lendemain, le chef de clinique constate que le cathétérisme est impossible. La vessie remonte à l'ombilic. Après toutes les précautions antiseptiques, il fait, à titre d'intervention préliminaire, à un doigt au-dessus de la symphyse, une ponction avec le gros trocart de Dieulafoy, et laisse la canule à demeure. Il sort deux litres environ d'un liquide limpide. Pansement antiseptique et sulfate de quinine.

Le 6 novembre. la nuit a été mauvaise, l'état général est inquiétant, anorexie, langue urinaire, etc. : T. 39°,7. Au niveau de la plaie d'entrée du trocart, un peu de rougeur périphérique. Rollet pratique immédiatement la cystostomie. Le fascia incisé, on voit un pertuis grisâtre laissé par la canule. L'extrémité de l'index est introduite dans cet orifice, et immédiatement une anse d'intestin grêle fait hernie. *Le péritoine avait été traversé, de part en part, par le trocart.* On décolle le péritoine, on le suture. Mort, quelques jours après, de broncho-pneumonie infectieuse. A l'autopsie, pas de péritonite.

La blessure du péritoine s'observe donc, dans une ponction, faite suivant toutes les règles. Elle résulte de l'abaissement exagéré du cul-de-sac péritonéal.

Péritoine modifié dans les cas pathologiques : hernies acquises, ascite, etc. Adhérences au pubis, à la paroi abdominale. — Si le péritoine a été modifié par certaines influences pathologiques, le danger est encore plus certain.

On conçoit comment la descente de la séreuse, qui est causée par des hernies acquises, par l'ascite, etc., prédispose à cette complication. (Considérations anatomiques, p. 52.)

Dans les cas, beaucoup plus fréquents qu'on ne le suppose, où le cul-de-sac péritonéal est fixé, soit, à la paroi abdominale, soit, au pubis, par de solides adhérences, son ascension est impossible, pendant la distension. Le trocart perfore alors fatalement le péritoine. Rollet a démontré, après Pétrequin et Pouliot, qu'il serait téméraire de ne pas compter avec cette complication. Si on ne peut pas prévoir ces adhérences, il n'en est pas moins vrai qu'elles se rencontrent, presque exclusivement, chez les vieux urinaires, partant, chez les prostatiques. La conclusion s'impose : *sur des vessies d'anciens prostatiques, le trocart est dangereux.*

L'observation **XXIII** vient à l'appui de cette opinion.

Adhérence du péritoine
à la symphyse, dans un cas de cystostomie sus-pubienne
(Société de chirurgie de Paris, 1895).

Il s'agit d'un calculeux infecté, dont les accidents remontent au printemps de l'année 1893.

Quelques mois après, les urines se troublèrent. Le malade ne tarda pas à présenter tous les signes d'une infection urinaire grave : fréquence des besoins, urines purulentes, frissons vespéraux, anorexie complète, amaigrissement, etc.

Le malade entre à l'Hôtel-Dieu, dans le service de M. Poncet, suppléé par M. Rollet.

Le 9 mars, ce chirurgien pratique la cystostomie sus-pubienne. En arrivant sur le péritoine, il éprouve quelques difficultés à relever le cul-de-sac, *qui est adhérent à la symphyse, et dont il faut le décoller.*

L'opération se termine sans incident. Un calcul est extrait. Il mesure 6 centimètres de longueur sur 4 centimètres de largeur. Il pèse 75 grammes. Est formé d'urates dans sa zone centrale. Partiellement encroûté de dépôts phosphatiques secondaires.

Les suites opératoires furent simples. Sous l'influence des grands lavages de la vessie, les urines reprirent rapidement leurs caractères normaux.

Un mois après, le 3 avril, le malade quitte l'hôpital, complètement guéri.

Il est revu le 1er mai. La guérison est parfaite.

Blessure de la prostate. — Nous signalerons, pour mémoire, la blessure de la prostate, qui, faite aseptiquement, n'a pas d'autres suites, que celles d'une ponction blanche, c'est-à-dire, d'une piqûre inutile. Elle avait été signalée, surtout, à la période pré-antiseptique; car, elle avait, alors, provoqué des prostatites infectieuses. Aujourd'hui, l'hémorrhagie seule peut la rendre grave, et il s'agit d'un accident insignifiant, si l'opérateur pratique aussitôt, l'ouverture vésicale, à ciel ouvert. Mais si, partisan convaincu de l'innocuité des ponctions multiples, il recommence les mêmes manœuvres, dès lors, de plus en plus, aveugles, jusqu'à ce qu'il ait la satisfaction de voir couler l'urine, il expose le malade à de graves complications. Ces piqûres multipliées, dans des tissus meurtris, labourés de traînées hémorrhagiques, tout prêts, à l'infection et à la formation d'un phlegmon, sont, certainement, dangereuses.

La ponction doit être rejetée chez les prostatiques. Elle est une cause d'infiltration urineuse, de phlegmon, d'abcès pré-vésicaux, etc., de péritonite, par propagation, par blessure du péritoine normal, et pathologique. Ces complications post-opératoires sont relativement fréquentes. Elles sont trop graves pour ne pas justifier un arrêt de proscription.

Contre-indications générales des ponctions. — En dehors de ces complications, toute ponction vésicale présente des imperfections constantes, et d'ordre général, inhérentes à la méthode elle-même.

1° *Douleurs constantes.* — Les ponctions sus-pubiennes sont loin d'être indolentes. La nécessité de les multiplier, chez des urinaires entre autres, atteints de cystite, de cystalgie, en fait un véritable supplice. L'un d'eux, qui avait gravi ce calvaire, nous faisait, il y a quelques années, une telle description de sa situation, avant d'avoir été cystostomisé, que nous transcrivons son récit. Son histoire, nous la connaissons bien pour l'avoir vue souvent, autrefois, se dérouler sous nos yeux. « Affaibli, nous écrivait-il, tourmenté par la fièvre et les insom-

nies, éprouvé sans paix ni trêve par les besoins d'une
urination que j'étais impuissant à satisfaire et que je
réclamais à grands cris, je regardais comme un sau-
veur, le confrère, l'opérateur, dont la main habile, pouvait franchir mon canal, avec la sonde libératrice. Mais,
le cathétérisme est devenu, peu à peu, difficile, et déjà
la souffrance égale le soulagement qui le suit. Le canal
a saigné, les douleurs redoublent à chaque nouvelle tentative, et d'autant plus vives, qu'elles ne sont pas suivies
du bien-être primitif. Elles augmentent, au contraire,
après chaque évacuation urinaire. Dès lors, le repos
n'existe plus. Si, par instants, un demi-sommeil vient
clore mes paupières engourdies, des visions étranges
occupent mes pensées alors que mon corps a cessé de
sentir. A peine le réveil a-t-il dissipé les idées dont mon
esprit était obsédé, que la triste réalité se présente à nouveau. Mais « il faut pisser ou mourir ». Un médecin
tente de nouveau les sondages, il multiplie ses essais,
avec d'autant plus d'insistance que les difficultés sont
plus grandes. Enfin, devant mes supplications, devant
mes gémissements, il reconnaît son impuissance. Un
autre, supposé plus habile, recommence bientôt, puis un
troisième. A bout de forces, tourmenté par la soif, par la
douleur des cathétérismes inutiles, par les besoins impérieux d'uriner, j'obtiens grâce. La ponction est enfin décidée! Elle est pratiquée sans trop de douleurs, car je ne
me sens plus capable de souffrir.

« Quelques heures de repos relatif me sont accordées
par les hommes et par mes voies urinaires. Bientôt la
vessie est remplie, de nouvelles épreintes apparaissent,
plus vives encore. Le lendemain, après une nuit agitée,
c'est avec terreur que je revois les mêmes instruments,
que je m'abandonne à de nouvelles tentatives de cathé-

térisme, à la ponction. Je sens le mal empirer, la fièvre augmente, les douleurs sont plus intenses. J'éprouve, à chaque instant, des envies impérieuses et avortées d'uriner, les ponctions répétées au milieu des tissus enflammés provoquent des souffrances de plus en plus grandes. Je redoute les ponctions plus encore que les tentatives de sondage. Mes forces s'affaiblissent. Je n'en puis plus... Enfin, je retrouve un peu de calme dans une anesthésie complète, nécessitée par une ouverture de la vessie qui me soustrait à l'angoisse d'une urination spontanément impossible, à la crainte, aux douleurs intolérables, de nouvelles manœuvres chirurgicales. La cystostomie m'a soulagé, elle m'a guéri... »

2° *Pas d'anesthésie possible.* — La ponction, a-t-on dit, n'est pas plus douloureuse qu'une piqûre d'épingle. On a vu, par le récit précédent, ce qu'il faut penser de cette indolence. Sans doute, la souffrance n'est pas comparable à celle d'une cystostomie. Mais, tandis que, dans cette dernière, qui n'est faite qu'une fois, parce qu'elle est une solution, on peut, par cela même, employer l'anesthésie, aucun médecin n'oserait proposer le chloroforme ou l'éther à un malade qu'il traiterait par les ponctions.

Ponction dans les tissus enflammés. — Le traitement par les ponctions est un traitement douloureux. Il faut les répéter, et la douleur augmente à chaque ponction, faite dans un tissu, chaque jour, plus meurtri, enflammé, labouré de piqûres. Quand le prostatique en arrive à ne plus pouvoir supporter le moindre contact, au niveau de la région sous-ombilicale, la moindre pression, la ponction la plus rapide provoquent de vives souffrances.

Insuffisance de la ponction contre la septicémie urinaire. —Le rôle du trocart, vis-à-vis de la septicémie urinaire, est définitivement jugé depuis quelques années.

Quelle que soit la facilité des ponctions, elles ne constituent jamais un mode de drainage efficace et suffisant. Ses partisans, eux-mêmes, dans les rétentions aseptiques, admettent ses dangers, quand on l'applique aux accidents infectieux (*Leguen et Albarran, Congrès d'urologie*, 1896, Bazy, Société de Chirurgie 1898).

Insuffisance contre la rétention. — La ponction, enfin, qui s'adresse au phénomène rétention, ne constitue pas une solution définitive. Nous savons bien que, chez des rétentionnistes aigus, on a vu, après une ou plusieurs ponctions, la miction se rétablir, et le catéthérisme devenir praticable, mais on ne saurait compter sur cette heureuse issue, et les cas où il a fallu recourir à des ponctions répétées qui reculent la solution, mais ne la tranchent pas, sont beaucoup plus fréquents.

Nous n'admettons la ponction que, lorsqu'on se trouve dans l'impossibilité de pratiquer la cystostomie, à laquelle on aura recours ensuite, le plus tôt possible. Là ne se bornent pas les méfaits de ce mode de traitement. On connait, à sa suite, des morts rapides, telle l'observation de Dyer-Sänger :

OBSERVATION XXIV (Dyer-Sanger).

Mort rapide à la suite d'une ponction aspiratrice suprapubienne de la vessie.

Le mercredi 15 mars 1891, vers 10 heures du matin, je fus appelé pour voir G. V..., âgé de soixante-quinze ans, d'une forte constitution et paraissant en bonne santé. Il avait eu des troubles de la miction, depuis quelque temps, mais jamais de rétention.

Depuis le lundi précédent, il avait éprouvé des douleurs violentes dans la région de la vessie, et pouvait à peine uriner quelques gouttes. Constipation. L'appétit était perdu ; la langue un peu sale.

Je trouvai la vessie modérément distendue. Le sommet était à peu près à 2 pouces au-dessous de l'ombilic (5 centimètres environ).

Un bain chaud ne donna pas d'amélioration.

En examinant l'urèthre, je trouvai plusieurs rétrécissements ; mais on pouvait introduire une sonde ordinaire, courbe, jusqu'à l'urèthre prostatique. Rien ne pouvait plus passer au delà, et les manipulations donnaient naissance à une petite hémorrhagie. Je fis alors administrer au malade de la morphine jusqu'à complète somnolence.

A 5 heures, je me décidai à faire une ponction aspiratrice, sachant que la vessie courrait des risques si elle n'était pas soulagée.

Une hernie inguinale double et une accumulation assez considérable de graisse sur le pubis rendaient son bord supérieur quelque peu vague. Je me décidai, cependant, à enfoncer l'aiguille au-dessus. Ayant pris la précaution de laver, de raser et de passer au sublimé le champ opératoire, et ayant complètement lavé mon aiguille, je croyais que je pouvais la passer à travers le péritoine en toute sécurité.

Environ une quarte (1 litre 130 gr.) fut retirée de la vessie et le malade exprima tout de suite son soulagement. Une goutte de sang suivit le retrait de l'aiguille. Le point de la piqûre fut recouvert, avec une bande d'emplâtre adhésif, et le patient commença à dormir.

Le jour suivant, la constipation cessa et il put émettre une grande quantité d'urine, dont une partie s'échappa dans son lit, si bien que la quantité exacte du liquide expulsé, ne put être déterminée.

Le vendredi matin, il se plaignit de gêne, dans la partie inférieure de l'abdomen et de tension. La vessie ne pouvait pas être sentie ; le pouls était quelque peu accéléré ; la température, normale. On administra du sulfate de magnésie.

Vers le soir, l'abdomen devint tympanique, le pouls plus rapide, la température s'éleva à 39 degrés. L'expression du visage devint anxieuse et l'urine ne passa plus qu'en petite quantité. La vessie ne pouvait plus être découverte. On donna de l'opium pour soulager la douleur. Le malade mourut samedi à 7 heures, soixante-deux heures après la ponction aspiratrice.

Autopsie — L'autopsie fut faite en cachette, et pour cette raison, les notes sont malheureusement incomplètes.

Au moment de l'ouverture de l'abdomen, je m'aperçus que le point, où l'aiguille avait traversé la paroi, était à environ 5 centimètres au-dessus du bord supérieur de la symphyse. *Une ligne de légère extravasation marquait la trace de l'aiguille à travers la paroi et à travers les plis du péritoine pariétal* Au delà, la trace ne pouvait pas être nettement déterminée, car la cavité pelvienne était remplie de sang. Des adhérences très denses fixaient la vessie, dans toutes les directions; elles demandaient une force considérable, pour être brisées. Il y avait une grande rougeur du péritoine viscéral et pariétal, dans le voisinage de la vessie. A première vue, on ne voyait ni pus, ni urine.

Le diagnostic était à peine fait, que l'on vint réclamer le corps, et force fut d'en rester là.

La ponction hypogastrique était donc conseillée, comme un moyen palliatif, lorsque le cathétérisme était impossible. *Nous la proscrivons complètement, pour les raisons énoncées ci-dessus, et nous donnons la préférence au traitement radical, qui est la cystostomie.*

Sonde à demeure. — Après des tentatives persistantes et réitérées de cathétérisme, la sonde a pénétré dans la vessie. Le chirurgien craint, à juste raison, des difficultés insurmontables pour les cathétérismes futurs. Deux Ecoles sont en présence. Dans la première, se rangent les partisans de la sonde à demeure, considérée comme le procédé de choix. Dans la seconde, les chirurgiens qui redoutent ce mode de traitement, et qui pratiquent alors la cystostomie.

La sonde à demeure, chez les prostatiques, présente, en effet, un certain nombre de dangers, que ses quelques avantages ne sauraient compenser, à défaut de son efficacité. Les voies urinaires sont le plus souvent, en état précaire, et toujours, tout au moins, en imminence d'aggravation pathologique, lorsque la question du traitement se pose franchement. Les moindres causes d'irritation et d'infection peuvent, ainsi, provoquer les plus graves conséquences.

Infection. — La sonde à demeure n'assure pas toujours la fonction, d'une façon complète, chez le rétentionniste aseptique. En admettant même que la vessie se vide complètement, elle n'en irrite pas moins, souvent, le canal de l'urèthre, et l'appareil vésico-prostatique. Il n'est pas rare de la voir mal supportée, force est bien alors de lui substituer une autre thérapeutique. La suppuration uréthrale, les prostatites, les épididymites secondaires viennent, parfois, encore, compliquer la situation.

Pyélo-néphrite. — Bientôt, cette uréthrite et cette prostatite gagnent par propagation, le col, la vessie, de là, les uretères et les reins, s'accompagnant du syndrome de la pyélo-néphrite aiguë ou chronique. Par la sonde à demeure, le prostatique aseptique est transformé en un infecté rénal, dont la vie est gravement menacée. Telles sont les complications fréquentes de cette thérapeutique. Nous savons que ces dangers ne sont pas constants. On cite, on publie, de temps à autre, des observations dans lesquelles l'emploi de la sonde à demeure a été suivi de succès, mais on passe sous silence, celles qui se sont terminées par la mort.

Pour parer aux inconvénients, aux dangers du cathétérisme permanent, on a conseillé d'enlever la sonde, si elle est mal supportée, si elle est insuffisante, si elle détermine des phénomènes infectieux. Ses partisans avouent ainsi ses dangers. Nous ne saurions trop faire remarquer, combien cette conduite est aléatoire, pleine de péril, puisqu'on se décide à appliquer le seul traitement efficace, quand le mal a empiré, et souvent, hélas! quand il n'est plus temps. Il est vrai que la mort n'est plus mise à l'actif de la sonde à demeure, puisqu'elle a été enlevée.

Cette pratique doit être abandonnée. Ce n'est pas, en effet, quand une pyélo-néphrite a éclaté, que l'on désinfecte facilement les uretères et les reins. Lorsqu'on redoute la septicémie, le meilleur moyen de l'arrêter, n'est pas l'expectation, mais bien le traitement préventif, que nous employons, chaque jour, dans la chirurgie générale. Or, la sonde à demeure, bien loin d'enrayer ces accidents infectieux, aura souvent pour effet de les augmenter. Elle est une arme doublement dangereuse. Elle constitue une cause d'infection, elle fait perdre un temps précieux. Lorsque la cystostomie est pratiquée, elle l'est trop tard, par suite de longues tergiversations. « Entre les deux jurisprudences, dit Diday, celle de Lyon, « opérer dès le péril révélé », et celle de Paris, « n'opérer que contraint et forcé », la meilleure est, sans contestation, la première. » (*Gaz. hebdom.*, décembre 1893).

A l'appui de cette opinion, nous n'avons, parmi de nombreuses observations que l'embarras du choix. — Toutes sont calquées sur le modèle, typique, de celle que nous empruntons à la thèse de Boutan (*loc. cit.*) :

OBSERVATION XXV

Sonde à demeure pour rétention d'urine datant de quarante-huit heures. — Intolérance. — Empoisonnement urinaire aigu. — Cystostomie tardive. — Mort (Thèse Bouton, *loc. cit.*).

Homme de soixante-dix ans. Dysurie, depuis trois ans. Il y a dix-huit mois, rétention d'urine qu'un cathétérisme fit cesser

Entré à la Pitié le 29 janvier 1893, pour une rétention d'urine, datant de quarante-huit heures. La sonde amène de l'urine sanglante. Lavage boriqué. Le soir, cathétérisme assez difficile, avec une sonde en gomme, qu'*on laisse à demeure*. Urine sanglante.

Les 30 et 31 janvier, la sonde fonctionne bien. Mais le malade souffre tellement que, dans la nuit du 31 janvier au 1er février, il retire la sonde.

Le 1er février, il souffre beaucoup. Une sonde en gomme, aisément introduite, donne issue à un liquide sanglant, sans soulagement.

Dans la journée, la sonde laissée à demeure cesse de fonctionner; d'où, vives souffrances. Débouchée par aspiration, elle laisse sortir une grande quantité de liquide noirâtre.

Le 2 février, mêmes difficultés d'évacuer, insomnie, très grandes souffrances. On met une autre sonde qu'on laisse à demeure, malgré la demande du malade, qui prétend ne pas la supporter.

Jusqu'au 4 février, la sonde à demeure ne fonctionne pas, douleurs violentes, urines toujours sanglantes.

Le 4 février, la nuit a été très mauvaise. Le malade, ne pouvant supporter la sonde, l'a retirée. Le même jour, en présence de ces accidents, des difficultés du cathétérisme et des douleurs intenses, on pratiqua la cystostomie, c'est-à-dire six jours après l'entrée du malade. Soulagement immédiat.

Le 5 février au soir, dyspnée, râles fins aux bases. Les jours suivants, le malade baisse progressivement et meurt le 10 février au matin.

L'autopsie signale, comme causes de la mort, la congestion pulmonaire et une pyélo-néphrite suppurée.

En résumé : un prostatique, avec fausses routes, soigné pendant six jours, au moyen d'une sonde à demeure qu'il ne peut supporter, qu'il arrache, présente tous les signes d'une septicémie urinaire aiguë, d'une pyélo-néphrite ascendante : c'est alors qu'on pratique la cystostomie. Elle était, certainement très indiquée, mais n'eût-il pas mieux valu ne pas employer la sonde à demeure et recourir, d'emblée, à l'incision vésicale? « N'opérer que contraint et forcé, n'est-ce pas, suivant Diday, courir au-devant d'un insuccès? »

Il est superflu d'insister. Chacun a vu de telles morts imputables à la sonde à demeure. Elle doit donc être rejetée chez les prostatiques, comme *procédé insuffisant, car elle fonctionne souvent mal, procédé douloureux, parfois insupportable; procédé dangereux, parce qu'il provoque l'infection locale de l'urèthre, de la prostate, des reins, surtout; parce qu'il est une cause de septicémie urinaire; parce qu'il fait perdre, enfin, un temps précieux et permet, à la pyélonéphrite mortelle, de s'installer définitivement.*

Dans l'infection vésicale, et dans l'infection rénale, à plus forte raison, la sonde à demeure constitue un mode de drainage insuffisant et fort irrégulier. A ce titre, elle doit être condamnée. Son impuissance, ses méfaits, sont constants. Quand une vessie résiste aux cathétérismes et aux lavages, quand une infection ascendante se prononce, son emploi n'est plus seulement un danger, mais une faute thérapeutique. L'indication urgente est le drainage aussi large que possible. Il ne peut plus être établi par la sonde, mais seulement par la cystostomie. Cette indication que nous avions nettement formulée, dès le début; est, aujourd'hui, acceptée. Elle est formelle. Il est, certainement, très méritoire de lutter contre l'infection, d'en triompher, mais il est beaucoup plus sage de la prévenir.

PARALLÈLE AVEC LES AUTRES MÉTHODES DE TRAITEMENT :
PROSTATOTOMIE, PROSTATECTOMIE
RÉSECTION DES CANAUX DÉFÉRENTS

Depuis longtemps, les urologistes ont cherché à conjurer les accidents de l'hypertrophie prostatique, par des procédés autres que les ponctions et la sonde à demeure. Le nombre des méthodes est considérable. Elles sont, presque toutes, de date ancienne.

Pour mettre un peu d'ordre dans cette étude nous les ramènerons, avec Flœrsheim (*Arch. générales de médecine*, 1896) à deux grandes méthodes générales :

I. *Celles qui s'adressent à l'obstacle lui-même, dont elles cherchent la disparition complète ou incomplète, par voie directe ou indirecte.*

II. *Celles qui cherchent à dériver le cours des urines. Ce sont les cystostomies dont nous avons déjà parlé.*

Le premier groupe comprend deux catégories : 1° *les procédés qui s'attaquent directement à la prostate* et qui sont : *la dilatation prostatique par voie uréthrale, la dilatation par voie périnéale; les injections interstitielles, les prostatomies, les prostatectomies, la méthode de Bottini ou traitement électrique de l'obstacle, la thermo-cautérisation.*

2° *Les procédés qui ont pour but de modifier la prostate par une voie indirecte, atrophiante : les ligatures atrophiantes, la castration double, la vasectomie double, l'angionévrectomie.*

Nous n'avons pas l'intention de décrire la divulsion prostatique par voie uréthrale, inaugurée par Mercier. C'est là une manœuvre aveugle, dangereuse. Ses résultats sont, d'autre part, très irréguliers et de courte durée. Ses dangers l'avaient condamnée depuis longtemps, aux yeux des anciens chirurgiens eux-mêmes, qui délaissaient cependant, si volontiers, l'instrument tranchant. Nous portons le même jugement sur les injections interstitielles intra-prostatiques, essayées par C. Heine (Le Dentu).

Le traitement électrique de l'obstacle n'est qu'une variété de prostatotomie. Nous nous contenterons de le mentionner à propos de cette opération par voie uréthrale.

Dans ce chapitre, nous discuterons les diverses prostatotomies, prostatectomies, et la divulsion prostatique par la voie périnéale. Nous les mettrons en parallèle avec la cystostomie, puis, nous indiquerons rapidement, ce qu'il faut penser, vis-à-vis d'elle, des diverses opérations atrophiantes : *castration, vasectomie, angio-neurectomie, ligatures atrophiantes.*

Prostatotomies, prostatectomies. — De nombreuses prostatotomies et prostatectomies ont été pratiquées, dans ces dernières années, en Allemagne, en Angleterre et surtout en Amérique. En France, les opérateurs ont été plus circonspects. Vignard, en 1890, ne trouvait qu'un seul cas de prostatectomie sus-pubienne, dû à Guyon, auquel il faut ajouter maintenant, les observations de Tédenat, de Tuffier, de Jullien (1893), et celles plus récentes de Desnos. L'historique de ces opérations est rapporté dans un mémoire de Lagoutte (*Gaz. hebdom.*, 1894) et dans la thèse de Prédal (Paris, 1897).

Toutes ces interventions sanglantes sont basées sur ce fait : qu'il existe, dans l'urèthre prostatique, un obstacle au cours de l'urine. Elles se proposent de supprimer l'obstacle (prostatectomies); ou bien d'élargir le canal, de le creuser à son intérieur (prostatotomies).

On arrive sur la prostate par trois voies différentes :

1° *L'urèthre.*

2° *Le périnée.*

3° *L'hypogastre.*

La prostatotomie uréthrale que pratiquait Mercier et qu'à voulu remettre en honneur Gouley (de New-York), il y a quelques années, semble définitivement abandonnée. La méthode de Bottini, pour être moins dangereuse, doit être rapprochée de la manœuvre de Mercier, l'instrument coupant étant un électrode au lieu d'une lame tranchante. Avec ces deux procédés, on sectionne et on cherche à supprimer un obstacle caché, sans savoir ni quel il est, ni comment il est disposé. On agit, que l'on nous permette cette expression, dans la *nuit noire*, cette chirurgie n'est heureusement plus de mise aujourd'hui. Nous condamnons donc, avec la plupart des auteurs, la voie uréthrale.

La *voie périnéale* pourrait être utilisée pour des prostatectomies, partielles, totales. Mais, en fait, on n'a jamais pratiqué de prostatectomies totales, dans l'hypertrophie prostatique. Les tentatives d'ablation de Billroth, Demarquay, Spanton, Harrisson, Czerny, etc., s'adressaient à des tumeurs malignes. Quant aux premières prostatectomies partielles, elles furent faites par hasard, au cours de tailles périnéales pour calculs, chez des prostatiques (Fergusson, Gross, A. Poncet).

Quoi qu'il en soit, les opérations, par voie périnéale, dirigées de parti pris contre les accidents de l'hypertrophie prostatique sont :

1° *Des uréthrotomies externes, avec dilatation de la portion prostatique de l'urèthre.*

2° *Des prostatotomies périnéales, proprement dites.*

3° *Des prostatectomies partielles.*

L'*uréthrotomie externe* ou *boutonnière périnéale* fut conseillée, et fréquemment employée par Thompson. Ce chirurgien incisait l'urèthre membraneux, constatait, avec le doigt introduit dans l'urèthre prostatique, qu'il n'y avait aucun obstacle, aucun lobe saillant à extirper, et plaçait une grosse sonde n° 30 ou 32, qu'il laissait à demeure pendant dix, quinze jours, ou davantage.

Harisson joignit à l'incision de l'urèthre membraneux, une incision de la prostate, exécutant ainsi une véritable prostatotomie. Il empêchait le rapprochement des lèvres de la plaie, par un gros drain, du volume du pouce, qu'il retirait au bout de quarante à quarante-cinq jours, seulement.

On a souvent, au cours de telles opérations, enlevé des lobes saillants et intra-glandulaires (lobes énucléables). Ces opérations sont nécessairement des plus atypiques. La véritable prostatectomie périnéale réglée, est celle qui fut préconisée par Dittel (1890), sous le nom de : *prostatectomie latérale périnéale*. Nous la prendrons comme type, bien que d'autres procédés aient été préconisés récemment par Alexander, par Füller (*Medic. Record*, déc. 1898).

Après avoir pratiqué une incision latérale, Dittel isole, du rectum, les lobes latéraux, et résèque un morceau du tissu prostatique, en forme de coin, comme s'il voulait extirper une tumeur. Dans tout le cours de l'opération, on a eu soin de ne pas ouvrir l'urèthre. Les résultats fonctionnels furent excellents, chez deux malades opérés par Max Schede.

La *voie sus-pubienne* a été, certainement, la plus employée. Quelle que soit la forme d'hypertrophie prostatique, l'opération consiste toujours à ouvrir la vessie par la taille sus-pubienne, et à extirper l'obstacle par cette voie. L'incision, verticale le plus souvent, parfois combinée à l'incision transversale de Trendelenburg, ou, à la résection du pubis (Helferich), ou, à la désinsertion à la rugine des muscles droits (Desnos), permet d'arriver au but cherché.

L'obstacle prostatique était, soit un lobe pédiculé, et on se contentait de l'exciser avec des ciseaux; soit un lobe sessile, et on employait, pour éviter l'hémorrhagie, le thermocautère, l'anse galvanique ou l'écraseur. On a même pu extraire, par voie intra-vésicale, de notables portions de la prostate qui, s'étant isolées, devenaient très facilement énucléables, à la façon des fibromes utérins (Delagenière, 1890).

Quelquefois, en raison de l'état du sujet, ou en raison encore du volume de la tumeur, saillante dans la vessie, des chirurgiens (Southam, 1891), se sont bornés à inciser la prostate, pratiquant ainsi une prostatotomie par voie intra-vésicale. Nous n'insistons pas sur les procédés, variés et atypiques, qui peuvent être combinés, plus ou moins ingénieusement.

Si l'on veut comparer ces diverses opérations avec la cystostomie, il est nécessaire de tenir compte de considérations multiples, et d'ordre différent. Au point de vue thérapeutique, la distinction est capitale, suivant l'état local ou l'état général. En outre, il faut être bien pénétré du but à atteindre. Or, ici, le chirurgien doit avoir le triple objectif suivant :

1° Remédier aux accidents immédiats (rétention, cystite, phénomènes d'infection générale), en un mot, sauvegarder la vie du malade;

2° Empêcher le retour de semblables accidents et, pour cela, donner à l'urine une issue large et facile, empêcher toute rétention. C'est le meilleur moyen d'assurer l'asepsie des voies urinaires ;

3° L'idéal, après l'intervention, est le rétablissement de la miction volontaire par les voies naturelles, ou par une voie artificielle nouvellement créée.

Les conditions du problème, dépendent de l'état général et de l'état local.

Chez les infectés, l'asepsie de la vessie est la grande indication. On doit rejeter complètement toute une série d'opérations, où la voie n'est pas largement ouverte à l'urine. Chez les prostatiques purement mécaniques, les limites de l'intervention sont plus larges. On ne peut plus, rationnellement, songer, en supprimant l'obstacle, à rétablir la fonction naturelle par une opération radicale. Mais nous ferons remarquer que, dans la pratique hospitalière, tout au moins, nous ne voyons guère les prostatiques au début. Ce sont, en général, des accidents graves qui les engagent à réclamer les secours d'un chirurgien. A ce moment, la cystostomie plus simple, moins grave et aussi plus efficace que la plupart des autres méthodes, trouve seule son indication.

Les considérations tirées de l'état local de la prostate, de la vessie, et relatives à la justification des diverses prostatotomies et prostatectomies, ne sont pas moins importantes. Si l'on admettait la théorie de l'atonie vésicale, pour expliquer les symptômes du prostatisme, il serait, certes, bien inutile d'agir sur la prostate, puisque le mal serait plus général et situé ailleurs. Mais, nous croyons que la perte partielle de la contractilité vésicale est plutôt secondaire, au moins, dans la généralité des cas, et qu'elle ne joue qu'un rôle accessoire, dans la production des phénomènes de rétention. Cette opinion est partagée, depuis Mercier, par tous les partisans des prostatotomies et prostatectomies, en particulier par Desnos (Prédal, *loc. cit.*).

C'est donc bien la prostate, qui est la cause des accidents. Mais comment agit-elle? Un lobe médian, les lobes latéraux jouent-ils le principal rôle, etc...? Ces questions sont importantes pour le chirurgien qui veut prostatotomiser, et qui doit savoir sur quelle partie de la glande, origine des accidents, portera son intervention.

Les diverses statistiques de Thompson, de Mercier et de Desnos, etc.., sont contradictoires. Les unes accusent une proportion, relativement très grande, de l'hypertrophie localisée au lobe moyen, et formant valvule au col vésical. Les autres, ne trouvent plus cette localisation, que dans un cinquième des cas. Lagoutte a repris cette étude sur le cadavre. Il a fait, en outre, l'examen des prostates sur le vivant, au cours de cinquante-cinq cystostomies pratiquées dans notre service. C'est à peine s'il a trouvé, deux ou trois fois, l'hypertrophie isolée du lobe médian, sur soixante et un prostatiques.

Presque toujours il s'agit d'une augmentation en masse de la glande. L'urèthre est comprimé, déformé dans son trajet, à travers la prostate, et transformé en un canal rigide. Le développement du lobe médian semble jouer un rôle secondaire, au point de vue de la pathogénie des accidents de rétention. Le toucher bi-manuel pendant la cystostomie, un doigt étant introduit dans la vessie et l'autre dans le rectum, montre bien qu'il s'agit, le plus souvent, d'une hypertrophie massive, le simple toucher rectal donnant des renseignements très imparfaits, relativement au volume et à la forme de la prostate.

Quant à la possibilité de l'énucléation des lobes hypertrophiés, si nous l'admettons volontiers, nous croyons aussi, avec Lagoutte, qu'elle est exceptionnelle. Très rarement, on aura l'occasion d'exécuter la décortication de lobules prostatiques, fibromes glandulaires, avec le seul secours des doigts ou d'un instrument mousse.

Après avoir rappelé la rareté de l'hypertrophie localisée du lobe médian, la rareté de l'énucléation facile des fibromes prostatiques, la fréquence de l'hypertrophie des lobes latéraux et des déformations de l'urèthre, nous discuterons la question des prostatectomies et des prostatotomies.

Nous diviserons ces diverses opérations en deux classes :

1° *Celles, dans lesquelles on ne touche pas aux voies urinaires.*

2° *Celles, qui comportent, au contraire, une ouverture large de ces voies.*

Cette distinction est capitale.

I. — Les *interventions, dans lesquelles on ne touche pas aux voies urinaires*, sont très rarement exécutées, bien que chaque auteur propose, pour ainsi dire, un nouveau manuel opératoire, basé sur des considérations plus ou moins justifiées. L'opération de Dittel, par exemple, ou prostatectomie périnéale latérale, n'a été pratiquée qu'un petit nombre de fois. Elle semble, pourtant, réaliser l'idéal, au point de vue fonctionnel, tout au moins.

Théoriquement, une telle intervention présente, sur la plupart des autres opérations portant sur la prostate, l'avantage d'être méthodique, réglée, et par suite, applicable à tous les cas, au point de vue opératoire. Les résultats publiés ne permettent pas de juger définitivement cette opération, qui ne sera jamais applicable qu'à un nombre fort limité de malades.

En effet, si les prostatiques venaient réclamer les

secours de la chirurgie, avant de présenter des accidents graves, avant d'être atteints de cystite et d'infection; si l'on pouvait pratiquer sur eux une opération, en quelque sorte, préventive, c'est aux prostatectomies que l'on pourrait songer. Mais, les malades qui acceptent ou qui demandent une intervention semblable, ne sont pas dans de telles conditions. Ils attendent les complications, et dès lors, l'opération est insuffisante et trop grave pour être conseillée.

L'opération est insuffisante, contre les accidents urgents de rétention et d'infection. Elle est, aussi, trop grave, car il s'agit d'un acte chirurgical laborieux, pratiqué, chez un homme âgé, dont l'état général est, le plus souvent, mauvais. Une telle intervention est contre-indiquée chez le plus grand nombre des prostatiques. Ils sont incapables de supporter ce traumatisme chirurgical, surtout, si la vessie est infectée, si les reins sont malades. Cette remarque est d'autant plus vraie, que l'intervention n'ouvre pas, immédiatement, une voie large, à l'urine septique. Ce serait, cependant, la première condition à remplir.

II. — Dans les autres méthodes, cette condition est, plus ou moins, réalisée. La cystotomie est, en effet, le premier temps obligé de toute prostatectomie sus-pubienne. Dans toutes les tentatives faites par la voie périnéale, ou bien, on dilate l'urèthre prostatique, ou bien, par incision, par excision de portions saillantes, on ouvre un débouché immédiat, à l'urine. La plus grande partie des succès obtenus par ces méthodes s'explique par le drainage urinaire. Prédal (*loc. cit.*), partisan de la prostatectomie sus-pubienne, ne dit-il pas dans ses conclusions que « la prostatectomie est supérieure à la cystostomie dont elle *peut présenter tous les avantages*, plus celui qui résulte de l'enlèvement d'un obstacle au libre écoulement de l'urine par les voies naturelles ». La prostatectomie sus-pubienne est permise, en somme, parce qu'elle bénéficie, tout d'abord, et sur-le-champ, des avantages incontestés de la cystostomie.

1°. La *prostatectomie par la voie sus-pubienne* est l'opération qui a été et, qui est, encore, le plus souvent pratiquée, tout au moins à l'étranger. Malgré le récent plaidoyer de Desnos, nous pensons qu'elle constitue une méthode exceptionnelle, susceptible de donner des succès, dans quelques cas, mais elle ne saurait être entreprise, de parti pris, dans le but de faire cesser les accidents.

Elle n'est véritablement indiquée, que dans les hypertrophies localisées au lobe moyen. Or, cette localisation, nous l'avons dit, constitue l'exception (Lagoutte). De plus, il est illusoire de vouloir poser un diagnostic ferme, d'hypertrophie du lobe médian, obstruant l'orifice uréthral, avant toute incision vésicale. Le toucher rectal ne fournit, en effet, que des données très incomplètes. Une prostate, qui fait une énorme saillie, du côté du rectum, peut déterminer seulement des déformations insignifiantes du col vésical et de l'urèthre.

Le cathétérisme explorateur, décrit avec grand soin par Mercier, ne renseigne pas mieux sur l'existence de la barre prostatique, quels que soient le doigté et l'expérience du chirurgien. Les autres moyens, que l'on a indiqués et multipliés, pour distinguer un lobe médian, faisant soupape, ou reconnaître la compression, portant sur tout le trajet de l'urèthre prostatique, ne donnent pas des éléments de diagnostic, plus certains. C'est ainsi que Mansell Moullin a indiqué le procédé suivant : on introduit, dans l'urèthre, l'extrémité d'un cathéter creux, mis en communication par son autre extrémité, avec un réservoir qu'on peut élever à volonté. On fait une injection. Si le lobe médian existe seul, il n'est pas nécessaire d'élever bien haut le réservoir, pour faire pénétrer le liquide. S'il s'agit, au contraire, d'une hypertrophie portant sur toute l'étendue du canal prostatique, il faut une pression plus considérable. La hauteur à laquelle on doit élever le réservoir permettrait même de calculer, dans une certaine mesure, le degré de compression.

Le même auteur a imaginé un instrument, dans le but d'étudier les déformations du canal prostatique. Cet instrument ne donne pas, non plus, des résultats assez constants, pour qu'on puisse diagnostiquer, avec quelque certitude, l'hypertrophie isolée du lobe moyen.

Nous pouvons donc conclure : *de la rareté des lobes médians isolés, de l'impossibilité d'en établir le diagnostic, que la prostatectomie sus-pubienne ne saurait être une opération, voulue, et exécutée de parti pris.*

Elle n'est pas, davantage, méthodique et réglée. Il est facile, certes, d'enlever un lobe médian pédiculé ou énucléable, mais, il faut considérer, comme incomplète et dangereuse, une prostatectomie, dans laquelle, on se propose d'enlever des coins étendus de lobes hypertrophiés, au voisinage ou aux dépens de l'urèthre. Les procédés opératoires ne sont pas spécifiés dans chaque cas particulier. On enlève avec la curette ou les ciseaux ce que, l'on peut. L'opération a-t-elle été étendue? On conçoit que la plaie cavitaire, anfractueuse et profonde, créée par la prostatectomie, que les diverses manœuvres exécutées, ne sont pas, sans retentir défavorablement sur l'état général de vieillards, en état, ou en imminence d'infection. La plaie vésicale est aussi, une voie d'absorption dangereuse, surtout, lorsqu'elle est profonde et irrégulière. L'opération, sauf dans les cas de lobe médian pédiculé ou facilement énucléable, cas, dans lesquels elle est des plus rationnelles, doit être considérée, non seulement comme mal réglée, mais encore, comme grave, en raison de son mode d'action incertain, et surtout, des voies nouvelles, ainsi ouvertes à l'infection.

Nous formulons toute notre pensée en ajoutant : *que la plupart des prostatectomies sus-pubiennes n'ont donné des succès, que parce qu'elles ont été précédées et suivies de l'ouverture de la vessie, en un mot, d'une cystostomie.*

Dans le traitement des cystites rebelles, la question est bien tranchée, depuis Hartmann, quant aux résultats immédiats de la cystostomie sur les phénomènes inflammatoires. Mais, même au point de vue du résultat fonctionnel ultérieur, obtenu après les prostatectomies, la cystotomie préalable joue encore un grand rôle.

Dans un grand nombre de cystostomies, le méat s'est oblitéré, après la mise au repos complet de la vessie et de l'urèthre prostatique. L'élément congestif disparaissant graduellement, les fonctions se rétablirent. Il en est certainement ainsi dans beaucoup de prostatectomies sus-pubiennes. L'obstacle a été enlevé plus ou moins complètement; mais il ne jouait qu'un rôle insignifiant dans la pathogénie de la rétention et son ablation ne modifie guère les conditions mécaniques. La guérison est, néanmoins, obtenue, non par le fait de la prostatectomie, mais bien, grâce au drainage, qui a placé momentanément la vessie. dans des conditions nouvelles, propices à la décongestion.

Il serait inexact de généraliser une telle manière de voir, et d'expliquer, de la sorte, le mécanisme de la guérison, à la suite de toutes ces opérations. Nous recon-

naissons parfaitement, que l'ablation d'un lobe médian
formant bouchon, peut rétablir définitivement la miction et faire disparaître les accidents. Nous avons voulu,
cependant, souligner l'action bienfaisante de l'ouverture
vésicale, le rôle important de la *cystostomie temporaire,*
non seulement, au point de vue de la disparition des
phénomènes infectieux, mais encore, dans une certaine
mesure, au point de vue de la restitution *ad integrum* de
la fonction.

Résumé. — *La prostatectomie sus-pubienne manque
d'indications, basées sur un diagnostic exact. Elle est mal
réglée, et forcément incomplète, sauf dans les formes
rares,* de lobes, isolés, médians, pédiculés, énucléables.
*Les succès que l'on note à son actif, sont dus, en grande
partie, à la cystostomie qui l'accompagne, surtout, en ce
qui concerne les phénomènes de cystite et d'infection générale.*

2° *La prostatotomie et la prostatectomie par voie périnéale, après ouverture de l'urèthre,* sont passibles des
mêmes objections que la prostatectomie sus-pubienne.
Ces diverses opérations ont, toutes, pour but, d'ouvrir
l'urèthre membraneux, comme dans une uréthrotomie
externe, puis, de rétablir le calibre du canal prostatique,
par la dilatation (Thompson), par l'incision ou l'excision
de parties saillantes (Harrisson, Watson). Dans ces cas
encore, c'est au drainage vésical qu'il faut rapporter la
plus grosse part du succès. Mais, que l'on ait recours à la
simple boutonnière périnéale de Thompson, ou, que l'on
fasse suivre celle-ci d'une prostatotomie, à la manière
d'Harrisson, il est nécessaire de laisser en place une
grosse sonde, un drain volumineux, pour calibrer le
canal, assurer l'écoulement de l'urine et, au besoin, pratiquer des lavages vésicaux. C'est là, une condition des

plus fâcheuses, au point de vue de la guérison de la cystite et des accidents infectieux. L'évacuation de la vessie laisse souvent à désirer, et d'autre part, les malades supportent, généralement, mal un corps étranger tel qu'une sonde à demeure. Enfin, avec de semblables méthodes, la récidive est fatale dans la plupart des cas, l'obstacle prostatique tendant, toujours, à reprendre sa forme et son volume primitifs. Le grand reproche que nous adressons à de telles opérations, c'est d'être impuissantes contre les complications infectieuses du prostatisme. Or, nous le répétons, elles ne sont applicables qu'à ce moment, puisqu'elles ne sont pas indiquées chez les sujets, atteints simplement de troubles fonctionnels. De tels malades se contentent, du reste, alors, et avec juste raison, du traitement par la sonde.

Les prostatiques qui relèvent des méthodes sanglantes, sont, précisément, ceux qui ne peuvent plus être améliorés par les cathétérismes répétés. De l'état de prostatiques simples, ils sont passés à celui de : *vésicaux*, et surtout de : *rénaux*. Chez de tels malades, on doit, en raison de leur âge avancé, de leur peu de résistance, etc., avoir recours à l'intervention la plus simple, à celle qui remplit, le mieux, les indications. Il ne leur faut pas de traumatismes chirurgicaux prolongés, de plaies cavitaires, s'infectant aisément par des opérations compliquées. L'opération de choix est la cystostomie suspubienne, qui assure le plus rapidement et avec le minimum de trauma possibles, les fonctions de l'urination.

Les autres interventions ne sont possibles et rationnellement praticables que dans un nombre de cas des plus restreints.

Procédés visant l'atrophie de la prostate. Méthode indi-

recte. — Les procédés dans lesquels, on cherche la suppression de l'obstacle, par l'atrophie de la prostate sont : *les ligatures atrophiantes, la castration, la vasectomie double, et l'angio-neurectomie.*

Les ligatures atrophiantes ou méthode de Brier (*Ligatures doubles des artères hypogastriques*), sont tellement graves, que son auteur reconnaissait, lui-même, en 1897, qu'elles devaient être abandonnées. Le but qu'elles se proposent n'est pas celui qu'on recherche par la cystostomie. Elles ne sauraient donc entrer en parallèle avec cette méthode. Nous les citons pour mémoire.

L'angio-neurectomie, la castration, la vasectomie cherchent l'atrophie de la prostate par la suppression des glandes génitales, ou par leur atrophie. Il est évident que, dans cet ordre d'idées, la castration devrait avoir le maximum d'effet. Les considérations dans lesquelles nous entrerons peuvent donc s'appliquer aux deux procédés qui en dérivent : la vasectomie (Isnardi) et l'angio-neurectomie du cordon (Albarran).

Castration. — Cette mutilation dont le point de départ furent les expériences de Ranem, White, Legueu, répétées plus tard par Albarran et Motz, paraissait être basée sur l'atrophie de la prostate après l'ablation des testicules. On citait à l'appui : le développement parallèle de la prostate et du testicule, l'atrophie prostatique des eunuques, les différences existant entre la prostate petite et dure des bœufs et la grosse prostate molle des taureaux, etc. (Launois, *Bull. Méd.*, 1895.)

Les conclusions de White ont été, bientôt, contestées. C'est ainsi qu'on a vu des prostates grossir chez des castrés. Legueu, en 1895, démontrait déjà, que les prostates molles subissent, seules, une décongestion. Carlier, à l'Association française d'urologie en 1896,

affirmait que la sonde provoquait les mêmes phénomènes, et qu'elle avait les mêmes avantages que la castration, qui devenait ainsi une opération inutile. Au
Congrès des chirurgiens allemands, de 1897, Socin la
rejetait. La statistique de Borelius est loin de plaider en
sa faveur. Dernièrement encore (1898), à la Société des
sciences médicales de Lyon, Rafin, publiant deux observations de castration, avouait son inefficacité, à peu près
complète.

Nous n'avons jamais pratiqué la castration chez des
prostatiques, et malgré toutes les bonnes raisons, qui
ont paru, à un moment donné, la justifier, nous n'avons
pas trouvé l'indication de cette opération répugnante. Ce
n'est donc pas, en nous appuyant sur une expérience
personnelle, que nous la comparons à la cystostomie.
Ses indications sont, du reste, peu précises, et, la plupart du temps, différentes. Il en est de même de ses
effets, et *a fortiori*, de ceux de la résection des canaux
déférents, et de l'angio-neurectomie qui sont, relativement lents, dans les cas où elles donnent un résultat
appréciable. En admettant que les succès soient la règle,
il n'en resterait pas moins vrai, que l'action de ces deux
interventions est toute différente de celle de la cystostomie qui agit d'une façon immédiate, rapide. Elle lutte
contre les accidents graves et aigus, notamment la rétention et l'infection aiguë, que ne peuvent enrayer ni
la castration bilatérale, ni la résection des canaux déférents. Ces méthodes ne peuvent donc pas entrer en
parallèle avec la cystostomie, puisqu'elles ont des indications différentes. Cela est si vrai, que les indications
de la cystostomie (accidents aigus) et de la castration
(accidents chroniques) étant réunies, on pourra pratiquer
successivement, chez le même sujet, une cystostomie

d'abord pour des accidents graves, et plus tard, une castration, ou mieux la résection des canaux déférents, dans
le but d'atrophier la prostate.

Ces opérations ne sauraient être opposées à la cystos-
tomie. Elles ont des indications différentes. Le cas échéant
(grosse prostate molle), elles pourront plutôt, se prêter un
mutuel appui. C'est ainsi qu'il nous est arrivé de pratiquer
la résection des canaux déférents, plusieurs semaines après
une cystostomie d'urgence, bien que cette résection ne nous
ait pas donné d'excellents résultats. (David de **Dréziqué**.
Résection des canaux déférents, Thèse de Lyon, 1896.)

CHAPITRE VI

RÉSULTATS VITAUX. RÉSULTATS FONCTIONNELS

I. OBLITÉRATION
II. PERSISTANCE DU MÉAT HYPOGASTRIQUE

SOMMAIRE. — *Résultats vitaux :* Prostatiques mécaniques : 37 guérisons, 2 morts ; Prostatiques infectés ou empoisonnés urinaires : 46 guérisons, 29 morts.

Résultats fonctionnels : I. *Oblitération de l'urèthre contre nature :* dans
53 p. 100 des cas, les fonctions naturelles se rétablissent ;

II. *Méat hypogastrique permanent :* I. *Étude anatomique du nouvel
urèthre contre nature :* sur le vivant, sur le cadavre. Méat à fleur de
peau, méat ombilical, méat à forme intermédiaire.

Canal hypogastrique : son trajet et ses deux orifices, sa direction, son
calibre, sa structure.

État de la vessie, de la prostate, de l'urèthre normal.

II. *Fonction du nouvel urèthre sus-pubien. Résultats de notre statistique :* Malades avec incontinence totale, 13 ; malades avec incontinence
partielle, 7 ; malades continents, 14 : sur 34 cystostomisés, depuis plus de
six mois. Analyse de la fonction dans chacune de ces variétés.

III. *Conditions anatomiques, physiologiques, et opératoires exerçant une
influence sur la continence ou l'incontinence.*

a) Forme du méat hypogastrique. *b)* Longueur et direction de l'urèthre
hypogastrique, son calibre. *c)* Constitution anatomique du canal et de
ses orifices. *d)* Influence de la contraction des muscles grands droits.
e) Rôle de la vessie. *f)* Influence des procédés opératoires. *g)* Complications résultant des éventrations. Observations intercalées.

IV. *Des appareils destinés à remédier à l'incontinence. Résultats
obtenus par leur emploi.*

RÉSULTATS VITAUX

Les résultats, sur lesquels nous basons notre appréciation, résultent de la statistique des 114 observations

que nous avons communiquées à l'Académie de médecine, le 2 août 1898. La plupart sont personnelles. Beaucoup ont été publiées dans les thèses de Lyon ou de Paris, enfin quelques-unes sont encore inédites.

Il n'existe pas de statistique analogue. Des cas isolés ou peu nombreux ont bien été publiés, mais, en raison précisément de leur petit nombre, ils ne pouvaient permettre des conclusions définitives sur la valeur de l'opération, dans ses indications variées. Desnos, Lejars ont, à ce point de vue, publié quelques observations.

Nous signalerons la statistique de Wiesinger (1896) qui, sur 24 cystostomies pour prostatisme, eut 24 succès complets. Bjorn Hoderus rapporte également 20 opérations, sans une seule mort. Nous ne connaissons pas les indications exactes formulées par ces auteurs. Il nous est, donc, difficile de tenir compte de ces séries heureuses, qui augmenteraient, cependant, dans une proportion notable, la survie des cystostomisés. En France, le principal travail de ce genre fut la thèse de Lagoutte (*loc. cit.*), précédée, deux ans auparavant, par celle de Bonan.

Sur 63 observations, Lagoutte a rapporté 21 cystostomies, pratiquées pour des accidents de rétention complète, aiguë ou chronique, mais sans infection grave, c'est-à-dire chez les individus que nous avons rangés sous le titre de : *prostatiques mécaniques*. Quatre opérés avaient succombé, moins d'un an après l'opération.

Les résultats étaient loin d'être aussi brillants, chez les infectés : 15 morts sur 42 opérés. Cette mortalité s'explique par la gravité des accidents. Après avoir donné les résultats vitaux, Lagoutte concluait : « La mortalité opératoire proprement dite de la cystostomie est nulle. Les malades succombent, malgré l'intervention, et non à cause d'elle. Les survies les plus nombreuses et les plus longues s'observent, chez les opérés pour rétention, sans infection. La mortalité opératoire est beaucoup plus grande chez les infectés ; les survies sont moins nombreuses et plus courtes.

« Chez les malades en état d'empoisonnement suraigu, l'intervention est inefficace.

« Dans les formes aiguës, les résultats, au point de vue de la mortalité et de la survie, sont meilleurs que dans les formes chroniques, qui sont les plus défavorables, au point de vue de la statistique.

« Les succès les plus incontestables de la cystostomie s'observent, dans la catégorie des malades avec infection. Ces faits parlent, moins par leur nombre, que par leur importance individuelle. »

Les conclusions de cet auteur méritaient d'être citées, avant de donner le résultat de notre dernière statistique.

Division. — Rappelons, dès le début, la classification que nous avons adoptée et qui est basée sur les accidents graves que l'on peut observer. Nous avons divisé les cystostomisés en deux grandes classes : 1° *Les prostatiques mécaniques;* 2° *les empoisonnés urinaires.* Ils se subdivisent ainsi :

1° *Prostatiques mécaniques :*

    a) Rétentionnistes aigus aseptiques.

    b)   —   chroniques aseptiques.

    c)   —   avec hématocèle vésicale.

2° *Les prostatiques infectés ou empoisonnés :*

    a) Forme suraiguë.

    b)   —   aiguë.

    c)   —   chronique.

Sur les 114 cystostomisés que nous avons réunis, 39 ont été opérés, pour des accidents de rétention sans infection urinaire. Pour ne pas être trop absolu, et créer des limites nettes qui n'existent pas en clinique, nous dirons que, chez eux, la cystostomie a été commandée par le symptôme rétention. Quelques-uns, peut-être, n'avaient-ils pas leurs urines normales. Nous pouvons cependant les considérer comme aseptiques.

Soixante-quinze, au contraire, étaient en état d'empoisonnement urinaire, plus ou moins grave. Le symptôme rétention passait, pour ainsi dire, au second plan. La cystite, la fièvre, les accidents généraux, les troubles digestifs, en particulier, etc., dominaient la scène. Ils indiquaient l'opération.

I. **Résultats généraux. Mortalité. Survie.** — Les résultats généraux ont été les suivants, au point de vue de la mortalité.

Prostatiques mécaniques. — Les 39 opérés, dans ces conditions se répartissent ainsi :

Vingt-six étaient atteints de leur premier accès de rétention, aiguë, complète ; 13 avaient eu plusieurs accès antérieurs. Parmi eux, 8 ont été opérés, avec une distension vésicale considérable. Ils étaient atteints, en outre, d'une incontinence par regorgement. L'un d'eux avait une hématocèle vésicale.

Deux malades sont morts : l'un, trois semaines après l'intervention, et l'autre, douze heures après. Nous ne parlons ici, bien entendu, que des décès survenus dans les trente jours qui suivirent l'opération, c'est-à-dire, des véritables morts post-opératoires. Chez le premier cystostomisé qui succomba, la rétention remontait à trois semaines. Plusieurs cathétérismes avaient été pratiqués et lorsque cet homme, très gros et d'aspect cachectique, fut opéré, les urines étaient déjà louches, ainsi que l'indique l'observation, bien qu'il n'y ait pas eu de fièvre (obs. XLVIII, *in* thès. Lagoutte). Chez le second, l'état général était misérable, la vessie très distendue; la température était de 34°,5 et la rétention durait complète, depuis cinq jours. Enfin, le malade avait supporté, dans cet état, un voyage de 100 kilomètres en chemin de fer; la mort paraissait imminente (Delore, *Gaz. des hôpitaux*, septembre 1897).

Une première conclusion se dégage : *la mortalité opératoire proprement dite est nulle.*

Quant à la survie, il est bien difficile de la fixer, d'une façon même approximative. Beaucoup de ces opérés ont été, en effet, complétement perdus de vue. Néanmoins, plusieurs ont survécu, longtemps après l'opération. Lorsque nous étudierons les résultats fonctionnels, après la cystostomie, nous retrouverons des prostatiques, opérés depuis sept ans et vivant encore. Nous avons revu, il y a quelques mois, un de nos anciens cystostomisés de 1892. Il avait fait, depuis, un séjour de deux ans, en Russie; sa santé était parfaite. Cette question de la survie n'établit pas du reste, le pronostic post-cystostomique de l'opération, à partir du premier ou du deuxième mois; car, la plupart des malades étant très âgés, succombent emportés par l'une des multiples complications, provoquées par la déchéance sénile, en dehors de toute cause urinaire (complications pulmonaires, cancer même, etc.). Diday, par exemple, n'est-il pas mort d'un cancer de la plèvre, deux ans après son opération? Nous avons vu aussi un cystostomisé continent (Delore, *Lyon médical*, 1897) mourir, quatre ans après l'opération, d'une tuberculose vertébrale, avec généralisation pulmonaire rapide, naturellement indépendante de son état urinaire. Pour toutes ces considérations : insuffisance et rareté des renseignements ultérieurs, ignorance de la cause de la mort, nous n'avons pas voulu établir un tableau général de la survie, qui eût été, nécessairement, entaché d'erreur.

Lagoutte avait trouvé, en 1894, que sur 21 prostatiques, opérés pour des accidents de rétention complète aiguë ou chronique, mais sans infection grave, 4 seulement avaient succombé, moins d'un an après l'intervention. Tous les autres avaient eu une survie plus longue, ou étaient encore en bonne santé. Les uns avaient vu l'urine reprendre la voie naturelle; les autres continuaient à uriner par le méat hypogastrique.

Réunissant ces 39 cas, nous avons le tableau suivant :

39 prostatiques mécaniques sans phénomènes urinémiques et sans infection appréciables.

Rétention aiguë. . . 26 { Guéris, 25 / Mort, 1

Rétention chronique. 13 { Guéris, 12 / Mort, 1

Au point de vue de la survie pendant le premier mois, après l'opération.

Prostatiques infectés, empoisonnés. — Les résultats sont beaucoup moins beaux, dans notre seconde catégorie de malades, « *les infectés* ». Cette aggravation du pronostic n'a rien d'étonnant, elle s'explique par l'état, incomparablement plus grave, des malades, avant l'opération.

La mortalité est plus considérable, surtout dans les premiers jours, ainsi que l'indique le tableau de Lagoutte, alors qu'elle était nulle, chez les non infectés. Lagoutte trouvait que sur 42 opérés, 15 avaient succombé dans les 15 premiers jours et quelques-uns, le lendemain même, ou le surlendemain de l'opération. Nous avons dit plus haut qu'il était possible de distinguer plusieurs formes : *suraiguë, aiguë, chronique.*

Dans les formes suraiguës de l'empoisonnement, il

semble que le bénéfice de l'opération soit nul ou à peu près, au point de vue vital, tout au moins. Il s'agit alors de phénomènes de septicémie, d'intoxication suraiguë, contre lesquels l'ouverture vésicale est impuissante. 10 malades opérés, dans ces conditions, sont morts dans les 15 jours suivants, non sans avoir bénéficié, néanmoins, d'une sédation marquée, dans les symptômes douloureux.

Ce sont les cas aigus qui fournissent les résultats les plus évidents. Sur 19 cystostomisés pour des accidents de ce genre, nous trouvons 6 morts, dans les 45 jours après l'intervention.

Les chroniques, enfin, nous donnent les chiffres suivants : sur 46 opérés, 13 sont morts dans le premier mois.

En considérant les chiffres des cas aigus et des cas chroniques, il semblerait que les résultats soient à peu près équivalents au début, c'est-à-dire pendant le premier mois. Mais, il n'en est plus de même, si l'on recherche les malades, longtemps après l'intervention.

En effet, les 6 morts que nous retrouvons dans les cas aigus, représentent le taux presque intégral de la mortalité, pendant la première année. Chez les chroniques, au contraire, qui ont survécu, les décès augmentent sans cesse, si bien que 10 étaient morts au bout d'un an, sur 33 survivants après le premier mois (Lagoutte). L'explication de ces faits est simple. Il suffit de parcourir les observations, pour juger de la gravité de l'état de tous ces malades. Naturellement ceux, dont les voies urinaires sont infectées depuis longtemps, dont les reins sont envahis et sont incapables de résister, meurent en plus grand nombre. A de tels malades, ce n'est pas une cystostomie, ouvrant cependant une large voie à des urines septiques, qui serait nécessaire, mais bien un nouvel appareil sécréteur.

Arrive-t-on encore à temps, les résultats sont parfois surprenants. C'est alors qu'on peut assister à de véritables résurrections. Tel malade est envoyé par son médecin « dans le coma et n'ayant plus que quelques heures à vivre » (Observation XXVl). La vessie est ouverte et ce cystostomisé peut encore vivre, près de deux ans.

OBSERVATION XXVI (A. Poncet).

Cystostomie pratiquée chez un vieux prostatique, atteint de rétention, avec fausses routes, uréthrorrhagies. — Septicémie urinaire. — État comateux. — Guérison.
(Ce malade a été notre premier cystotomisé).

P..., soixante-huit ans, né à Soucieu-en-Jarret, envoyé par le Dr Preneux (de Chaponost), en avril 1888, à l'Hôtel-Dieu de Lyon.

Lorsque le Dr Preneux vit le malade, pour la première fois, il était déjà dans un état fort grave. Prostate volumineuse cathétérisme difficile, uréthrorrhagique, bientôt impossible. Le malade avait l'habitude de se sonder. Dans ces derniers jours, il n'avait pu y parvenir, malgré des tentatives répétées, brutales, qu'expliquent seuls une inconscience délirante, et un certain degré d'anesthésie uréthrale.

Lors de son entrée, à l'hôpital, il est dans un état comateux. Les cuisses, la région sous-ombilicale sont couvertes de sang. Vessie distendue. Urinémie grave ; cystostomie sus-pubienne immédiate (A. Poncet). Suites opératoires des plus simples. L'opéré se relève progressivement.

Quelques semaines après l'opération, le malade voulut retourner dans sa famille. A partir de ce moment, il paraît n'avoir pris aucun soin particulier. Le méat hypogastrique était incontinent, et l'urine s'écoulait facilement, au dehors. L'urèthre pénien « était resté, suivant son expression, hors de service ».

Il n'a jamais cherché à rétablir, à l'aide du cathétérisme,

le cours normal des urines. « *Il ne voulait plus entendre parler de se sonder.* »

Il ne fit rien, non plus, pour arrêter ou diminuer l'incontinence.

Il mourut en janvier 1890, de cystite purulente? d'après les renseignements recueillis dans son entourage.

Tel autre malade, condamné au cathétérisme, miné par des accès de fièvre, se reproduisant à chaque tentative de sondage, forcé de rester étendu sur une chaise longue, avec une sonde à demeure, plus ou moins bien supportée, etc., etc., recouvre une santé parfaite, peut reprendre ses occupations, etc., après la cystostomie. La guérison persiste (Observation XXVII), depuis près de six ans. C'est donc, un beau résultat immédiat, et aussi, un magnifique résultat fonctionnel, mis en évidence par le professeur Guyon, dans son rapport à l'Académie de médecine, sur le prix Tremblay : *De la fonction du nouvel urèthre, urèthre hypogastrique* (X. Delore, *loc. cit.*).

Nous devons cette observation à l'obligeance du professeur agrégé Hartmann.

OBSERVATION XXVII (Hartmann).

Prostatique. — Fièvre urineuse. — Grandes difficultés du cathétérisme. — Cystostomie. — Guérison. — Datant de six ans.

M. M..., soixante-cinq ans, prostatique, souffrait, depuis des années, d'accidents vésicaux, et vidait incomplètement sa vessie. A diverses reprises, il avait été pris d'accidents plus aigus, qui avaient toujours cédé à une thérapeutique médicale simple. Dans ces derniers temps, son état s'était aggravé, les mictions étaient plus pénibles et plus fréquentes, finalement, il avait été pris le 13 septembre 1891, de rétention à peu près complète. Lorsque nous le vîmes le soir, il avait

uriné, allait mieux, et comme, à diverses reprises, des accidents de même ordre s'étaient amendés spontanément, le
cathétérisme ne fut pas pratiqué, d'autant plus que sa pers-
pective était mal vue par le malade.

Le 25 septembre, nous étions rappelé près de lui, la rétention avait reparu, le malade souffrait beaucoup, était amaigri,
pâle et fatigué par l'insomnie.

La bouche était sèche, la vessie remontait au-dessus de
l'ombilic. Nous dûmes alors pratiquer le cathétérisme, et nous
ne pûmes passer qu'avec une sonde bicoudée, et encore, en
recourant à la petite manœuvre qui consiste à pousser la
béquille contre l'obstacle, pendant qu'on retire le mandrin.

Le soir, mêmes difficultés. Nous laissons la sonde à demeure.

Les jours suivants se passent sans fièvre, la sonde est
débouchée toutes les deux heures, le malade est très soulagé.
Le seul point à noter consiste dans une hématurie qui dure
quarante-huit heures.

Le 29 septembre, à la suite d'une consultation avec
MM. Merklen et Tuffier, l'ablation de la sonde est décidée.
Le malade est repris de rétention complète. Nous le sondons
trois heures après, sans trop de difficulté, et nous laissons la
sonde à demeure.

Le 3 et le 6 octobre, nous changeons la sonde.

Le 9, le cathétérisme étant devenu des plus faciles, nous
engageons le malade à se sonder lui-même le jour, et ne laissons la sonde à demeure que la nuit.

Les jours suivants, la sonde à demeure est définitivement
supprimée.

Pendant tous ces cathétérismes, le canal a été souvent
excorié, comme le prouvaient les légers saignements, mais
jamais il n'y avait eu de fièvre. Le 11 octobre, à dix heures
du soir, onze heures après une miction spontanée, le malade est pris d'un grand accès avec frissons, chaleurs,
sueurs, 40°,5.

Le lendemain 12 octobre, la température le matin de
37 degrés, remonte le soir à 38 degrés, pour retomber à la
normale les jours suivants.

Le 21 octobre, à la suite d'une consultation à laquelle

prennent part MM. Guyon, Pinard et Merklen, il est décidé que le malade continuera à faire usage de la sonde.

Le 18 novembre, le malade ayant, à diverses reprises, uriné quelques gouttes seul, et n'ayant pas eu de fièvre à la suite de ces mictions, nous l'autorisons à laisser la sonde de côté. La journée se passe très bien, le malade urine sans difficulté, mais dans la nuit qui suit, il est pris, de nouveau, d'un grand accès urinaire.

Le cathétérisme est alors repris, et au bout de quelques jours, le malade est remis de la fatigue et des troubles gastriques déterminés par l'accès.

Le 20 novembre, il urine une fois sans sonde, et est pris le soir d'un accès avorté (petit frisson, chaleur, pas de sueurs, 38°,9).

Depuis cette époque, il s'est constamment sondé lui-même, le plus souvent avec une sonde rouge, quelquefois avec une sonde béquille. A diverses reprises, il a été dans l'impossibilité de le faire et a dû recourir à nous. Tout se passait cependant assez bien, à part, de temps à autre, quelques petites poussées de cystite, lorsque le 30 mars 1893, il ne put parvenir à se sonder. Nous ne pûmes passer qu'avec certaines difficultés, recourant à la sonde bi-coudée, en utilisant la manœuvre qui consiste à retirer brusquement le mandrin intérieur pendant que le bec de la sonde appuie contre l'obstacle.

En présence de ces difficultés du cathétérisme, nous laissons la sonde à demeure.

Comme le cathétérisme reste aussi difficile et que l'on ne peut passer qu'en suivant les mêmes manœuvres, nous avons, le 11 Avril, une consultation avec le professeur Guyon, qui conseille de continuer la sonde à demeure, bien supportée, du reste. Le 25 avril et le 5 mai, nouvelles consultations, mêmes impossibilités de cathétérisme autrement que par des manœuvres compliquées. On discute l'idée de la cystostomie.

Le 18 mai, M. Guyon, au moment de l'ablation de la sonde à demeure, passe facilement avec une sonde anglaise à grande courbure. La cystostomie que l'on avait agitée, est alors rejetée, à moins d'accidents imprévus, la possibilité du cathétérisme semblant établie de nouveau.

Deux heures après la consultation, le malade est pris d'un vif besoin d'uriner, ne peut le satisfaire et n'arrive pas à se sonder. Nous sommes obligé de recourir, pour passer, aux mêmes manœuvres qu'antérieurement. Le soir, le malade a un grand accès urineux qui le jette très bas, affaibli déjà par ses deux mois d'alitement. Aussi la cystostomie est-elle décidée, et il est convenu qu'elle sera pratiquée, dès que le malade sera un peu remis de son accès. Cette manière de voir est confirmée par le professeur Poncet (de Lyon), que le malade consulte le 22 mai.

Le 28 mai 1893, nous pratiquons la cystostomie, en présence de notre ami, le Dr Merklen. M. le Dr Bourbon donne le chloroforme, qui est bien supporté. Nous sommes aidé par MM. Poupinel et du Bouchet. Après incision médiane commençant devant le pubis, et remontant de 8 centimètres environ, nous mettons à nu la vessie, dans laquelle nous avons injecté une petite quantité d'acide borique. Suivant la pratique conseillée par M. Poncet, nous faisons l'incision de la vessie bas, mais nous n'ouvrons rien et il ne vient que quelques gouttes de sang. Nous avions oublié le volume énorme de la prostate, qui égalait celui d'un fibrome utérin. Une soie ferme la petite incision faite à la prostate, et nous ouvrons la vessie un peu plus haut, puis, nous procédons exactement comme pour une gastrostomie. Nous fixons, par quelques points de suture, les tuniques externes de la vessie aux lèvres de l'incision musculo-aponévrotique de la paroi, puis attirant la muqueuse à travers la petite incision faite, nous la suturons à la peau par des fils de soie à points séparés. Le reste de la plaie est suturé à deux étages, paroi musculo-aponévrotique, à la soie, peau, au crin.

Une sonde est laissée à demeure pendant huit jours. Au bout de ce temps, nous enlevons les sutures et la sonde. L'urine sort constamment au dehors; mais, dès le quinzième jour, le malade commence à garder son urine. Lorsqu'il se lève le vingt et unième, il constate que, pendant la station debout, il perd la totalité de ses urines, mais que, couché, il en garde la plus grande partie.

Nous faisons alors construire, par M. Collin, un urinal constitué par une petite boîte, prenant point d'appui sur le pubis, recouvrant la fistule et maintenue en place par un ressort, disposé comme celui des pelotes, destinées à contenir les hernies ombilicales. Un tube permet de collecter les urines, dans un réservoir de caoutchouc, placé le long de la face interne de la cuisse.

Chaque soir, le malade se sonde, par le nouveau canal, et fait un lavage de la vessie à l'acide borique. Le jour, il porte son appareil. La nuit, il se contente de protéger le méat, qui ne donne rien, avec une feuille d'ouate hydrophile et une ceinture de flanelle. Chaque fois qu'il ressent le besoin d'uriner, il se lève et vide volontairement la vessie par la fistule. Le besoin ne présente rien de particulier. Il est absolument identique, à celui qu'il éprouvait, autrefois, lorsqu'il urinait par l'ancien canal.

A diverses reprises, le malade a eu de petites poussées de cystite se traduisant par un léger trouble des urines, des envies plus fréquentes d'uriner, la nuit, et une légère douleur, au niveau du méat artificiel, lorsque l'envie d'uriner survenait. Ces petits accidents ont toujours cédé immédiatement, à une instillation de nitrate d'argent à 1 p. 100, précédée de la pose à demeure d'une petite laminaire, identique à celles qui servent à la dilatation utérine. La première fois que nous avons eu recours à cette dilatation du trajet par une laminaire, c'était dans le but, de déterminer une incontinence temporaire, au cas où le nitrate aurait été mal supporté. Notre attente fut déçue. Il n'y eut pas d'incontinence, après la dilatation de la laminaire, mais comme le nitrate d'argent fut bien supporté, tout alla pour le mieux.

Le passage de la sonde destinée à laver la vessie fut notablement facilité (il devenait un peu plus pénible, dix mois après l'intervention). Aussi, avons-nous conseillé au malade, depuis cette époque (mars 1894), de placer pendant deux heures, en se couchant, une petite laminaire, dans le trajet, quand il trouverait le passage de la sonde un peu plus difficile.

Le 18 juillet 1894, quatorze mois après la cystostomie, le malade va très bien, et, depuis un an, a repris complètement ses occupations antérieures. Sa santé générale est parfaite, il n'a pas eu le moindre accès urineux, depuis son opération. La nuit, il garde parfaitement ses urines ; le jour, il ne sait au

.juste comment l'urine passe, ayant constamment un appareil devant son méat. A de rares intervalles, il a eu des envies d'uriner qu'il n'a pu satisfaire, mais qui ont cédé immédiatement à un cathétérisme fait par le nouveau canal.

La prostate est toujours énorme et le cathétérisme par l'urèthre est impossible.

La cicatrice, longue de 8 centimètres, commence au niveau du pubis. Elle est régulière, sans éventration. Sur sa partie moyenne, on voit un tubercule rose, à peu près circulaire, du diamètre d'une pièce de 20 centimes, saillant comme une pastille, par rapport à la peau environnante. Sa surface est un peu inégale, cicatricielle, rosée. Il faut quelque attention pour y apercevoir, légèrement au-dessus de sa partie moyenne, une fente en V, à sommet dirigé à gauche, fente dont les bords sont au contact, lorsqu'on ne cherche pas à étaler les parties. C'est le nouveau méat. Celui-ci admet un explorateur à boule n° 13, qui détermine, au passage, une légère douleur lorsqu'il franchit le point serré du canal et pénètre dans la vessie. Celle-ci a, depuis le méat abdominal jusqu'au fond, une longueur de 10 centimètres. Ce fond est un peu sensible à la pression de l'explorateur. En ramenant la boule, on constate que depuis le point où son talon est arrêté jusqu'à l'extérieur, il y a près de 2 centimètres, qui représentent la longueur du néo-canal.

Juillet 1897. — M. le Dr Hartmann a l'obligeance de nous donner les renseignements suivants : M. M... va toujours bien. Le canal hypogastrique mesure, environ, 3 centimètres. Son orifice se trouve à l'extrémité d'une sorte de pastille un peu saillante qui, à deux ou trois reprises, s'est légèrement enflammée, pendant quatre ou cinq jours, par suite de l'oblitération d'un pertuis filiforme, situé à sa partie supérieure, et se terminant sur le trajet du canal Bien que j'aie débridé une fois ce petit pertuis, il s'est reproduit.

Une sonde n° 13 (forme bougie), franchit aisément l'entrée du canal. Elle est resserrée à 2 centimètres environ de son orifice externe, puis pénètre librement dans la vessie.

L'urine est parfaitement claire. Les accès urineux n'ont pas reparu. Les mictions ont lieu sous forme de jet, un peu en tire-bouchon, toutes les deux heures et demie à trois heures environ. Le jour, le malade porte un appareil que je lui ai fait construire par Collin, sur un modèle que j'avais déjà fait établir, en 1889, pour un cancéreux taillé.

La nuit, il reste sans aucun appareil, et ne mouille pas le lit. En février 1899, M. M., âgé aujourd'hui de soixante-quinze ans, est dans le même état satisfaisant. Les mictions ont lieu, exclusivement par le méat hypogastrique, toutes les deux à trois heures. (Nouvelle communication du Dr Hartmann.)

Il s'agit là de malades qui n'ont dû, évidemment, leur guérison qu'à l'intervention sanglante. Toute autre méthode de traitement, dont l'impuissance était démontrée par l'aggravation de l'état général, était incapable de conjurer de pareils accidents. Elle ne pouvait que précipiter le dénouement.

A ne considérer que les chiffres bruts, réunis plus bas, et qui sont, naturellement, très défavorables dans ces cas, on pourrait conclure au peu de valeur de l'opération. Mais, si l'on interprète les faits, si l'on réfléchit à l'état particulièrement grave des malades, à l'insuffisance, aux dangers des autres moyens thérapeutiques, les résultats ne paraîtront que plus beaux, ainsi que nous l'avons montré par les exemples précédents.

Les cystostomies pratiquées chez les infectés, nous donnent les résultats suivants, au point de vue de la mortalité, pendant le premier mois.

75 prostatiques infectés. Dans tous les cas, où l'autopsie a pu être faite on a constaté des lésions rénales graves : pyélonéphrite infectieuse, suppurée.

Forme suraiguë : 10 cas, 10 morts.

Forme aiguë. . . 19 cas. { Guéris, 13 / Morts, 6

Forme chronique. 46 cas. { Guéris, 33 / Morts, 13

Nous conclurons :

La mortalité opératoire est nulle. Les malades succombent malgré l'intervention, et non à cause d'elle.

Dans les rétentions sans infection, les guérisons sont la règle.

Chez les malades en état d'infection suraiguë, l'intervention doit être tentée, quoiqu'elle reste la plupart du temps, inefficace. Elle est la seule ressource.

Dans l'infection aiguë, la guérison a été obtenue dans les deux tiers des cas.

Dans l'infection chronique, les résultats sont moins bons que dans l'infection aiguë. Mais, quel que soit le taux de la mortalité, après la cystostomie, chez les infectés, il est certain que les succès les plus incontestables de l'opération, s'observent dans cette catégorie de malades.

Les faits parlent moins par leur nombre que par leur importance individuelle. *Chaque prostatique guéri doit, en effet, la vie à l'opération.*

RÉSULTATS FONCTIONNELS

1° *Oblitération de l'urèthre contre nature.* — Nous avons dressé le bilan de l'opération au point de vue vital. Il nous reste à étudier les conditions, dans lesquelles se trouvent les prostatiques qui survivent, et, en particulier, l'état fonctionnel de leurs organes urinaires. Cette question a une grande importance. La principale objection à la cystostomie n'a-t-elle pas été, n'est-elle pas de « substituer à une maladie, une infirmité dégoûtante, par suite de l'écoulement involontaire, continu de l'urine, de placer les opérés dans un état d'infériorité sociale, etc., etc. »? Nous ne discuterons pas, pour le moment, si la mort est préférable à une infirmité, quelle qu'elle soit. Les malades répondront eux-mêmes dans le chapitre de la fonction du nouvel urèthre.

Nous nous occuperons, d'abord, de l'oblitération et de la persistance de ce nouveau canal, renvoyant, pour l'étude de la fonction, aux chapitres suivants.

Sur le point particulier qui nous occupe, les cystostomisés peuvent se diviser en deux catégories :

1° *Ceux, chez qui la fonction s'est rétablie par la voie naturelle, avec oblitération de l'orifice abdominal. (Cystostomisés temporaires).*

2° *Ceux, qui, depuis l'opération, ont continué à uriner par leur méat hypogastrique. (Cystotomisés permanents.) La miction n'ayant jamais repris son cours normal.*

Les cystostomisés permanents étaient au nombre de 22, les cystostomisés temporaires, au nombre de 12, dans la statistique de Lagoutte, qui comprenait, en 1894, 34 malades, opérés depuis 6 mois, au moins. Cet auteur avait donc rencontré, une cystostomie temporaire, pour deux cystostomies permanentes, environ. Il ne tirait aucune conclusion de ces résultats, et cela avec raison, parce que plusieurs des cystostomisés, placés dans la catégorie des permanents, étaient opérés, depuis trop peu de temps, pour être classés définitivement.

Nous avons repris cette étude sur 34 prostatiques opérés depuis longtemps, depuis six mois, au moins. Plusieurs étaient déjà signalés dans la thèse de Lagoutte. Un certain nombre, rangés par lui, dans la classe des permanents, avaient vu leur méat s'oblitérer. En définitive, nous avons trouvé sur 34 cystostomisés : 18 *oblitérations du méat hypogastrique, et* 16 *persistances*. La proportion des oblitérations de l'urèthre contre nature est donc plus élevée, qu'on ne le croit, au bout de trois ans.

De plus, si on analyse les observations, on voit que l'oblitération spontanée est bien plus fréquente chez les opérés pour simple rétention, avec difficultés du cathétérisme, que chez les urinaires infectés. Dans le premier cas, d'après Lagoutte, on note 7 oblitérations sur 15 cystostomisés, et, dans le second cas, seulement 5 sur 19. Ce résultat n'a pas lieu de nous étonner. Les prostatiques, à leur premier accès ou à leur second, sont, en effet, dans les meilleures conditions pour reprendre leurs anciennes fonctions; une fois les accidents dissipés, et les phénomènes de congestion disparus, sous l'influence du repos créé par la dérivation des urines.

Que sont devenus ces cystotomisés après l'oblitération de leur méat?

« Sur 7 malades, non infectés au moment de l'opération, 5 ont repris l'urination par l'urèthre normal. Ils n'ont pas eu d'accidents nouveaux de rétention, et leurs urines sont restées claires. Chez les deux autres, un nouvel accès a nécessité, après quelque temps, une réouverture du méat hypogastrique qui, du reste, s'est refermé, ou à peu près, quelques semaines après.

« Quant aux cinq infectés, à méat abdominal oblitéré secondairement, ils sont dans l'état suivant. Trois se portent, actuellement, très bien, les mictions se font normalement par la verge, la fièvre n'a pas reparu. Tout au plus, signalent-ils des envies plus fréquentes d'uriner, comme les prostatiques, en général. Un autre est, également, en bonne santé, mais doit recourir, de temps en temps, à l'usage de la sonde. Enfin, le dernier est revenu à l'Hôtel-Dieu de Lyon, deux ans après. Son orifice abdominal s'était fermé au bout de huit mois, et il avait été forcé de recourir, depuis cette époque, au cathétérisme. D'après le malade, le passage de la sonde était plus facile qu'avant l'intervention. Les phénomènes de cystite et d'empoisonnement urineux ont reparu du jour où l'écoulement ne s'est plus effectué d'une façon complète. Ce malade refusant une nouvelle cystostomie, a quitté l'hôpital en assez mauvais état. » (Lagoutte.)

Tels sont les résultats fonctionnels chez les *cystosto-misés temporaires*, avec oblitération du méat sous-ombilical. Relativement à l'état de la cicatrice, nous ajouterons quelques considérations. Ordinairement, elle est, plus ou moins large, froncée, généralement, un peu saillante, au-dessus des téguments. L'opération s'est toujours faite avec la plus grande facilité, quand on a été obligé de recourir, de nouveau, à l'ouverture de la vessie. L'oblitération porte, en effet, sur l'orifice cutané, si bien qu'à un nouvel accès de rétention, on voit les téguments amincis se soulever à son niveau sous forme d'une petite poche, remplie d'urine. Il suffit, alors, d'un simple coup de pointe de bistouri, pour rouvrir le canal, dans lequel on pénètre désormais, facilement, avec une sonde cannelée.

Nous avons eu, plusieurs fois, recours à cette réouverture de la vessie, à cette *récystostomie*, dont la nécessité peut s'imposer, à une date plus ou moins éloignée, de la première opération. Rollet nous en a communiqué une observation très intéressante (Observation XXVIII). Il s'agit d'un vieillard de soixante-dix-neuf ans qu'il avait cystostomisé en 1893. Le méat s'était oblitéré et la fonction normale rétablie. De nouveaux accidents de rétention, survenus en janvier dernier, n'ont pu être combattus par le cathétérisme, d'où nouvelle cystostomie, le 23 janvier 1899.

OBSERVATION XXVIII (Rollet).

Récystostomie (nouvelle cystostomie) chez un vieillard de quatre-vingt-cinq ans, opéré pour la première fois (cystostomie) le 3 août 1893. Oblitération du méat. Retour de la fonction normale. Nouveaux accidents de rétention. Cathétérisme impossible. Cystostomie sus-pubienne le 23 janvier 1899. Guérison.

M... (Michel), âgé de soixante-dix-neuf ans, entré le 3 août 1893, à l'hôpital de l'Antiquaille, salle Saint-Alexandre, n° 7. Service de M. le professeur Gailleton, suppléé par M. Rollet.

Pas d'antécédents héréditaires : un frère encore vivant, âgé de quatre-vingt-cinq ans. Le malade a eu jadis une fluxion de poitrine et quelques maux de rein sans importance ; dans sa jeunesse, une blennorrhagie de courte durée.

Depuis plusieurs années, le malade était obligé de se lever la nuit pour uriner. Il y a un an, à la suite d'un excès, rétention d'urine complète ayant nécessité un cathétérisme, à la suite duquel la miction s'est rétablie normale.

Vers le 20 août, même accident à la suite de la même cause. Cette fois, après deux ou trois cathétérismes n'ayant amené qu'un peu de sang, un médecin ponctionne le malade et dans les jours suivants, est encore obligé de renouveler la ponction chaque fois, après des essais inutiles de cathétérisme.

Le malade entre le 21 août à Saint-Alexandre. Un essai de cathétérisme avec une sonde molle de Nélaton n° 13, permet d'arriver à la vessie. Mais les jours suivants, on ne peut plus passer même avec une sonde en gomme à béquille. Au toucher rectal, on trouve une prostate très volumineuse, dure, tandis qu'au palper abdominal on sent assez nettement le globe de la vessie.

Peu à peu, les mictions sont devenues de plus en plus fréquentes et surtout très douloureuses. Les urines contenaient du pus. Le malade présente, depuis le mois de septembre, un état fébrile constant, quoique peu marqué. La température se maintient entre 38 degrés et 38°,5.

Le malade se plaint de souffrir beaucoup ; il urine maintenant toutes les cinq minutes et demande qu'on le débarrasse par une opération. Sa langue est très chargée, noirâtre ; le pouls est irrégulier avec des intermittences assez fréquentes, œdème très marqué des deux jambes, perte complète de l'appétit.

Opération. — Le 7 octobre, M. Rollet pratique la cystostomie sus-pubienne. On trouve de la péri-cystite. La vessie remonte jusqu'à l'ombilic. A l'incision de cet organe, il s'écoule beaucoup d'urine trouble, et du bas fond, on fait sortir, avec le doigt, une quantité assez considérable de pus épais et grumeleux. Lavage à l'eau boriquée.

Le doigt introduit dans la vessie arrive sur la base de la prostate qu'on trouve très développée et faisant une forte saillie dans la vessie.

Pour les sutures, la péri-cystite a empêché de suturer les parois de la vessie à la peau. On fait alors deux plans de suture : la vessie est réunie aux muscles de la paroi et ceux-ci à la peau. Drainage de la plaie. Pansement.

Le soir, le malade est très abattu, son pouls très intermittent. Caféine : 1 gramme ; potion de Todd. Ce malade a déjà pissé, par l'ouverture hypogastrique, deux litres ; il y a peu de sang et de pus. Lavage à l'eau boriquée : 5 litres environ. Température, 39°,1.

Le 8 *octobre*, état général très satisfaisant. Le malade ne souffre presque plus, sauf quand il urine encore quelques gouttes par la verge, malgré lui ; température : 38 degrés, matin ; 38°,1, soir. Deux lavages dans la journée.

Le 10 *octobre*, le malade a déliré pendant la nuit. On fait le pansement ; la plaie va bien. Lavage au nitrate d'argent 1 p. 1000. L'œdème des jambes a complètement disparu. Le pouls est bon ; les irrégularités et les intermittences ont disparu. Suppression de la caféine et du salol. La langue commence à se dépouiller.

11 *octobre*. — On enlève aujourd'hui le drain. On se contente de graisser les bords de la plaie avec de la vaseline sublimée.

12 *octobre*. — Le malade va bien ; il se lève et vient se faire panser dans la salle d'opérations. Langue bien dépouillée.

21 *octobre*. — Le malade est très satisfait, il reste levé pendant tout le jour. L'état général est excellent. Canal suspubien formé, mais incontinence d'urine.

2 *décembre*. — Le malade place un petit tampon d'ouate sur le méat hypogastrique et garde ses urines pendant deux heures. Peu de temps après, oblitération spontanée du néo-méat.

M... (Michel) a été revu en mai 1898, sa santé est excellente. La miction se fait normalement, sans douleur, cicatrice sus-pubienne peu visible.

23 *janvier* 1899. — *'Nouvelle cystostomie sus-pubienne* (Rollet). — Le malade a été ponctionné avec l'appareil Dieulafoy, la veille, dans le service, et, l'avant-veille, à l'Hôtel-Dieu. Un médecin et plusieurs internes ont essayé, en vain, un sondage évacuateur. Vessie remontant à l'ombilic. Incision de 4 à 5 centimètres le long de la cicatrice. Issue d'urine non purulente, mais d'odeur ammoniacale. Sutures vésico-cutanées. Très grosse prostate, vessie assez mince.

On fait lever le malade le quatrième jour.

Aujourd'hui, 7 février, le malade se promène dans les couloirs de l'hôpital de la Croix-Rousse.

A propos de ces opérés, on a pu se demander si la fixation de la vessie à la paroi abdominale ne serait pas, dans l'avenir, par les tiraillements qui en résultent, une cause de douleurs. Interrogés à ce point de vue, ils n'ont jamais accusé aucun malaise.

En terminant cet exposé de la situation des cystostomisés temporaires, nous signalerons une dernière particularité qui leur est commune avec les cystostomisés permanents : *l'existence, parfois, d'une éventration, plus ou moins étendue, sur la ligne de cicatrice*. Nous avons revu dernièrement un opéré de 1891, porteur de cette variété de hernie. Sa santé est restée parfaite. Il ne souffre pas de son éventration, qu'il maintient, du reste, réduite par une large ceinture. Cette complication éloignée est relativement rare, on peut, dans une certaine mesure, la prévenir, soit en pratiquant une petite incision opératoire, soit en plaçant un ou deux points de suture (fig. 15), à sa partie supérieure.

2° PERSISTANCE DE L'URÈTHRE HYPOGASTRIQUE

Nous avons vu, dans le chapitre précédent, que les cystostomisés pouvaient être divisés en deux catégories : 1° ceux qui présentent une oblitération du méat hypogastrique (*cystostomisés temporaires*), la fonction s'étant rétablie par la voie naturelle ; 2° ceux qui, depuis l'opération, ont continué à uriner, uniquement, par le néoméat (*cystostomisés permanents*), la miction par la verge, étant restée impossible.

Nous avons dit ce qu'il fallait penser des opérés de la première catégorie. Nous n'y reviendrons pas. Nous nous bornerons, désormais, à l'étude des cystostomisés permanents, et, en particulier, de la fonction nouvellement créée. La question est très importante. Elle a été discutée bien des fois et avec des éléments d'appréciation insuffisants.

Comment s'accompliront les fonctions urinaires? Les malades peuvent-ils reprendre leur vie sociale, lorsqu'ils portent un méat sus-pubien, retenant, ou non, les urines? La survie justifie-t-elle l'opération? Voilà autant de points qu'il est nécessaire d'élucider.

Pour étudier la valeur fonctionnelle du nouvel urèthre, nous avons examiné, avec soin, 34 opérés. De cet examen, portant sur un nombre, relativement considérable, de cystostomisés, découlera notre appréciation. Toutefois, afin de n'envisager que les résultats fonctionnels, définitifs, nous n'avons choisi, retenu, qu'une classe d'opérés : *ceux qui, ayant survécu plus de six mois, ont gardé un canal artificiel perméable.*

Nous nous proposons, en résumé : de rechercher quel est le mode de fonctionnement du nouvel urèthre, de dresser le bilan de la nouvelle fonction chez les anciens cystostomisés, de discuter, quelles sont les causes anatomiques, physiologiques et opératoires, qui favorisent la continence ou l'incontinence, d'apprécier enfin, quand l'incontinence subsiste, dans quelque mesure on peut obvier à cette infirmité?

Toutes ces questions ont été envisagées (in Thèse, X. Delore, *loc. cit.*).

Dans un premier paragraphe, nous ferons un exposé anatomique du méat et du canal sus-pubien, puis nous décrirons l'état de la vessie et de la prostate chez les anciens cystostomisés, dont l'urèthre contre nature est resté perméable.

Nous aborderons ensuite l'étude clinique et la classification de ces opérés, qui sont au nombre de trente-quatre.

Il se divisent en : *continents complets* ou *incomplets* et en *incontinents*.

Nous discuterons les causes capables d'influencer la nouvelle fonction, et la valeur des différents procédés, qui ont été préconisés, tour à tour, pour favoriser la continence.

Si le nouveau méat est incontinent, il est nécessaire de parer à cette infirmité; nous décrirons donc les différents appareils, employés, pour y remédier.

ÉTUDE ANATOMIQUE DU NOUVEL URÈTHRE

Nous nous sommes suffisamment expliqué sur le but que nous nous proposions, pour n'avoir pas à justifier la nécessité de cette étude anatomique. Il est essentiel de bien connaître l'organe avant d'aborder l'étude de la fonction.

Depuis près de trois ans, nous avons examiné tous les cystostomisés que nous avons pu retrouver. Nous avons eu, d'autre part, l'occasion de pratiquer plusieurs autopsies, soit dans les hôpitaux, soit dans les laboratoires de la Faculté. Un certain nombre des malades qui nous ont fourni des observations étaient trop éloignés pour que nous ayons pu les soumettre à un examen personnel. Nous leur avons adressé un questionnaire détaillé qui nous a permis d'avoir des renseignements précis. De nombreux confrères ont eu l'obligeance de nous répondre et de nous renseigner. Nous avons pu ainsi nous faire une opinion motivée.

Cet inventaire a été pratiqué dans deux conditions différentes : sur le vivant et sur le cadavre. Il est bien évident que les constatations post-autopsiques, ont un caractère de certitude et de précision, qu'elles ne peuvent atteindre dans le premier cas. Néanmoins, nous croyons devoir étudier, avec détails, l'anatomie du néo-canal chez le cystostomisé vivant, et voici pourquoi. En premier lieu, les autopsies, des cystostomisés rentrant dans notre sujet, c'est-à-dire, ayant subi l'opération, depuis plus de six mois, sont rares. Sans doute, un certain nombre meurent, mais loin de l'hôpital, souvent dans des asiles de vieillards, ce qu'explique leur grand âge. L'âge moyen de nos opérés n'est-il pas de soixante-treize ans ? Il nous est arrivé, plusieurs fois, de trouver à l'amphithéâtre, d'anciens cystostomisés, mais nous n'avions aucun renseignement sur leur état fonctionnel. Si leur observation anatomique est fort intéressante, l'absence d'indications cliniques enlève toute valeur pratique à ces constatations. En second lieu, l'état cadavérique modifie beaucoup certaines propriétés du nouveau canal. Elle fait disparaître sa résistance, elle augmente son calibre. Aussi, nous paraît-il nécessaire d'étudier le cystostomisé vivant. Il appartient ensuite à l'autopsie de contrôler les signes, les constatations, fournis par l'examen clinique.

Sur le vivant, nous nous sommes attaché à fixer, autant que possible, la forme du méat hypogastrique, le calibre, les dimensions, la direction, etc., du nouveau canal, enfin, l'état de la prostate et de la vessie.

Urèthre contre nature. — *a*) Le *nouveau méat hypogastrique* affecte des formes variées, qui ont été décrites par Bonan. Cet auteur distingue : le *méat à fleur de peau*, dans lequel, l'orifice est au même niveau que les téguments voisins, ou bien, fait au-dessus d'eux une légère saillie (voy. fig. 24); le *méat ombilical*, ou, *en entonnoir*, dans lequel, la peau est inversée et plonge en cul de poule.

Le *méat à forme intermédiaire*, dans lequel l'orifice est plus large, et peut livrer passage, à une hernie de la muqueuse vésicale.

Cette classification répond à la réalité des cas que nous avons contrôlés. Un premier fait nous a frappé : le méat ombilical est plus rare chez les anciens cystostomisés, alors qu'il est la règle, chez les cystostomisés de date récente.

Dans nos observations (l'opération date de plus de six mois), le méat à fleur de peau est le plus fréquent, il n'est, cependant, pas constant. Il nous a semblé que, plus on s'éloignait de l'époque de l'opération, plus le méat avait de la tendance à perdre sa forme infundibuliforme du début. Volontiers, nous admettrions un allongement progressif du canal, qui relie la vessie à la paroi abdominale. Ainsi disparaîtrait le recroquevillement de la peau, causé par le tiraillement, en sens

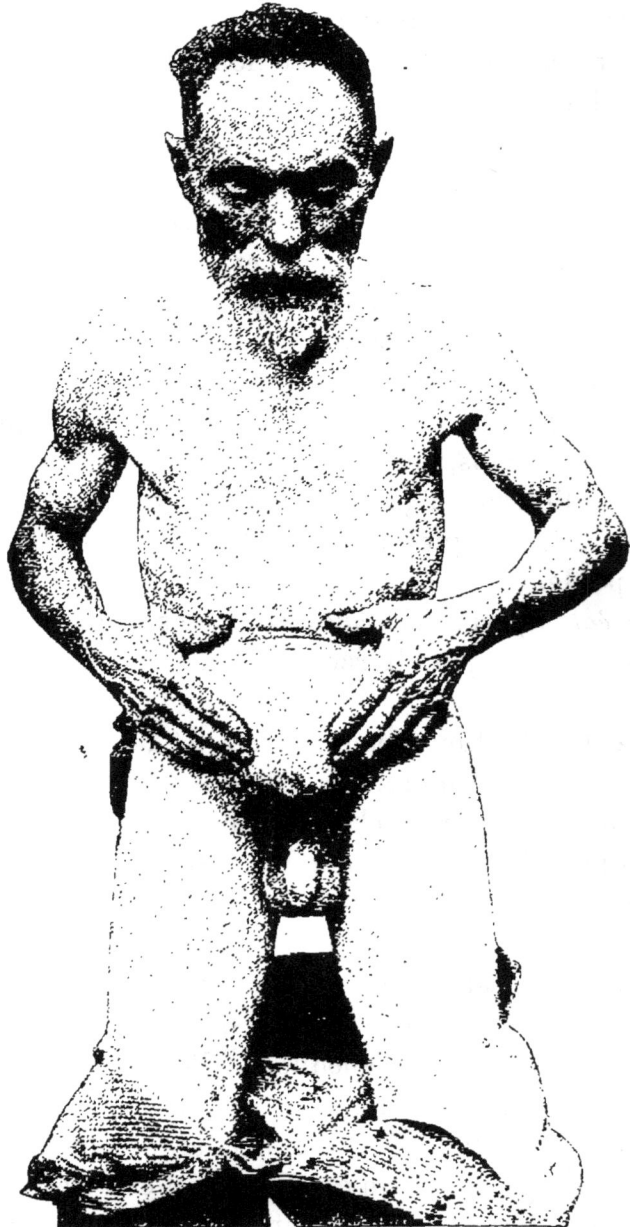

FIG. 24. — Méat à fleur de peau
(Obs. XXXIV. Cystostomie datant de sept ans).

opposé du muscle vésical. La figure 25 montre bien cette forme du méat à fleur de peau.

Il existe même dans la photographie (fig. 24), une saillie nummulaire, une sorte de pastille, suivant l'expression

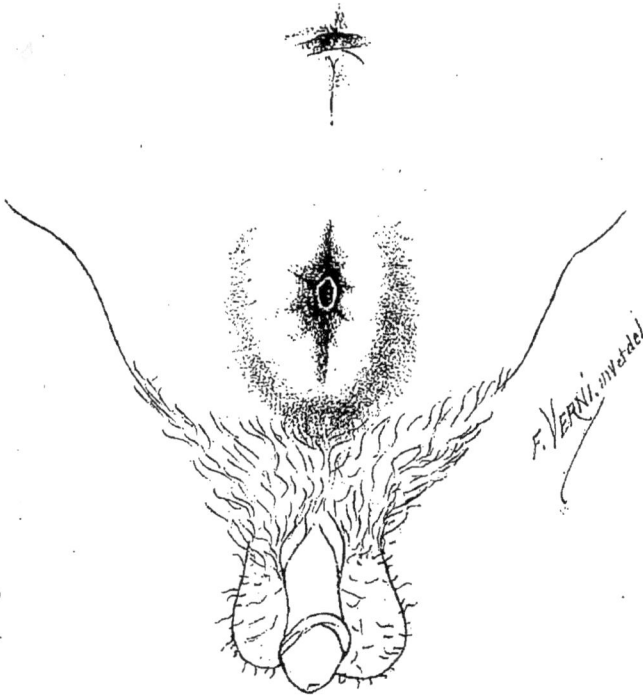

FIG. 25. — Néo-méat, à *fleur de peau*, et de forme vulvaire, faisant une saillie plus ou moins marquée, au-dessus de la peau avoisinante.

d'Hartmann, au centre de laquelle s'ouvre l'orifice externe du méat hypogastrique.

Un autre détail a son importance. Toutes les fois que le méat est à fleur de peau, toutes les fois qu'il siège sur une saillie, on remarque, à son pourtour, un véritable anneau. Cet anneau est résistant, appréciable aux doigts, qui peuvent, souvent, le saisir. Dans les méats infundibuliformes, au contraire, s'il existe, il est beau-

coup plus rare. Ce sont là, nous le répétons, les dispositions des plus fréquentes. Elles sont loin d'être
constantes. C'est ainsi que chez un opéré de Villard, dont
l'urèthre artificiel ne mesurait pas moins de 0,65 millimètres (urèthre d'une continence parfaite), le méat faisait une saillie tubulaire de huit à dix millimètres. Nous
reviendrons, dans un instant, sur ces dispositions, au
point de vue de leur rôle, relativement à la continence
et à l'incontinence.

b) Le *nouveau canal* présente à considérer : un trajet
intra-pariétal, et deux orifices : cutané et vésical.

Dans certains cas, tous ces éléments sont réunis
sur une même circonférence. La vessie s'ouvre directement, à l'extérieur, par un simple orifice. Il se reproduit ici la disposition, que l'on constate dans les
vieilles hernies inguinales, qui deviennent directes par
disparition du canal inguinal ; avec cette différence,
cependant, que, chez le hernieux, la malformation s'ac-
quiert progressivement, tandis que, chez le cystostomisé,
l'état primitif persiste. Fort heureusement, ces cas
forment l'exception. Parmi tous nos malades, il en est à
peine deux ou trois qui se trouvent dans cette situation.

Habituellement, il existe donc, un véritable canal hypogastrique, avec ses deux orifices. Nous avons vu quelle
était la forme de l'orifice cutané, mais précisons encore.
Chez la plupart des opérés, ce méat est situé à 3 centimètres environ au-dessus du pubis, très rarement à
plus de 4 centimètres. Cette distance n'a jamais, dans
nos observations, dépassé 5 centimètres. Tantôt punctiforme, quand il est à fleur de peau, cet orifice devient,
au contraire, infundibuliforme, lorsqu'il présente deux
lèvres latérales. Cette disposition est relativement rare.

Son diamètre est variable. Il oscille entre le diamètre du petit doigt (cas très rares) et celui d'une bougie filiforme. Entre ces deux diamètres existent tous les intermédiaires, qui peuvent, d'ailleurs, varier chez le même sujet, sous l'influence de la dilatation ou de l'abandon momentané du néo-canal par les urines, qui

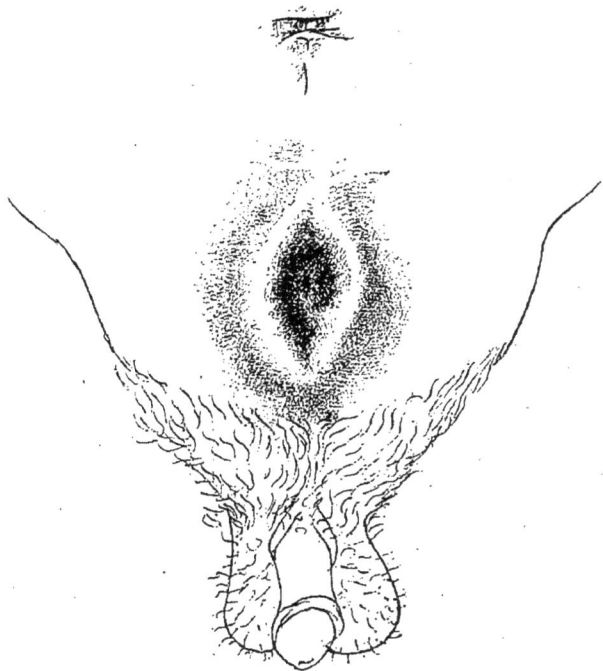

FIG. 26. — Néo-méat *en entonnoir*.

reprennent leur cours normal. Il faut bien savoir, en effet, que le méat hypogastrique a une tendance, parfois invincible, à la rétraction. On devra souvent la combattre par une dilatation sagement conduite, facile, du reste, à exécuter. Depuis Bonan, et surtout depuis Lagoutte, il est encore démontré, que le point le plus rétréci du nouvel urèthre est son méat cutané. Nous avons toujours, ou, du moins, presque toujours, vérifié l'exactitude de cette remarque. Dès que la bougie ou la sonde a franchi les premiers millimètres, l'instrument glisse facilement, sans qu'un nouvel effort soit nécessaire, pour pénétrer dans la vessie. La dilatation s'effectuera donc, habituellement, avec la plus grande simplicité, puisqu'elle ne portera que sur les deux ou trois premiers centimètres, au maximum. Avant de quitter le méat hypogastrique, nous signalerons une observation du Dr Charvet, dans laquelle, l'opéré a deux orifices hypogastriques punctiformes. Tandis que l'un est incontinent, habituellement, c'est l'autre qui, normalement continent, peut être plus facilement cathétérisé pendant les périodes de rétention. Ce fait bizarre prouve que les dispositions peuvent être très variées. Il démontre aussi, que la fonction n'est pas absolument dépendante du calibre du canal.

Ce dernier n'est guère plus fixe que son orifice extérieur. Sa direction générale est oblique de haut en bas et d'avant en arrière. Le point le plus élevé étant situé en avant (orifice cutané), à 2 ou 3 centimètres au-dessus du pubis, le point le plus déclive est derrière la symphyse pubienne, à 1 ou 2 centimètres, au-dessous de son bord supérieur. Voilà la disposition, en quelque sorte, typique, celle que recherche l'opérateur, lorsqu'il incise la vessie, aussi près que possible du col, derrière la symphyse. C'est aussi la direction la plus fréquente que nous ayons rencontrée, au moins chez les sujets que nous avons examinés, et qui tous, de la région lyonnaise, ont été cystostomisés d'après notre méthode.

Nous avons, cependant, pu voir quelques cystostomisés exceptionnels, chez qui la direction du néo-canal était antéro-postérieure, ou même oblique, en haut et en arrière, c'est-à-dire, en sens inverse de la direction recherchée. Quelle est la raison de cette exception à la règle? Il est fort probable que, dans un grand nombre de cas, l'ascension de l'orifice vésical doit être attribuée à l'hypertrophie, sans cesse progressive, de la prostate, qui se développe alors, surtout dans le sens de la hauteur. Supposons que l'orifice cutané soit distant de 3 centimètres du bord supérieur du pubis, et que l'incision faite à la vessie, près du col, se trouve au niveau de ce bord osseux (chez les prostatiques, souvent le col se trouve au ras de la symphyse, voy. fig. 4 et fig. 5); si, dans ces conditions, l'hypertrophie de la prostate élève le plancher vésical, la direction du canal hypogastrique sera changée. Cette explication n'est pas une simple hypothèse. Sur certains malades, on peut sentir la prostate, assez grosse pour dépasser le bord supérieur du pubis et donner à la palpation bimanuelle la sensation d'un petit utérus fibromateux. Chez d'autres cystostomisés atteints de cancer de la prostate, on a pu suivre, pas à pas, l'ascension de l'orifice vésical, à mesure que le volume de la glande augmentait. Nous acceptons donc cette explication, au moins pour la majorité des faits.

Voici une observation qui vient à l'appui de cette manière de voir. La prostate, très élevée au-dessus du pubis, avait été blessée pendant l'opération, parce qu'elle fut confondue avec la vessie, tant elle était volumineuse. L'autopsie que nous avons pratiquée, sur le malade de Rollet, les figures 4 et 5, pages 36 et 39, démontrent l'ascension prostatique et cette direction anormale, oblique en haut et en arrière, du nouvel urèthre, contrairement à la normale.

OBSERVATION XXVIII (Rollet).

Direction anormale de l'urèthre sus-pubien; oblique de haut en bas, d'arrière en avant. Constatations nécroscopiques.

Br... (Augustin), soixante-quinze ans, tisseur, né à Lucey (Ain), demeurant à Lyon, entré le 20 novembre 1897, à l'hôpital de la Croix-Rousse.

A deux frères qui sont atteints d'hypertrophie prostatique. L'un d'eux a subi aussi une cystostomie.

Depuis six ou sept ans, difficulté d'uriner et besoins fréquents. Il y a cinq ans, rétention aiguë pour laquelle il fut sondé à l'hôpital; depuis, il urine, au moyen d'une sonde, à peu près constamment.

Hématurie abondante, il y a cinq ans. Nouvelle hématurie datant d'un an. Les urines étaient constituées, à ces deux reprises, par du sang pur. Il s'est fait, plusieurs fois, des fausses routes, en se sondant.

Il y a huit jours, rétention complète; le cathétérisme fut très difficile. Depuis trois jours, impossibilité du cathétérisme. Le malade reste, trois jours, dans cette situation.

25 *novembre* 1897. — On passe une sonde, qui est laissée à demeure, bien qu'elle soit fort mal supportée et détermine une uréthrite violente.

Au toucher rectal, prostate très volumineuse, du volume du poing, formant une tumeur saillante dans le rectum, à grand axe longitudinal et divisée en son milieu par un sillon vertical. Constipation.

Pas de fièvre. Pas d'albumine, pas de sucre, dans les urines.

1er *décembre*. — Très mauvais état général. La cachexie se prononce de plus en plus. Troubles digestifs, langue d'urinaire. Température, 38°5.

Cystostomie sus-pubienne, sans anesthésie, par Rollet. Pas d'injection préalable de la vessie.

La première incision vésicale ne donne pas issue à l'urine. On s'aperçoit que le bistouri a pénétré dans la prostate. Une seconde incision pénètre dans la vessie. Le doigt, introduit dans ce réservoir, démontre l'ascension de la prostate et son hypertrophie considérable.

5 décembre. — Ablation des fils. Le malade a été très soulagé, depuis l'opération, il ne souffre plus.

Quelques jours après, phlébite du membre inférieur gauche

Le 9 *janvier* 1898. — Le méat hypogastrique a une forme en pastille. On le dilate, tous les jours, depuis vingt jours.

Continence de deux à trois heures.

Aggravation de l'état général. Mort le 8 février 1898.

Autopsie. — Cet homme s'est éteint progressivement, sans que les urines fussent devenues purulentes, avec un souffle systolique au cœur.

L'appareil urinaire a été enlevé, en totalité, et nous l'avons examiné méthodiquement.

Les *reins* sont atteints de sclérose ; ils présentent les kystes corticaux de la néphrite interstitielle (petits reins contractés). La substance corticale a presque entièrement disparu. Il n'y a ni pyélo-néphrite, ni abcès, ni kystes suppurés. Les uretères et les bassinets sont normaux, non congestionnés.

L'*urèthre normal*, incisé suivant sa face antérieure, est remarquable par la disposition de la région prostatique (fig. 4 et 5). Cette portion n'est pas rétrécie, mais plutôt dilatée. L'index s'y promène très facilement, alors que le calibre des régions pénienne et membraneuse est normal. L'urèthre prostatique est aplati de droite à gauche, tandis que son diamètre antéro-postérieur est allongé, il atteint 1 cent. 1/2, au moins. Le veru montanum est gros, mais de consistance élastique, non fibreuse. La muqueuse uréthrale est saine.

Le col vésical dépasse de 2 centimètres, au moins, le bord supérieur du pubis. Cette particularité nous explique pourquoi Rollet a blessé la prostate, pendant la cystostomie. Ce col est surmonté, en arrière, par une saillie en forme de noyau cylindrique, de croupion de poulet, et constituée par l'hypertrophie sénile du lobe moyen.

En arrière de cette saillie, on trouve une petite dépression correspondant au trigone de Lieutaud, puis une saillie transversale, peu accentuée, représentant le bourrelet interurétérique ; enfin, le bas-fond qui est très peu accentué. Dans la vessie, pas de calculs, pas de pus, pas une goutte d'urine.

La *prostate* est énorme : hauteur = 8 cent. 1/2 ; diamètre antéro-postérieur = 7 centimètres ; diamètre transversal = 6 centimètres 1/2. L'hypertrophie est uniforme et on ne sent pas de noyaux. La consistance de la glande est élastique ou fibro-élastique, mais non franchement fibreuse. La direction de l'urèthre prostatique n'est pas sensiblement modifiée.

En somme, allongement de l'urèthre prostatique qui atteint 8 centimètres. Le cathétérisme eût été possible, mais les fausses routes auraient été aussi faciles et graves. Prostate très vasculaire et veines péri-prostatiques énormes.

Vessie revenue sur elle-même, à parois épaisses et rétractées, du volume d'une mandarine (son volume est la moitié de celui de la prostate). Muqueuse gris ardoisé, sans ulcérations. Paroi antérieure forme une sorte de dôme, au-dessus de l'urèthre hypogastrique. Elle est longue de 3 centimètres. Sur elle, ouverture du nouveau méat, immédiatement au-dessus du bord supérieur de la prostate. A ce niveau, la muqueuse forme un canal long de 3 centimètres, qui aboutit à l'orifice cutané. L'ouverture vésicale du canal est infundibuliforme, elle admet le petit doigt, après dilatation. L'orifice cutané est à 1 centimètre au-dessus du pubis, il a deux lèvres latérales. (Cet orifice a été réincisé, huit jours avant la mort.)

Canal hypogastrique, long de 2 centimètres, *oblique de bas en haut et d'avant en arrière,* formé par muqueuse, muscles et anneau fibreux très développé. Du côté de la peau, les limites des deux tissus, muqueux et cutané, sont très nettes. La ligne de démarcation est très apparente.

Comme il n'y a pas de bas-fond vésical et que, d'autre part, le canal hypogastrique est oblique en bas et en avant, cette vessie était parfaitement drainée, car l'orifice cutané était situé plus bas, que le point le plus déclive de la cavité vésicale (voy. fig. 4 et 5).

Ordinairement, le trajet est nettement situé dans le plan sagittal et médian. Il présente parfois, néanmoins, de légers changements dans sa direction générale. Plus rarement, le nouveau canal devient irrégulier, le cathétérisme en est difficile, avec des instruments rigides. Nous connaissons un malade du Dr Lefèvre (de Nevers), qui doit user de toute son habileté, pour faire pénétrer divers obturateurs, à travers de nombreuses sinuosités.

Cette observation présente diverses particularités intéressantes, qui nous engagent à la rapporter.

OBSERVATION XXIX (in Delore, *loc. cit.*).

Urèthre contre nature mesurant sept centimètres de longueur. Obliquité et allongement progressif du néo-canal, devenu continent. Cystostomie datant de neuf ans, chez un vieillard de 81 ans.

M. B... (de Nevers), soixante-douze ans.

Troubles de la miction, durant dix ans. Pendant la dernière année, environ dix mictions par vingt-quatre heures, dont quatre, la nuit.

4 mai 1890. — Accès de rétention complète, après un trajet de quinze heures, en chemin de fer. Un médecin appelé essaie de passer une sonde, qui se brise dans le canal. Le malade est apporté à l'Hôtel-Dieu de Lyon. Le fragment de sonde tombe spontanément et on peut passer un n° 16.

6 mai. — Rétention complète. Cathétérisme impossible. Uréthrorrhagie. Cystostomie par M. Poncet. Suites simples.

A la fin de mai, M. B... rentrait à Nevers.

20 mars 1892. — Revient à Lyon et donne les renseignements suivants : au bout de quelques semaines, il parvint à retenir ses urines, une heure et même deux heures. A l'aide d'un clou d'ivoire, il arrive à obturer sa fistule. Il éprouve des besoins d'uriner, toutes les quatre ou cinq heures. Il parvient souvent à les garder, six et même sept heures.

Santé générale parfaite. L'orifice est en cul-de-poule ; l'infundibulum a environ 2 centimètres de profondeur.

Mars 1894. — Le Dr Lefèvre écrit au Dr Lagoutte : « La santé générale est parfaite. La fonction ne s'est jamais rétablie par la verge.

« L'urine passe entièrement par le méat hypogastrique ; mais, malgré les obturateurs les plus ingénieux que M. B... a fait construire, l'urine s'écoule constamment, entre eux et les parois pendant la marche. Aussi est-il obligé, pour n'être pas mouillé, de tenir constamment ces obturateurs à la main.

La vessie ne contenant plus guère que 100 à 150 centimètres cubes d'urine, le malade est obligé, fort souvent, d'enlever sa cheville d'ivoire.

« Le trajet fistuleux s'est allongé, il est devenu sinueux et il faut toute l'habitude qu'en a M. B..., pour y faire pénétrer des instruments. »

Juillet 1897. — M. le Dr Lefèvre a eu l'obligeance de nous envoyer ces renseignements : La santé générale de M. B... est excellente. Il peut se promener et vaquer à quelques petites occupations.

Localement, l'orifice externe de l'urèthre contre nature est déprimé en cul de poule, non bourgeonnant. Le trajet a bien une longueur d'environ 7 à 8 centimètres, il est un peu irrégulier, avec quelques saillies dans son intérieur, qui gênent, parfois, l'introduction de la sonde. Mais, en somme, celle-ci finit toujours par passer.

Depuis l'opération, le trajet s'allonge. De 3 centimètres au début, il a atteint maintenant 7 centimètres. Ces variations sont rendues évidentes par la série de canules, que le malade s'est fait construire, depuis l'intervention.

M. B... retient, dans le jour, ses urines pendant une heure à une heure et demie. La nuit, il les retient plus longtemps; s'il doit les garder davantage, il place un obturateur en ivoire. Mais, habituellement, il s'affranchit de ce soin, et passe la sonde, quand la sortie de l'urine est devenue imminente.

Il y a deux ou trois ans, l'urine était gardée plus longtemps, trois heures dans le jour, quatre à cinq heures pendant la nuit. Depuis, il semble que la vessie subit une rétraction progressive et tend à disparaître comme réservoir.

L'urine est normale.

L'instrument dont le malade se sert pour vider sa vessie est extrêmement simple; c'est une sonde droite, en argent, longue de 12 centimètres et ayant un diamètre de 8 millimètres.

M. B... a aujourd'hui quatre-vingts ans [1].

---

1. *25 février 1899.* — A cette date, le Dr Lefèvre veut bien nous transmettre la note que voici : « M. B... vit toujours. Son état général est assez bon. Il sort tous les jours, et en somme, sa santé

Le calibre du néo-canal est assez constant, à l'inverse de celui de son orifice cutané, qui a une tendance, souvent invincible, à la rétraction. Il persiste toujours, avec un certain diamètre. Si, en effet, nous trouvons, fréquemment, un néo-méat, filiforme, très resserré, il n'en est plus de même pour le canal proprement dit. Habituellement, après la dilatation du méat, on peut introduire une bougie (n° 10 à 12), dans le reste de l'urèthre.

Il existe des urèthres contre nature, plus larges. On en voit de plus petits, mais celui qui accepte un cathéter (10 à 12) est le plus ordinaire.

Nous avons dit qu'autour des petits méats, on retrouvait, presque toujours, un anneau très résistant et très épais. Il en est de même autour du canal hypogastrique. Il est, généralement, entouré par un cordon cylindrique, qui peut acquérir des dimensions, et une puissance, plus ou moins grandes. Parfois, et surtout chez les individus maigres, ce cordon est assez résistant pour qu'on le sente, à travers la paroi abdominale, sous forme d'une corde, dure, et fort épaisse. Cet épaississement fibro-élastique péri-canaliculaire nous a paru d'autant plus développé, que l'anneau circum-méatique l'était davan-

est celle des gens de cet âge, quand il n'y a en jeu que la sénilité. Il a, cependant, des urines albumineuses, qui ont nécessité un régime.

Localement, il n'y a guère de changements. Le trajet est de même longueur. Ce qui gêne le plus, ce sont les inégalités dues à des bourgeons qui gênent l'introduction des canules. La capacité de la vessie ne varie plus : là-dessus, le malade est très affirmatif. Elle doit être vidée toutes les trois heures, jour ou nuit. Pendant une heure, l'occlusion du méat n'est pas nécessaire. Pendant les deux heures qui suivent, il faut mettre en place l'obturateur, si non, l'urine s'écoule. En somme, il pisse moins souvent que bien des prostatiques. Il n'y a jamais eu d'infection vésicale, les précautions consistent seulement en nettoyages avec des antiseptiques faibles ».

tage. Donc, en règle générale, un méat très résistant

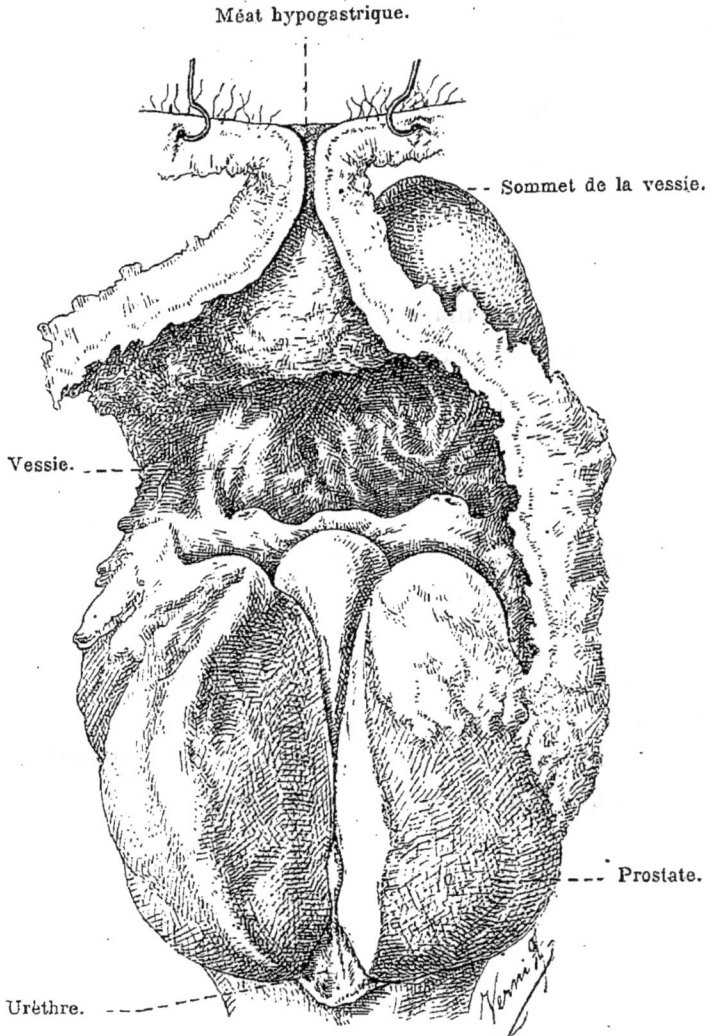

Méat hypogastrique.

Sommet de la vessie.

Vessie.

Prostate.

Urèthre.

FIG. 27 — Urèthre prostatique (observ. XXXV).

L'urèthre prostatique a été incisé sur sa face antérieure, ainsi que la vessie, jusqu'à l'orifice vésical de l'urèthre hypogastrique, qu'on a érigné en haut. On voit donc, la face postérieure de la vessie, celle du néo-canal et de l'urèthre pénien, flanqué des lobes latéraux et moyen de la prostate très hypertrophiée.

indique un canal nettement limité. Cette constatation a

son utilité chez les sujets gras, dont un examen détaillé est toujours difficile.

Quelle est la longueur du néo-canal? Ici nous nous heurtons à quelques difficultés, chez le cystostomisé vivant. Comment, en effet, reconnaître le point précis

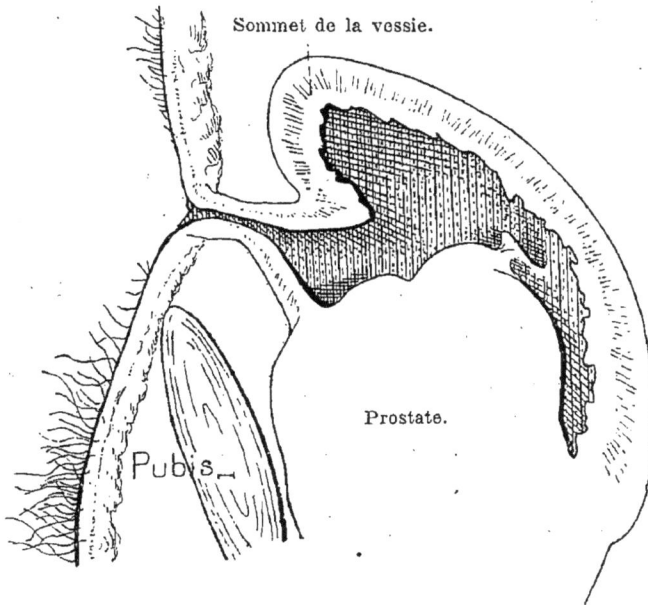

Fig. 28. — Coupe verticale et antéro-postérieure, passant par le néo-canal, la vessie et la prostate. Prostate très hypertrophiée affleurant le bord supérieur du pubis.

où la sonde, la bougie, quittant l'urèthre, pénètre dans la vessie? Une solution exacte n'est pas toujours possible. Cependant, après avoir cathétérisé un grand nombre d'urèthres hypogastriques, après avoir pu vérifier, sur le cadavre, certaines mesures prises sur le vivant et qui ont été reconnues exactes, nous croyons qu'on peut en général reconnaître cette longueur. Car il existe certaines dispositions de l'orifice vésical, qui facilitent ces recherches. Il est donc nécessaire de décrire cet orifice, avant de donner le résultat fourni par les cathétérismes hypogastriques.

Sur le cadavre, on peut distinguer : un *orifice vésical*, *en forme d'entonnoir*, par lequel le canal sus-pubien se continue insensiblement avec la muqueuse vésicale. Les figures 27 et 28 appartenant au même sujet (obs. **XXXV**) en sont un bel exemple. Il n'y a pas de limites précises entre les deux organes. On comprend les difficultés de la mensuration. Une seconde forme de l'orifice vésical est représentée par une bride saillante, formant une limite précise entre le canal et la vessie. On constate au niveau de cet orifice vésical, un véritable rétrécissement appréciable à la sonde. Le canal possède deux orifices rétrécis. Il affecte, dans son ensemble, la forme d'un barillet, la partie large correspondant au milieu du canal, les deux parties rétrécies, aux deux extrémités, vésicale et cutanée. Sur le vivant, nous avons pu souvent reconnaître l'orifice vésical, sans doute, parce qu'il existait un orifice ainsi bridé, limitant nettement la cavité vésicale.

On peut encore mesurer sa longueur, par la distance qui sépare l'œil de la sonde, du point circonscrit par le méat cutané, au moment où les premières gouttes d'urine s'échappent. Ce procédé est excellent sur le vivant.

La longueur du canal hypogastrique varie de quelques millimètres à *sept* centimètres. Nous avons, souvent, trouvé 5 à 6 centimètres, rarement plus, chez des cystostomisés de deux à trois ans. Signalons, à ce propos, une particularité intéressante : l'*allongement progressif de l'urèthre hypogastrique, à mesure que la cystostomie devient plus ancienne.* Le malade de l'observation XXIX, possède un canal très bien développé, mais, qui s'allonge incessamment, depuis six ans. Nous avons pu faire la même observation chez les opérés que nous avons suivis. Il se produit, sans doute, un allongement des tissus fibreux périphériques, peut-être aussi, une sorte d'invagination progressive de la paroi antérieure de la vessie, qui se trouve attirée peu à peu, à travers les plans de la paroi abdominale antérieure. Dans les autopsies, on constate toujours une disparition relative, de la paroi antérieure de la vessie. Évidemment, cette diminution manifeste de la paroi vésicale, doit être attribuée à l'attraction vésicale pendant l'opération. Mais, il semble qu'elle continue plus tard, et qu'elle est, d'autant plus marquée, que l'opération est plus ancienne.

Dans les autopsies récentes, on retrouve, en effet, une paroi antérieure, réduite, il est vrai, mais néanmoins, constante. Dans les autopsies d'anciens cystostomisés, au contraire, la paroi vésicale antérieure semble avoir disparu. N'est-il pas juste d'attribuer une part de cette disparition, à l'attraction des plans vésicaux dans l'intérieur des parois abdominales, au fur et à mesure qu'on s'éloigne de la date de l'opération?

Quoi qu'il en soit, il existe un canal, qui peut atteindre, quelquefois, une grande longueur, posséder des parois assez épaisses, avec de véritables anneaux à ses deux extrémités. Nous retrouverons, plus tard, ces dispositions, et nous verrons si elles jouent un rôle quelconque, dans la continence ou l'incontinence du cystostomisé.

Que devient la vessie après l'opération? Ordinairement la paroi antérieure est réduite, ainsi que le démontrent les autopsies. Nous n'y reviendrons pas. Une question doit être tranchée : le réservoir urinaire diminue-t-il de capacité, peu à peu, pour aboutir, en dernière analyse, à l'atrophie presque complète ?

Les recherches, soit à l'amphithéâtre, soit sur les anciens cystostomisés vivants (X. Delore), montrent que, d'une manière générale, cette proposition est parfaitement juste. Le Dr Lefèvre, qui suit son malade depuis neuf ans, nous-même, dans de nombreuses observations, l'avons constaté. La vessie est petite, elle diminue, donc, de capacité. Il faut toutefois, distinguer, à ce point de vue, les prostatiques continents, et au contraire, les prostatiques incontinents.

Chez les continents, la vessie remplit son rôle de réservoir urinaire, il reste une capacité vésicale. Cette remarque s'applique, aussi bien, aux malades, qui urinent totalement par le méat hypogastrique, qu'à ceux qui urinent, en même temps, par la verge et par l'urèthre contre nature.

Chez les incontinents complets, la vessie se rétracte rapidement. Elle n'apparaît bientôt plus, que sous l'aspect d'une masse résistante, dure, à peine du volume d'un poing. Semblable constatation a été faite par Lagoutte, Lejars. Nos récentes autopsies la confirment entièrement.

Cette rétraction vésicale progressive, préjudiciable parce qu'elle tend à supprimer un réservoir utile, entraîne, cependant, un avantage sérieux. Elle diminue la profondeur du bas-fond vésical. Chez les cystostomisés, la hauteur du cul-de-sac rétro-prostatique est bien atténuée. Le bas-fond disparaît même complètement, surtout chez les incontinents. Ce phénomène doit empêcher la formation des calculs, que quelques auteurs incriminent comme un des inconvénients de la cystos-

tomie. Nous avons déjà donné notre opinion, au sujet de
cette assertion, à propos du traitement des calculs vésicaux, chez les prostatiques. Sur 6 autopsies de cystostomies anciennes, nous n'avons pas rencontré de pierres
vésicales. Nous n'en avons trouvé que trois exemples,
sur 34 anciens opérés. Encore, faut-il ajouter que, chez
l'un d'eux, la calculose existait déjà, avant l'opération.
Lambroschini (Thèse, *loc. cit.*) n'en cite également que
trois cas après la cystostomie, bien qu'il ait recherché,
avec soin, ce point particulier. (Parmi ces trois observations, deux sont déjà citées dans notre statistique.)
Cette calculose secondaire ne se voit, du reste, que
lorsque le méat abdominal ne joue plus son rôle et tend
à s'oblitérer. Cette considération est tout en faveur du
drainage sus-pubien de la vessie, comme moyen de
traitement curatif et préventif des calculs, chez les prostatiques.

On a discuté, autrefois, sur l'influence de la cystostomie, vis-à-vis de l'hypertrophie prostatique. Aujour-
d'hui la question est jugée par de nombreux travaux.
Parfois la prostate, momentanément congestionnée, est
heureusement influencée par l'opération. La décongestion consécutive permet assez rapidement, le retour aux
fonctions normales. Mais, dans les hypertrophies scléreuses, avec déformation, allongement du canal, l'opération n'a pas d'effet, au moins apparent, sur le volume
de la glande. Depuis longtemps déjà, on sait (Lagoutte
avait insisté sur ce point, en 1894) que le méat hypogastrique reste perméable, quand la prostate s'oppose à
la miction normale. Autrement, dit, le nouvel urèthre
persiste et assure l'urination, lorsque l'ancien canal,
toujours obstrué par l'hypertrophie prostatique, n'a pu
reprendre sa fonction. L'examen de la prostate, chez les

anciens cystostomisés, avec néo-canal perméable, montre toujours une augmentation de volume de cette glande, soit dans les autopsies, soit sur le vivant. Cette hypertrophie, parfois énorme, atteint le volume des deux poings, elle dépasse le pubis et donne, parfois, au toucher rectal combiné à la palpation abdominale, l'illusion d'une tumeur. Les figures 4, 5, 25, 26, sont, à cet égard, fort instructives. La nature, fait une sélection parmi les cystostomisés. Elle guérit ceux qui peuvent encore accomplir la miction normale; elle conserve, au contraire, à ceux qui ont un canal, devenu impropre à sa fonction, une soupape de sûreté qui est le méat hypogastrique. Les anciens cystostomisés, à méat permanent, présentent une grosse prostate, ainsi qu'en témoigne la lecture de nos observations.

L'observation XXX est très intéressante[1]. Elle démontre le rôle de l'obstruction prostatique, dans la persistance de l'urèthre contre nature. et de toutes les fistules vésicales en général. Il s'agit d'une véritable *cystostomie spontanée*[2].

OBSERVATION XXX (Jaboulay).

Fistule vésico-ombilicale à la naissance. — Oblitération. — Réouverture, à l'âge de 62 ans, sous l'influence de l'obstruction uréthrale par hypertrophie prostatique.

« J'ai vu, au mois d'octobre 1897, un homme de soixante-deux ans, qui avait présenté, dans son enfance, une fistule ombilicale urinaire, par persistance anormale de l'ouraque.

---

1. Delore et Molin. Des fistules vésico-ombilicales congénitales tardives par persistance de l'ouraque. (*Archives provinciales de chirurgie,* novembre 1898).

2. Fléchet. Des fistules vésico-ombilicales congénitales, chez les prostatiques. *Thèse* de Lyon, 1899.

A partir de l'âge de trois mois, la fistule semblait s'être oblitérée et, dans tous les cas, n'avait jamais plus offert le plus léger suintement. Il y a deux ou trois mois, un accès de rétention se déclare par congestion prostatique : aussitôt l'urine suinte par la fistule ombilicale, qui n'était donc pas oblitérée. » Ce cas pathologique montre le rôle de la prostate et celui de la soupape de sûreté anormale, analogue au méat hypogastrique. C'est une véritable expérience à très longue échéance. Le malade subit, au mois de novembre 1897, à la suite de cet accès de rétention, la double résection des canaux déférents. Malgré ce traitement, associé aux lavages, la miction par la verge ne s'est pas rétablie complètement. Aussi, la fistule urinaire ombilicale a-t-elle continué à livrer passage à la plus grande partie des urines » (Jaboulay).

Il est nécessaire de signaler, outre cette hypertrophie persistante de la prostate, *la coexistence constante, dans les autopsies, des déformations de l'urèthre.* L'urèthre prostatique est coudé, dévié ou rétréci, et souvent, considérablement allongé. Nous l'avons vu chez un cystostomisé, dont l'appareil urinaire est représenté dans les figures 27 et 28, atteindre une longueur de 10 centimètres. Dans un second cas, il mesurait 8 centimètres. Au contraire, nous avons autopsié, il y a quelques mois, un homme de quatre-vingts ans, qui avait subi une cystostomie, en 1889, pour rétention, et chez lequel, le nouveau canal s'était rapidement oblitéré. Ce fait ne nous étonna pas, car nous trouvâmes une prostate de moyen volume et pas de déformations uréthrales. Les opérés qui conservent leur méat sus-pubien (ce sont ceux que nous étudions) ont donc, toujours, une grosse prostate, et des déformations de l'urèthre normal. Ainsi s'explique anatomiquement, nous l'avons dit déjà, la permanence du néo-méat.

Telles sont les dispositions générales du canal artificiel, etc. Connaît-on sa *structure intime?* Pour résoudre cette question, les difficultés sont nombreuses, car les examens des pièces, quarante-huit heures après la mort, ne permettent pas de déterminer la nature histologique exacte des parois canaliculaires nouvelles. Nos recherches concordent absolument avec celles de Lagoutte. Toutes les fois que le néo-canal existe, on le trouve tapissé par une muqueuse, plus ou moins analogue à la muqueuse vésicale. En avant, cette muqueuse est séparée de la peau, par une véritable ligne de démarcation, que l'on peut comparer à la ligne de séparation de la muqueuse labiale et de la peau de la face. En arrière, il y a, habituellement, continuité parfaite, entre cette muqueuse endo-canaliculaire et celle de la vessie, dont elle n'est, d'ailleurs, qu'un prolongement. Autour, existe l'anneau fibro-élastique, que nous avons signalé, ordinairement plus épais, au niveau du derme cutané, c'est-à-dire, autour du méat hypogastrique.

Y a-t-il dans cet anneau, ou plutôt dans ce cylindre fibro-élastique, une couche de fibres musculaires, formant un rudiment de sphincter? Le fait a été très discuté. Quelques chirurgiens ont cherché, par des procédés spéciaux, à constituer un sphincter. Boutan a bien rapporté une observation, dans laquelle il existait un sphincter, mais l'opéré était mort, cinq jours après la cystostomie? L'existence d'un anneau contractile, après plusieurs mois, n'est donc pas prouvée.

Si la présence de quelques fibres musculaires, dans l'anneau fibro-élastique, est possible et même probable, elle n'est pas, jusqu'à ce jour, démontrée, même après les opérations de cystostomie idéale (Wassilieff, Delagenière). Des recherches complémentaires sont nécessaires, pour élucider définitivement cette question.

FONCTION DU NOUVEL URÈTHRE. STATISTIQUE

Après avoir étudié, aussi complètement que possible, la disposition anatomique créée par l'opération, nous rechercherons quel est le rôle de l'urèthre contre nature, au point de vue de l'évacuation des urines, quelle est la physiologie de la miction chez les cystostomisés permanents.

Notre première opération remonte, avons-nous dit, à dix ans. En 1892, Bonan réunissait vingt-huit observations. En 1894, Lagoutte dans son importante thèse, en publiait soixante-trois. Il appréciait alors, avec beaucoup de justesse, les résultats de la fonction après cette intervention, dont les résultats immédiats n'étaient déjà plus discutables. C'est qu'en effet, on pouvait craindre *a priori*, que la cystostomie, bonne et même excellente, pour conjurer les accidents immédiats du prostatisme, ne créât, dans l'avenir, une infirmité irrémédiable. Nous avons repris consciencieusement, pendant trois ans, cette étude de la fonction chez les cystostomisés depuis plus de six mois et porteurs d'un méat hypogastrique perméable (*cystostomie permanente*) (Delore, *loc. cit.*).

Nous donnons le résultat de ces examens, portant sur trente-quatre observations recueillies avec impartialité, et sans aucune distinction. La plus ancienne (obs. XXIX), est celle d'un prostatique cystostomisé en mai 1890, c'est-à-dire, il y a neuf ans.

Au point de vue de la fonction du nouvel urèthre, on peut diviser les opérés, en trois catégories principales :

1° *Les incontinents;*

2° *Les demi-continents* (ceux qui retiennent partiellement leurs urines);

3° *Les continents.*

Cette division fut adoptée par Bonan, Lagoutte et par nous-mêmes. Elle est fort juste et facilement comprise. On peut y faire rentrer les cas les plus variés; car, il faut bien le dire, *autant d'urèthres sus-pubiens, autant de fonctions différentes.* Nous avons vu que le néo-canal avait des dispositions très variables, il n'est donc pas étonnant que la miction le soit dans les mêmes proportions.

En somme, il existe, au point de vue fonctionnel, deux catégories principales d'anciens cystostomisés : *les continents, les incontinents.* Entre eux, se trouve toute une série intermédiaire, qui forme notre second groupe : *les continents partiels.*

Ce chapitre est entièrement puisé dans nos observations. Nous exposerons, en terminant, les résultats statistiques au point de vue de la continence et de l'incontinence. Ils portent sur trente-quatre opérés.

1° **Cystostomisés incontinents.** — Parlons d'abord des *prostatiques incontinents*, puisque tout cystostomisé est voué à cette situation, pendant un certain temps. L'incontinence est, en effet, le but de l'opération, tout au moins pendant les premiers temps, puisqu'elle seule met au repos une vessie infectée, et assure le drainage de l'appareil urinaire.

Combien de temps dure cette période d'incontinence du début, par laquelle passent les opérés? Certains malades restent toujours dans cette situation. Chez ceux, au contraire, qui deviendront continents, cette période est relativement courte. Elle varie de quarante jours à quatre mois environ. Telles sont les principales données fournies par nos observations. L'un de nos malades gardait déjà ses urines quarante jours après la cystostomie (obs. XXXI).

Voici cette observation recueillie dans notre service :

OBSERVATION XXXI (Orcel).

*Continence du méat hypogastrique, depuis cinq ans et demi.
Cystostomie pour rétention et infection urinaire aiguës.*

L... (François), soixante et onze ans, cultivateur à Saint-
Symphorien d'Ozon (Isère) a eu, il y a dix ans, un accès
de rétention aiguë, qui céda au cathétérisme. Il y a deux
ans, nouvel accès de rétention. Cathétérisme. Les fonctions
se rétablissent, de nouveau, normalement. Le malade ne
remarque plus aucun trouble du côté des voies urinaires.

Il y a deux mois, mictions plus fréquentes, puis rétention
Pendant trois semaines, le malade est sondé par son médecin.
Le cathétérisme devenant impossible, on pratique une série
de ponctions hypogastriques.

Le malade est envoyé à l'Hôtel-Dieu (Service de M. Poncet),
le 2 avril 1893. Rétention absolue. Une grosse sonde passe,
sans trop de difficultés. Les urines retirées sont purulentes.

3 avril 1893. — Rétention persiste. État général mauvais.
Température, 40°4.

4 avril. — Cystostomie par le Dʳ Orcel, chef de clinique
chirurgicale. Pas d'accident opératoire. Les jours suivants, la
température tombe peu à peu. A partir du 6 avril, elle ne
dépasse plus 38°5. Vers le 16 avril, elle est normale et reste
stable.

4 mai. — *Le malade commence à retenir ses urines.*

12 mai. — La plaie abdominale tend à s'oblitérer. Les
urines sortent par la verge. *On explore le trajet fistuleux.
Il est oblique en haut et en arrière, et long, d'environ, 3 centimètres.*

20 mai. — Depuis l'exploration, le malade urine, de nouveau, par l'ouverture vésicale. Il retient ses urines, environ,
trois quarts d'heure. Une certaine quantité s'écoule aussi par
la verge. État général excellent.

3 septembre 1894. — Vieillard bien portant. Les urines
passent par la verge et par le méat sus-pubien. Celui-ci tend

à s'oblitérer, il serait, même, resté fermé pendant trois mois, ce qui nécessita des cathétérismes uréthraux pénibles.

Juillet 1897. — Nous revoyons le malade. Il vient, malgré ses soixante-quinze ans, de Saint-Symphorien à Lyon, gaiement, sans fatigue, pour nous donner de ses nouvelles. L'état général est excellent. Ce vieillard, fort content de sa situation, travaille régulièrement la terre.

Localement, le méat hypogastrique, punctiforme, est situé à 3 centimètres au-dessus du pubis, sur une sorte de mamelon, saillant de quelques millimètres, et sans aucune ulcération. Le canal, qui lui fait suite, est un peu oblique en bas et en arrière, presque antéro-postérieur. Il admet seulement une bougie nº 6, et présente une longueur d'au moins 6 centimètres. En prenant la peau entre les doigts, on sent le canal, sous forme d'un cordon dur qui, parti de l'ombilic hypogastrique, se dirige en arrière, très manifestement, sur une longueur de quelques centimètres.

Ce vieillard urine un peu par la verge, mais, le plus souvent, par le méat hypogastrique. La néo-miction se fait assez facilement, le jet atteignant 20 centimètres. Elle est provoquée par le besoin normal d'uriner. Dans l'intervalle des mictions par la voie sus-pubienne, léger suintement que le malade arrête avec des linges. Il croit qu'un appareil est superflu, et refuse l'urinal que nous lui conseillons. Il retient de la sorte, ses urines, facilement, pendant trois heures.

La prostate est énorme. Son extrémité supérieure dépasse le bord supérieur du pubis. Ainsi s'explique, sans doute, la *direction relativement anormale du canal hypogastrique, qui est oblique très légèrement, ou plutôt antéro-postérieur.* Au toucher rectal, la prostate très accessible, ressemble à un utérus fibromateux.

25 février 1899. — Même état, des plus satisfaisants.

Diday possédait, trois mois après l'opération, une continence parfaite de son méat sous-ombilical. Sa situation était telle, que dans des pages connues (*Lyon Méd.*, *Gaz. hebd.*, *loc. cit.*), il proclamait les bienfaits de la cystostomie. Dans maintes circonstances, il s'en fit le défenseur convaincu.

Dans une de nos plus belles observations, la continence du méat hypogastrique apparaît, dès la fin du second mois, pour rester complète, pendant plus de cinq ans. Le même résultat est signalé dans l'observation XXXIII. Le malade du Dr Rondet (de Neuville) était continent au bout de trois mois; celui du Dr Guillemot (de Thiers) au bout de quatre mois. Nous ne multiplierons pas ces exemples, qui, tous se ressemblent, sans particularités notables. Voyons les vrais incontinents, c'est-à-dire ceux qui n'ont pas la faculté de garder leurs urines.

Le phénomène qui caractérise cette incontinence sera, pour nous, l'absence de mictions par l'urèthre normal. Cette remarque peut paraître paradoxale. Elle méritait, néanmoins, d'être rappelée, car elle permet de distinguer, par un caractère nettement tranché, les incontinents vrais que nous étudions, des continents partiels et des faux incontinents, que nous retrouverons dans un instant.

Chez les vrais incontinents, l'urine s'écoule au dehors par le méat hypogastrique, au fur et à mesure de son arrivée dans la vessie, qui semble avoir perdu complètement sa capacité. Jamais il n'y a retenue de l'urine, jamais de mictions par la verge ou par le méat suspubien. Il est cependant une distinction utile à établir. Tandis que certains malades ont été, dès le début, incontinents, pour garder cette situation pendant toute leur vie, d'autres, au contraire, ont eu, quelque temps, après la cystostomie, un certain degré de continence, mais cet état a dû être transformé en incontinence par suite des accidents qu'il engendrait.

Les premiers sont incontinents, du fait de l'opération,

en raison, sans doute, de certaines dispositions anatomiques, que l'opérateur a été impuissant à modifier ou
à diriger et que nous étudierons bientôt.

Les seconds ont de l'incontinence, parce que le chirurgien cherche à l'établir lui-même, jugeant que la
continence entraîne des accidents graves, préjudiciables
à leur santé. Pour nous résumer, nous dirons : *dans le
premier cas, l'incontinence existe, malgré l'opérateur ;
dans le second cas, elle existe, parce que le chirurgien
la maintient par divers moyens.*

Quelles sont les indications de cette incontinence
cherchée? Ce sont, tout d'abord, les mictions douloureuses. Nous connaissons un prostatique qui, après avoir
réclamé énergiquement la fermeture de l'orifice hypogastrique qu'on n'avait pas jugé à propos de pratiquer,
revint quelques mois après, alors qu'il urinait habituellement par la verge, demander qu'on élargît son nouveau méat, pour faire cesser les violentes douleurs qui
accompagnaient ces mictions. Chez d'autres opérés, une
cystite nouvelle, la menace d'une extension du processus
infectieux, à l'appareil urinaire supérieur, constitueront
une indication nouvelle. La présence de calculs, leur
récidive, exigeront également un drainage prolongé de
la vessie.

Deux procédés sont à notre disposition pour rétablir
l'incontinence : la dilatation et le débridement avec l'instrument tranchant. La dilatation ne convient guère aux
cas que nous venons de passer en revue. Faite avec une
sonde, un cathéter quelconque, elle sert, plutôt, à maintenir une continence partielle ou totale, qu'à reproduire
une incontinence. On doit préférer l'instrument tranchant, le bistouri boutonné, débrider l'orifice de haut
en bas et ajouter une incison transversale ; en défini-

tive, faire une incision en forme de croix, afin d'éviter une coarctation trop rapide des lèvres de la plaie. Dans les jours qui suivent, il est important de pratiquer des cathétérismes du nouveau canal, pour en maintenir l'élargissement. Le malade de l'observation XXIII a subi cette intervention. L'incontinence persiste depuis lors, et il a été à l'abri de nouveaux accidents. Dans une autre observation, datant de cinq ans, la même accalmie s'est produite.

OBSERVATION XXXII (A. Poncet).

Incontinence du méat hypogastrique, après cystostomie pour prostatisme infectieux. Débridements nécessités par rétrécissement du néo-méat.

D... (Claude), âgé de soixante-dix-sept ans, demeurant à Lyon, rue Duguesclin, 205.

Cet homme entre à l'Hôtel-Dieu dans un état grave, avec une rétention complète datant de vingt-quatre heures.

Depuis quelques années, il présente les troubles ordinaires des prostatiques, avec rétention incomplète. Il a subi un traitement assez régulier par le cathétérisme. Trois semaines avant son entrée, les urines étaient devenues manifestement trou · bles et des troubles digestifs s'étaient déclarés.

15 *septembre* 1895. — Depuis vingt-quatre heures, rétention absolue.

Le cathétérisme a été inutilement pratiqué en ville, il a été essayé de nouveau à l'hôpital. Il a amené une uréthrorrhagie abondante. La vessie remonte jusqu'à l'ombilic. La prostate est hypertrophiée en masse, bosselée, très dure et particulièrement développée à droite.

Langue sèche, fendillée. Anorexie complète. Constipation opiniâtre.

Un grand bain chaud ne provoque pas la miction.

Cystostomie sus-pubienne par M. Poncet.

Cette intervention amène rapidement la disparition des

accidents d'infection urinaire et l'abaissement de la température, qui atteignait 39 degrés, à l'entrée du malade.

Il rentre chez lui, trois semaines après l'intervention, muni d'un appareil de Souel.

Janvier 1896. — Revient, avec de légers accidents de rétention causés par le rétrécissement du méat hypogastrique. On fait un débridement, sans anesthésie, avec le bistouri boutonné.

25 *février*. — Le débridement n'a pas suffi. Le rétrécissement s'est reproduit. Nouveau débridement par incision cruciale.

15 *avril* — On fait aujourd'hui un examen du canal hypogastrique, qui est assez large pour admettre une sonde n° 16. Il a une longueur de 5 à 6 centimètres environ. Il est oblique en bas et en arrière et semble se continuer, avec la vessie, sans ligne de démarcation bien nette. L'orifice hypogastrique a la forme d'un sillon, avec deux lèvres, l'une droite, l'autre gauche, assez irrégulières. Il est petit et difficile à découvrir.

Cet homme garde complètement ses urines, dans la position horizontale. Dans la station debout, l'incontinence apparaît, au bout d'une demi-heure environ. L'urine est recueillie, à peu près complètement, par l'appareil de Souel. Quelques gouttes suintent, cependant, le long des poils.

Le 25 *avril* 1896, nouveau débridement pour rétention d'urine. L'orifice sus-pubien est très petit. On y place une sonde à demeure, pendant quelques jours, pour lutter contre le rétrécissement. Le cathétérisme uréthral est impossible. La prostate est énorme, bosselée.

Le 21 *juin* 1897, nous revoyons le malade, vingt et un mois après la cystostomie. Son état général est excellent.

Incontinence urinaire complète par le méat hypogastrique. Jamais de miction par la verge : il ne s'écoule pas une seule goutte d'urine, par le méat normal. *La prostate est toujours énorme, très dure, fibreuse et bosselée.*

Il n'y a pas, à proprement parler, de canal hypogastrique, mais seulement un orifice à fleur de peau, admettant le petit doigt. La muqueuse vésicale fait une légère hernie par ce méat, dans les efforts de toux. Il est sur la ligne médiane, et à 4 centimètres au-dessus du bord supérieur du pubis. L'appareil de Souel fonctionne assez bien. Il recueille, à peu près complètement, les urines. Le malade est content de sa situation et peut vaquer à quelques occupations.

Le nouveau méat est allongé verticalement; il présente deux lèvres, l'une droite, l'autre gauche. Le pourtour n'est pas enflammé, depuis que le malade a soin de raser, tous les huit jours, les poils de la région.

Aucun signe de cystite, les urines sont claires.

Le 28 *janvier* 1899. — Revu aujourd'hui : habite l'hospice du Perron. Incontinence. Appareil fonctionne bien. Urines claires.

Excellent état général. Orifice petit, fibreux, admet une sonde n° 15. Très content. Plus de douleurs, etc. N'a jamais uriné par la verge. Prostate énorme.

Les malades qui ont une incontinence complète, sont naturellement, soumis à tous les inconvénients d'une infirmité, à laquelle on peut remédier, du reste, au moyen d'appareils appropriés. Nous reviendrons, plus tard, sur la cause de l'incontinence, et nous décrirons ces différents appareils.

Les diverses variétés d'incontinence peuvent se classer ainsi : A. *incontinence passagère du début;* B. *incontinence définitive, qui comprend deux classes : a) incontinence qui persiste, malgré l'opérateur; b) incontinence, établie par le chirurgien, dans un but déterminé.*

2° CYSTOSTOMISÉS DEMI-CONTINENTS

a) Comme transition entre cette catégorie et la précédente, nous signalerons, en premier lieu, les opérés qui, continents pendant le jour, deviennent incontinents pendant la nuit, et inversement.

Le cystostomisé d'Hartmann (p. 210) en est un bel

exemple. Dans la position horizontale, il conserve complètement ses urines, et ses draps ne sont pas mouillés pendant la nuit. Il éprouve le besoin d'uriner, se lève, urine par le méat hypogastrique et le jet sort, projeté à une certaine distance. Pendant le jour, au contraire, l'incontinence est complète. Les urines s'écoulent, sans que le sujet s'en aperçoive, dans l'appareil qu'il porte constamment. D'après nos propres observations, il est assez fréquent de voir cette alternance chez le même malade, suivant la position. Il nous a paru que, dans ces cas, la continence était, d'une façon générale, toujours plus marquée dans le lit.

b) Nous retrouvons encore, dans cette classe d'incontinents partiels, les opérés qui ont des mictions, mais des mictions si fréquentes, par le nouvel urèthre, qu'elles se répètent toutes les dix minutes ou tous les quarts d'heure. Ils sont obligés d'avoir un appareil, pour ne pas être souillés constamment. Ils se trouvent ainsi dans la situation des incontinents vrais. En réalité, ce sont de faux incontinents, puisqu'ils ont des mictions. Ils peuvent être comparés, à juste raison, à ces malades qui, atteints de cystite intense, se trouvent sans cesse baignés dans leurs urines, parce que les contractions vésicales sont si impérieuses, qu'ils ne peuvent plus résister. Ce sont des faux incontinents, et ceux que nous avons en vue, sont dans une position identique. *Ce sont les faux incontinents hypogastriques.* Ordinairement, ces prostatiques ont de la cystite, l'incontinence diminue ou même disparaît, pour faire place à la continence, quand un traitement vésical bien conduit a guéri les accidents inflammatoires.

c) Quelquefois, cette situation arrive tardivement, chez des cystostomisés, qui sont restés longtemps conti-

ments, très privilégiés à ce point de vue, et chez lesquels nous ne pouvons pas invoquer la cystite.

Nous avons dit que, chez les anciens opérés, la vessie avait de la tendance à perdre, peu à peu, sa capacité. Tel malade qui, immédiatement après l'intervention et pendant deux ou trois ans, urinait régulièrement, toutes les trois ou quatre heures, voit le nombre des mictions augmenter. Ce fait est dû à la rétraction vésicale progressive. Il est bien évident que, plus le réservoir est petit, plus les mictions sont fréquentes. De là, quelquefois, mais rarement, une nouvelle variété de fausse incontinence, lorsque les mictions doivent être satisfaites, toutes les dix minutes environ. Cette catégorie de faux incontinents est exceptionnelle. Nous rappelons, en effet, que, chez les continents, la vessie subit une rétraction moindre que chez les incontinents. Chez ces derniers, la capacité du réservoir urinaire peut tomber à zéro, tandis que, chez les premiers, cette disposition est plutôt théorique. Nous devons ajouter que nous n'avons pas observé de prostatiques, devenus complètement incontinents après avoir été continents parfaits, sauf les cas signalés plus haut, d'intervention itérative pour calculs, cystite, etc.

Chez les continents, voici ce que l'on observe ordinairement, après quelques années. La vessie étant rétractée, les mictions deviennent plus fréquentes ; elles sont nécessaires toutes les heures, parfois toutes les demi-heures ; l'urine est retenue, environ, une heure ou une demi-heure, puis elle s'échappe par le méat hypogastrique. Ces sujets ont donc une période de continence assez courte, suivie d'une période d'incontinence. En pratique, ils doivent être considérés comme des incontinents.

Au bout de combien d'années la continence parfaite disparaît-elle ? Nous ne pouvons pas fixer de limites

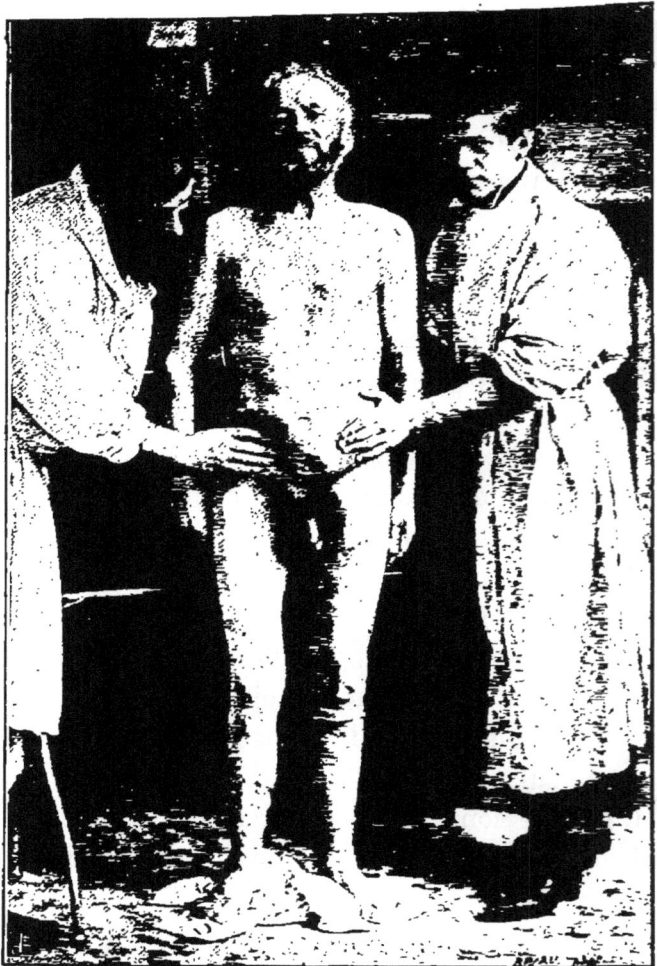

FIG 29. — Méat infundibuliforme continent, chez un ancien cystosto-misé. (Vieillard de soixante-dix-huit ans.)

précises. Mais, nous devons faire deux remarques con-solantes : la première, c'est que tous les malades conti-nents ne sont pas fatalement voués, plus tard, à l'incontinence ; la seconde, c'est que l'incontinence, quand elle survient, est ordinairement fort tardive. Elle ne se produit au plus tôt, que vers la cinquième ou sixième année, après la cystostomie.

d) Nous arrivons à la catégorie la plus fréquente, celle des cystostomisés avec incontinence partielle. Ces prostatiques ont des mictions, qui peuvent être, plus ou moins, rapprochées, et se faire par la verge ou par le néo-méat, ou par les deux canaux, à la fois. Ils gardent donc une certaine quantité d'urine, et la vessie subsiste en tant que réservoir. Toutefois, ils présentent, cette particularité, d'en perdre une partie, dès qu'ils veulent retarder les mictions, au delà d'un certain temps. Tant que la quantité de liquide, contenue dans la vessie, n'est pas trop considérable, la pression est peu élevée et il n'a aucune tendance à s'échapper. Mais, dès que cette pression augmente au delà de certaines limites, la barrière est vite franchie, l'urine s'écoule constamment, elle suinte à travers l'urèthre contre nature. Il nous a semblé, cependant, qu'un certain nombre de ces opérés, bien qu'ils eussent de l'incontinence au bout d'un certain temps, ne perdaient pas toutes les urines sécrétées. S'ils urinent, en effet, au bout d'une heure, alors qu'ils ont de l'incontinence à partir de la première demi-heure, la quantité recueillie dans leur miction est plus considérable que s'ils avaient uriné au bout de la première demi-heure. On peut comparer cette incontinence à l'incontinence par regorgement, dans laquelle on voit souvent la vessie se dilater de plus en plus, bien qu'il y ait un écoulement uréthral continu.

Les cystostomisés, avec incontinence partielle de cette nature, emploient différents moyens et des plus variés, suivant leur imagination et probablement aussi, suivant

leurs aptitudes et leurs moyens pécuniaires, pour parer
à cette incontinence. Les uns portent un appareil du
modèle que nous décrirons tout à l'heure. D'autres
obstruent leur orifice avec des chevilles en ivoire, en
buis, etc. Il en est qui tiennent leur vessie constamment
vide, en urinant, dès que le liquide commence à suinter
au niveau de l'orifice hypogastrique. Les derniers, enfin,
ce sont les plus nombreux dans la clientèle hospitalière,
maintiennent un simple chiffon économique sur leur
hypogastre, destiné à arrêter l'urine et à préserver leurs
vêtements. Pour des raisons pécuniaires, ils n'ont pas
d'appareil.

Ces opérés urinent donc toutes les demi-heures, toutes
les heures, quelquefois toutes les deux heures. Bien
qu'ils aient de l'incontinence, ils gardent, cependant,
une certaine quantité de liquide dans la vessie. Ils ont
des mictions. Elles les distinguent des incontinents proprement dits et les rapprochent des continents. La physiologie de leurs mictions est analogue à celles de ces
derniers malades. Nous signalons simplement, pour y
revenir plus tard, l'urination au moyen d'une sonde
introduite dans le canal hypogastrique, l'urination se
faisant entièrement par le nouveau méat, ou, au contraire, par l'urèthre normal, ou enfin, par les deux
urèthres à la fois.

e) Jusqu'ici les opérés avec incontinence partielle,
tels qu'ils ont été décrits, ne sont, en pratique, que des
incontinents, favorisés, il est vrai. Il s'agit néanmoins,
d'infirmes, obligés de supporter le suintement urinaire, au moyen de différents appareils, de l'atténuer
par certains subterfuges, plus ou moins ingénieux.
Certes, beaucoup sont dans une situation privilégiée,
vis-à-vis des incontinents, parce qu'ils peuvent souvent

remédier, très facilement, à l'incontinence. Tel le malade de l'observation **XXIX**, qui arrive à obturer son méat par une simple cheville en ivoire. Les vrais incontinents ne s'en tirent pas aussi aisément.

Il est une dernière catégorie de cystostomisés, avec incontinence partielle, dont la situation est encore meilleure. Ils établissent la transition, entre les incontinents partiels et les continents. Chez eux, la continence de l'urèthre contre nature est normalement parfaite. Bien plus, les mictions se sont rétablies par la verge, comme si l'orifice hypogastrique était devenu inutile. Un jour survient de la difficulté de la miction par la verge sous l'influence d'une cause congestive, par exemple : aussitôt l'urine s'échappe par le méat anormal, qu'elle avait momentanément abandonné. Parfois, le médecin ou le malade lui-même, utilisent cette voie pour vider une vessie qui n'a pas subi cette distension, grâce à la présence de l'orifice supplémentaire. Dans ces cas, qui sont relativement rares, le néo-méat joue le rôle d'une soupape de sûreté, qui fonctionne à certains intervalles plus ou moins rapprochés, tantôt à certaines heures de la journée, tantôt seulement, une ou deux fois par mois, ou même seulement, deux ou trois fois, par an. Que l'urèthre artificiel fonctionne plus ou moins souvent, il n'en est pas moins vrai que son importance est grande dans les accès de rétention futurs, et que son existence permet l'évacuation des urines, évitant au malade les dangers d'une intervention et les souffrances intolérables des rétentionnistes aigus. (Jaboulay, obs. II.)

Au total, et si nous voulions classer les prostatiques avec incontinence partielle, nous adopterions la division suivante :

1° *Les continents ou incontinents suivant les moments, la position, etc.*

2° *Les faux incontinents, qui ont des mictions fréquentes par cystite, etc.*

3° *Les incontinents tardifs, par rétraction vésicale (anciens continents).*

4° *Les continents partiels, qui ont une période de continence plus ou moins longue (une demi-heure à une heure), suivie d'une période d'incontinence.*

5° *Les continents, qui voient, momentanément, leur urèthre contre nature (soupape de sûreté), entrer en fonction, à la suite d'un accès de rétention.*

En résumé : *la classe des continents partiels est composée de types intermédiaires très variables. Nous ne nous dissimulons pas que certains cystostomisés ne pourront rentrer dans deux catégories les plus rapprochées, suivant qu'on les envisage à diverses périodes de leur existence. Nous rappellerons, comme exemples, que les continents parfaits, signalés en dernier lieu, deviennent, parfois, incontinents, par le mécanisme signalé, de la soupape de sûreté. Quant aux incontinents, ils peuvent devenir continents partiels, sous l'influence de certaines conditions, telles que la station debout, etc.*

3° CYSTOSTOMISÉS AVEC URÈTHRE ARTIFICIEL CONTINENT

Ce sont les opérés les plus intéressants, les plus favorisés, puisqu'ils recouvrent la faculté, éminemment précieuse, de garder leurs urines et de les évacuer, pour ainsi dire, à volonté ; double condition qui leur permet de satisfaire à leurs devoirs sociaux et de reprendre la vie commune. Il s'en faut, cependant, que tous soient dans la même situation, au point de vue fonctionnel. Mais, d'ores et déjà, nous tenons à poser en principe, nous appuyant sur nos observations, que cette catégorie de malades existe réellement, et que nous en avons des exemples indiscutables. Il était nécessaire de reproduire cette affirmation, en présence des doutes qui ont été émis par des chirurgiens autorisés.

a) Parmi ces prostatiques, les uns recouvrent la faculté d'uriner, habituellement, par la verge. Nous avons signalé cette catégorie. Deux observations de Delagenière, du Mans (in Delore, *loc. cit.*), rentrent dans cette classe. De tels opérés, retrouvent, en définitive, la miction normale, et ressemblent à ceux qui bénéficient d'une oblitération du méat hypogastrique. Ils ont, en outre, un avantage incontestable, si des accidents de rétention surviennent, car leur nouveau méat joue le rôle de soupape de sûreté, et permet l'évacuation du trop-plein vésical. La prostate se décongestionne ainsi rapidement. L'urine, au besoin, peut être évacuée par un cathétérisme, facile, de l'urèthre sus-pubien. Leur situation est l'idéal, elle est aussi bonne qu'on peut le désirer, puisqu'elle supprime les dangers des nouvelles rétentions, en assurant, néanmoins, les avantages de la fonction normale.

Il faut, sans doute, des conditions toutes particulières pour obtenir un tel résultat. De fait, ces cas sont rares et nous n'en possédons que trois. Si l'on se souvient de la véritable cause de la persistance du néo-canal, on s'expliquera aisément cette rareté. C'est, nous l'avons vu, l'obstacle prostatique, qui règle la persistance ou l'oblitération du nouveau méat. L'obstacle prostatique est-il considérable? il empêche la fermeture du nouvel urèthre et, en même temps, il rend difficile le retour à la miction par l'ancien canal, puisque c'est, précisément, la difficulté de la miction normale qui provoque la persistance de l'orifice sus-pubien. Il y a là un véritable cercle vicieux. La prostate, au contraire, est-elle rapidement revenue à des dimensions normales? ordinairement, le méat hypogastrique se ferme rapidement.

Si cette règle était absolue, de tels opérés ne devraient pas exister. Cette objection ne peut pas nous arrêter. Nous expliquons ces cas anormaux, par l'existence probable, d'une disposition spéciale qui nous échappe. Nous ajouterons même, que leur rareté, est une preuve, de plus, en faveur de la théorie de l'obstacle prostatique.

b) Un certain nombre de cystostomisés possèdent la faculté d'uriner, habituellement, par la verge, et en même temps, par leur méat hypogastrique.

Nous connaissons trois malades, dans cette situation. Le cystostomisé de l'observation XXXIII retient ses urines, pendant une heure et demie environ. La miction a lieu, presque toujours, entièrement, par le nouveau canal, quelquefois, par lui et par l'urèthre tout à la fois, jamais complètement, par la verge.

OBSERVATION XXXIII (A. Poncet).

Méat hypogastrique continent depuis cinq ans et demi, chez un ancien prostatique, cystostomisé pour accidents de rétention et uréthrorrhagies.

D... (Laurent), soixante-sept ans, cultivateur à Culoz (Ain), entre à l'Hôtel-Dieu le 6 mars 1894, pour une rétention complète.

Le début des troubles urinaires remonte à sept ans, au moins. A ce moment, le malade eut un accès de rétention aiguë. Depuis cette époque, cathétérisme à peu près quotidien.

Il y a huit jours, rétention complète, cathétérisme impossible. Un médecin appelé parvient dans la vessie, mais en provoquant une hémorrhagie abondante. Les jours suivants, deux cathétérismes par jour.

A son arrivée, rétention depuis huit heures, cathétérisme facile avec une sonde à béquille, urines un peu troubles.

7 *mars* 1894. — Sonde passe avec la plus grande difficulté. Fausse route. Abondante uréthrorrhagie. Cystostomie, suites très simples.

Lors de sa sortie, un mois et demi après l'opération, le malade a un urèthre hypogastrique long de 2 centimètres. Il ne garde pas ses urines. Incontinence absolue. Application d'un appareil construit par Souel, avec urinal et sonde pénétrant dans l'orifice.

Octobre 1894 — M. Poncet a revu le malade à Culoz. Le méat est devenu continent. Santé excellente.

Juillet 1897. — Le malade nous donne de ses nouvelles. Il retient ses urines pendant une heure à une heure et demie environ. L'urine s'écoule, alors, par le méat hypogastrique, en totalité. Rarement, la miction suit, à la fois, la voie abdominale et la voie uréthrale ; jamais elle ne se fait uniquement par la verge. Ce vieillard ne juge pas utile de porter un appareil. Il est en excellent état de santé, mange bien, dort bien, et continue à exercer facilement son métier de cultivateur. M. Poncet, qui l'a revu, il y a quelques jours, nous confirme ces résultats.

25 *février* 1899. — Même état général et local satisfaisant,

Un autre opéré garde ses urines, assez facilement, pendant trois à quatre heures. La miction se fait surtout, par le méat hypogastrique. Le jet atteint une longueur de 30 à 40 centimètres, et cette longueur est suffisante pour que les vêtements ne soient pas souillés. Cet homme continue d'exercer le métier de forgeron, il jouit depuis six ans d'un excellent état physique et moral (obs. XXXIV et fig. 24).

OBSERVATION XXXIV (Rollet).

Continence du méat hypogastrique remontant à six ans et demi, après cystostomie sus-pubienne pour accidents prostatiques graves.

G... (Jean-Claude) âgé de soixante-deux ans, forgeron à Lyon, entré le 11 octobre 1892, à l'hôpital de la Croix-Rousse, dans le service de M. Rollet. Depuis cinq ans, le malade a des mictions plus fréquentes, surtout la nuit. Le 9 octobre, le malade a été atteint de rétention aiguë en revenant d'une promenade. Il a essayé d'uriner, mais il n'a pu émettre que quelques gouttes d'urine, et il est resté dans cet état jusqu'à son entrée à l'hôpital.

La prostate est grosse. Cathétérisme évacuateur facile avec une sonde de Nélaton n° 16.

12 *octobre*. — Etat de rétention continue : bains de siège, lavements, diurétiques. Les jours suivants, douleurs, urines troubles. T. 38 degrés, pas de sommeil, cathétérisme douloureux.

24 *octobre*. — Insomnie complète; douleurs vives, mictions incessantes; le malade réclame une opération pour retrouver le sommeil et le repos. Urines très chargées, cystite marquée. T. 40 degrés, malgré les cathétérismes antiseptiques.

25 *octobre* 1892. — Cystostomie sus-pubienne par M. Rollet. La vessie est petite et difficile à atteindre. Elle est cachée derrière le pubis; on ne peut pas l'amener à la peau et on la suture aux muscles. Sonde de Pezzer dans l'urèthre pénien; drain dans la plaie hypogastrique.

26 *octobre*. — Lavage vésical; bon état général.

28 *octobre*. — 37°8; 38°2. Malade très satisfait du résultat, dort bien et ne souffre plus.

30 *octobre*. — 36°2.

15 *octobre* 1893. — M. Gangolphe remet la note suivante, après avoir revu le malade : « Ce malade est dans une situation excellente. Le 4 novembre 1892, je supprimai la sonde à demeure hypogastrique. La fistule se rétrécit peu à peu; je fis alors porter au malade l'appareil que j'ai présenté à la Société de médecine et au Congrès de chirurgie, 1893. Il a pu faire

ainsi 20 kilomètres, à pied, sans souffrir, et sans se souiller, et cela dès la première semaine. Bref, il a repris son travail de forgeron. Revu à diverses reprises, il a toujours manifesté la plus grande satisfaction d'être ainsi débarrassé de toute gêne dans la miction. Je crois que, dans ces derniers temps, il met son appareil d'une façon intermittente, la miction s'étant presque complètement rétablie par l'urètre. Ce malade intelligent fait lui-même chaque jour des lavages vésicaux. Je suis persuadé qu'il arrivera ainsi à maintenir l'excellent résultat que lui a procuré la cystostomie. »

Juillet 1897. — Cette heureuse prévision s'est réalisée. Nous avons revu le malade et voici son état. L'état général est parfait; cet homme exerce son métier de forgeron aussi bien et mieux qu'avant l'opération. Il se félicite du bien-être que lui a procuré la cystostomie.

Localement, le méat hypogastrique est punctiforme, placé sur une sorte de mamelon saillant de quelques millimètres au-dessus du niveau de la peau. Il est situé à 2 centimètres au-dessus du bord supérieur de la symphyse.

Le canal qui lui fait suite est légèrement oblique en bas et en arrière. Sa longueur est de 4 centimètres : son calibre admet une bougie n° 14. Le malade a l'habitude d'y passer une sonde n° 12 tous les huit jours pour empêcher sa fermeture; car il a peur de retomber dans l'état où il se trouvait avant l'opération. On constate deux ressauts dans son intérieur, l'un au niveau du méat hypogastrique, l'autre à 4 centimètres de profondeur. Quand on prend la peau de la région entre les doigts, on sent un cordon manifeste qui part du méat hypogastrique, se dirige en arrière et en bas et disparaît derrière la symphyse. C'est le nouveau canal.

Ce malade peut garder ses urines assez facilement pendant trois à cinq heures, dit-il. Ordinairement, il urine toutes les heures et la miction se fait surtout par le néo-canal. Le jet est projeté à 30 ou 40 centimètres, suffisamment loin, pour ne pas souiller les vêtements. Dans l'intervalle des mictions, il y a un léger suintement par le méat hypogastrique, mais si léger, que le malade ne porte aucun appareil. Il ne met même, pas un chiffon devant l'orifice, pour venir nous voir, et cependant, son pantalon est propre.

Cet homme est très actif, travaille, toute la journée, comme les autres ouvriers de sa profession. Il reste souvent cinq ou six heures, sans avoir la commodité d'uriner.

La prostate est toujours énorme et très dure.

25 *février* 1899. — Même état, aussi satisfaisant.

Cet homme, très intelligent, se félicite de l'opération et du résultat qu'elle lui a donné. « Pour rien au monde, il ne voudrait voir fermé son méat sus-pubien », dont il maintient le calibre par la dilatation, pratiquée tous les deux à trois jours.

Enfin, le troisième opéré, urine un peu par la verge, mais, le plus souvent, par le méat abdominal. La miction se fait facilement, le jet atteint 20 centimètres. Il est averti de chaque miction, par une sensation, absolument analogue, au besoin normal d'uriner. Les urines sont retenues, ordinairement, pendant trois heures, et cet état dure depuis plus de cinq ans (obs. XXXI).

Ces cystostomisés, comme on le voit, utilisent surtout la voie hypogastrique. L'urèthre pénien est bien perméable, mais cette route est difficile, souvent obstruée. Elle ne joue qu'un rôle secondaire, dans l'évacuation des urines. Les mictions sont plutôt hypogastriques, tandis que, dans la catégorie signalée auparavant, les mictions étaient plutôt uréthrales.

c) Nous arrivons à la dernière catégorie de continents; *ceux qui ne recouvrent pas la miction par la verge.* Sans doute, parmi eux, on en trouve, qui ont, parfois, des vélléités de miction pénienne; mais, le fait est tellement exceptionnel, qu'il mérite, simplement, d'être signalé. Ces opérés gardent leurs urines, et, quand la miction se produit, elles s'écoulent, en totalité, par la voie hypogastrique. Nous possédons six observations de ce genre.

Au point de vue fonctionnel, il est nécessaire d'établir une distinction importante. Quelques-uns de ces continents urinent, spontanément, par le méat chirurgical, absolument comme un homme sain, par l'urèthre normal, sans le secours d'aucune sonde. C'est là l'idéal, nous ajouterons qu'il est rarement atteint. L'observation **XXXV** en est un type. Le résultat a été si remarquable, qu'on aurait peine à l'admettre, s'il n'avait soigneusement été contrôlé. Cet homme, pendant plus de trois ans, gardait ses urines, trois à quatre heures. Il urinait, quand il en éprouvait le besoin, par son méat hypogastrique, pas une goutte ne s'échappait par la verge. Dans l'intervalle des mictions, il n'y avait pas d'incontinence, si minime fût-elle. Le jet était fort, projeté à un mètre environ ; les vêtements n'étaient jamais souillés. L'état général excellent permettait les travaux les plus pénibles. Ce cystostomisé est mort d'une affection tuberculeuse de la colonne vertébrale, et des poumons. Son appareil urinaire était sain, mais la prostate présentait un volume énorme, celui d'une grosse orange. Cette hypertrophie explique l'impossibilité du retour de la miction par l'urèthre pénien (fig. 25 et 26).

Cette observation **XXXV** est une des plus curieuses, à tous les points de vue.

OBSERVATION XXXV (ORCEL).

Urèthre contre nature continent pendant trois ans et demi, après cystostomie sus-pubienne pour accidents de rétention, et septicémie urinaire. Mort de tuberculose pulmonaire et vertébrale. Autopsie.

R... (François), soixante et onze ans, jardinier à Vaise (Lyon).

Début des accidents urinaires, au mois de mars 1892 (fréquence des mictions, diminution de force et de grosseur du jet, etc.).

Au mois de juillet 1893, rétention d'urine progressive, qui devient, peu à peu, complète. On pratique trois cathétérismes, qui déterminent des uréthrorrhagies.

Le 15 août 1893, il entre à l'hôpital de la Croix-Rousse, avec état général mauvais, appétit disparu, langue sèche, déglutition difficile, vessie très distendue. Température, 38°5. Cathétérisme immédiat, évacue 1 litre 1/2 d'urines troubles. Les jours suivants, même état; cathétérismes difficiles, suivis de lavages vésicaux.

21 août. — Rétention toujours complète ; symptômes généraux graves. Température, 39°6. Langue rôtie, urines de plus en plus troubles.

Cystostomie sus-pubienne par M. Orcel.

Le malade sort le 25 septembre, sans fièvre, avec un état général excellent. Appétit revenu; signes de cachexie ont disparu. Il garde ses urines, pendant une heure et demie à deux heures.

Deux mois après, continence parfaite des urines. Il ne s'en écoule pas une goutte par la verge.

1er octobre 1894. — M. Lagoutte revoit ce malade. Ce vieillard jouit d'une santé parfaite. Il exerce, comme autrefois, son métier de jardinier.

Depuis cinq mois, l'urine s'écoule en partie par la verge, en partie par le méat hypogastrique. La plus grande partie sort par le néo-canal. La continence est parfaite, jamais il ne s'écoule une goutte d'urine, sans que le malade s'en aperçoive, même lorsqu'il soulève des fardeaux pesants. Au moment des besoins, qui ont lieu toutes les trois heures, l'urine est projetée à 1 mètre ou 1 mètre 1/2, avec un volume comparable à celui d'une plume d'oie. Le malade n'a eu ni fièvre ni frisson, depuis l'opération.

1er octobre 1896. — Malade rentre à la clinique de M. Poncet.

Depuis trois semaines, douleurs lombaires, difficulté de la marche et de la station debout, faiblesse des membres inférieurs. Une légère pression de l'apophyse épineuse de la première vertèbre lombaire provoque des douleurs. Pas de gonflement, pas de déformation appréciable. Les réflexes rotuliens sont exagérés.

On pense à un mal de Pott lombaire. Aucune particularité du côté de l'appareil urinaire, permettant de lui rattacher cette nouvelle affection.

Depuis le 1er octobre 1894, cet homme a, en effet, toujours travaillé. Il affirme qu'il a pu garder ses urines, environ trois ou quatre heures. Il urinait, quand il en éprouvait le besoin, par son méat hypogastrique. Aucune goutte ne s'échappait par la verge, pendant les mictions, ou dans leur intervalle. Entre deux mictions, il n'y avait jamais d'incontinence, si petite fût-elle. Aussi, le malade ne portait-il aucun appareil.

Le jet était fort, projeté à 1 mètre environ, et bien suffisant, pour éviter la souillure des vêtements. L'état général excellent permettait des travaux, même très pénibles.

Depuis le début des lésions vertébrales, le jet a perdu de sa force. Il n'a plus, aujourd'hui, que 50 à 60 centimètres de longueur. Le méat hypogastrique est, cependant, toujours continent. Les urines ne sont pas troubles.

Actuellement, le méat sus-pubien se présente, sous la forme d'un point, caché au fond d'un entonnoir, et masqué par des îlots de peau saine, formant collerette irrégulière. Sa distance du bord supérieur du pubis est de 1 à 2 centimètres. Il admet facilement une sonde n° 12.

Le canal hypogastrique atteint une longueur de 6 centimètres environ. Il est antéro-postérieur. On sent, dans son intérieur, à l'aide de la bougie à boule, deux rétrécissements, l'un à 3 centimètres, l'autre à 6 centimètres, c'est-à-dire à l'entrée de la vessie.

La miction doit être répétée, toutes les quatre heures, pendant le jour, et toutes les trois heures, pendant la nuit.

1er mai 1897. — Le mal de Pott est manifeste. De plus, lésions pulmonaires au sommet, expectoration muco-purulente, amaigrissement, etc.

La force du jet a diminué progressivement, depuis le 1er octobre 1896. Actuellement, il existe une incontinence urinaire complète, par le méat hypogastrique. Elle coïncide avec la paraplégie des membres inférieurs, qui relève aussi des lésions médullaires. Les urines sont claires.

19 *juin* 1897. — Mort dans la cachexie.

21 *juin* 1897. — *Autopsie.* (Delore.) — Le diagnostic de tuberculose pulmonaire est vérifié, ainsi que l'existence d'un mal de Pott, dont le point de départ est manifestement la première lombaire. Nous n'insisterons pas davantage·sur cette partie de l'autopsie, si ce n'est, pour mettre en relief la cause de la mort, qui fut indépendante de l'affection prostatique. Nous bornerons seulement les détails, à l'examen de l'appareil urinaire.

Celui-ci fut enlevé, en totalité, et nous l'avons examiné méthodiquement, dans ses diverses parties : reins, uretère, prostate, vessie, urèthres pénien et hypogastrique.

Les reins, pas plus que les uretères, ne présentent de lésions nouvelles. Les reins, un peu diminués de volume et de poids (140 grammes, le gauche; 110 grammes, le droit), ont une substance corticale et une substance médullaire qui paraissent saines. Macroscopiquement, il n'y a pas de sclérose, les deux substances semblent dans leurs rapports normaux. Les uretères et les bassinets sont légèrement dilatés, un peu épaissis, mais ces lésions sont anciennes et la muqueuse est normale. Il n'existe pas trace de pus ou d'inflammation récente. Le bassinet droit et ses calices présentent une vieille dilatation, il n'est pas distendu et ne contient point de liquide.

L'urèthre normal, incisé suivant sa face antérieure, offre une intégrité absolue, jusqu'à la région prostatique. A partir de ce point jusqu'au col vésical, il est profondément encaissé dans une gouttière sinueuse, formée par les deux lobes latéraux de la prostate, uniformément hypertrophiés, et qui surplombent, de plusieurs centimètres, sa paroi inférieure. Au fond, en écartant fortement, avec les doigts, les deux lèvres de la gouttière prostatique, on aperçoit le *veru montanum*, fibreux, assez petit et rigide. La muqueuse uréthrale est saine (fig. 25 et 26.)

Le col vésical est à la hauteur du bord supérieur du pubis, ou plutôt à 1 centimètre au-dessous. Il est surmonté, en arrière, par une saillie, en forme de noyau cylindrique, constitué par l'hypertrophie du lobe moyen. En arrière de cette saillie, existe un petit sillon, puis une nouvelle saillie trans-

versale, formée par le bourrelet inter-uretérique, très épaissi
Enfin, postérieurement, on voit un bas fond vésical profond
de 4 à 5 centimètres (fig. 26).

La prostate est énorme. Elle a une hauteur de 8 centimètres,
une largeur de 6 centimètres et une épaisseur, dans le sens
antéro-postérieur, égale à 6 centimètres. L'hypertrophie est
uniforme.

L'urèthre prostatique offre une direction spéciale, qu'on
peut diviser, en deux parties : tout d'abord, du col vésical au *veru montanum*, il est vertical dans une étendue de
5 centimètres ; puis, du *veru montanum* au bec de la prostate, il est horizontal, dans une étendue de 3 centimètres. En
somme, allongement considérable de l'urèthre prostatique, du
fait de l'hypertrophie de la prostate. Il existe à son niveau, une
coudure à angle droit, telle que, le cathétérisme n'eût été
possible, qu'au moyen d'une sonde bicoudée, ou à grande
courbure. Peut-être eût-il, même, été impossible pour la main
la plus expérimentée et, dans ce défilé, long de 8 centimètres, il eût certainement, un jour ou l'autre, provoqué
une fausse route, avec ses conséquences.

La cavité vésicale est revenue sur elle-même. Elle a, à
peu près, le volume d'une petite orange. Ses parois sont
épaissies. La muqueuse, de couleur gris ardoisé, ne présente
ni ulcérations, ni dilatations vasculaires. La paroi antérieure
de la vessie paraît avoir été attirée, presque en totalité, dans
le nouvel urèthre hypogastrique. Sur elle, à 1 centimètre
environ, au dessus du col, s'ouvre l'orifice vésical de l'urèthre
contre nature, apparaissant sous forme d'une petite ouverture circulaire, admettant, à frottement, une bougie n° 16.
Au-dessus de cet orifice, il reste une portion de la paroi vésicale antérieure, comprise entre lui et l'insertion de l'ouraque.
Elle a une longueur de 1 centimètre et demi environ. Cette
paroi antérieure est, donc, fort réduite. Elle semble, nous le
répétons, avoir été attirée, presque toute entière, dans la
paroi abdominale, pour former le néo-canal.

Du côté cutané, le nouveau méat situé à 1 centimètre au-
dessus du pubis, apparaît, comme un point caché dans un
petit entonnoir. Nous l'avons déjà décrit, pendant la vie du
malade. Il admet une sonde n° 12.

Le conduit qui fait suite à ce méat, est oblique légèrement de haut en bas et d'avant en arrière, presque horizontal et antéro-postérieur. Sa longueur est de 5 cent. 1/2. Il présente deux rétrécissements, l'un à l'orifice vésical, peu marqué ; l'autre, très accentué, au niveau du méat cutané. Les parois sont constituées par tous les plans de la vessie attirée au niveau de la peau, dans la brèche abdominale. La muqueuse en est lisse. On voit très bien, la ligne de démarcation entre la muqueuse vésicale, au contraire, mamelonnée, au niveau de l'orifice vésical du nouvel urèthre. Du côté de la peau, les limites des deux tissus, muqueux et cutanés, sont moins nettes. La ligne de démarcation se fait, d'une façon insensible.

Autour de ce canal, existe un anneau fibreux, dur, et très appréciable au doigt, constitué par les plans vésicaux, musculaires et aponévrotiques, confondus en un tissu compact, et relativement homogène. Les grands droits sont assez forts et normaux.

Ordinairement, cependant, les cystostomisés qui urinent par la voie hypogastrique, emploient une sonde pour

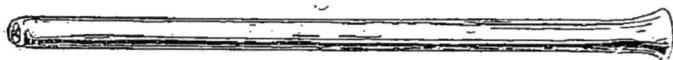

Fig. 30. — Sonde en métal de Diday, employée par lui, pour le cathétérisme de son canal sus-pubien.

vider leur vessie. Les observations suivantes témoignent de cette pratique. Diday a, lui-même, raconté, dans le *Lyon médical* de 1892, la façon dont il se sondait, avec une sonde métallique droite, toutes les fois qu'il éprouvait le besoin d'uriner. Le malade du Dr Guillemot, après avoir eu des mictions spontanées par le nouveau canal, fut obligé de recourir à l'usage de la sonde. Il gardait ses urines pendant quatre à cinq heures, environ. Il se félicitait de son infirmité, qui lui rendait l'existence possible, exempte de douleurs, et lui permettait une activité relative, malgré son grand âge.

L'opéré de Duchamp, celui que nous avons cystostomisé avec Rondet, sont des exemples remarquables de continence, ainsi qu'on peut en juger par les observations XXXVI, XXXVII, XXXVIII et XXXIX.

OBSERVATION XXXVI (Duchamp).

Méat hypogastrique continent, depuis cinq ans, après cystostomie sus-pubienne, pour prostatisme grave. (Malade du Dr Duchamp, chirurgien en chef de l'Hôtel-Dieu de Saint-Etienne.)

M. A..., âgé de soixante-quatre ans, habitant dans la banlieue de Saint-Etienne, avait, depuis quelques années, des accidents de prostatisme qui s'étaient récemment aggravés : la rétention d'urine était, peu à peu, devenue absolue. Le cathétérisme avait été pratiqué et, depuis trois ou quatre jours, une fausse route l'avait rendu impossible. La ponction de la vessie avait été faite à deux reprises; mais la vessie était infectée, les urines purulentes. Duchamp voit le malade, le 5 décembre 1892; l'état général était mauvais, la langue sèche; température 39°5 ; un frisson la veille, et, un autre le matin même. Il propose et pratique, quelques heures après, la cystostomie sus-pubienne.

Les symptômes alarmants disparurent très rapidement.

Rétabli, M. A..., a conservé un méat sous-ombilical. Il n'a pas porté de sonde à demeure, mais il faisait un cathétérisme sus-pubien toutes les deux heures, au début. Six mois après l'intervention, les mictions commencèrent à se faire par la verge, d'abord péniblement, puis plus facilement. Néanmoins, l'opéré se sonda régulièrement par son orifice, tous les jours une fois, et quelquefois deux, quand les mictions naturelles semblaient plus difficiles. Durant deux ans, le méat hypogastrique a laissé suinter de l'urine, pendant les secousses de toux ou les efforts, mais ce suintement n'a jamais été assez marqué, pour nécessiter le port d'un appareil. Une éponge, des linges suffisaient à l'arrêter. *Depuis trois ans, il n'y a plus d'écoulement du tout.*

M. Duchamp a revu le malade, le 2 octobre 1897 ; l'opération date de près de cinq ans [1]. On trouve, au-dessus du pubis, une cicatrice un peu saillante, sorte de chéloïde longue de 3 centimètres et large de 1 centimètre. Cette cicatrice est sèche, on n'y distingue aucun orifice. Il pria le malade de se sonder devant lui ; M. A... emploie une sonde en gomme, assez rigide, à bout arrondi, avec un œil latéral n° 10. Quand elle est ramollie par l'usage, il l'arme d'un mandrin. Pour se sonder, M. A... appuie l'extrémité de sa sonde, sur la partie supérieure de la chéloïde, et pousse lentement. On voit alors, la cicatrice se déprimer, et la sonde pénétrer peu à peu Lorsqu'elle a franchi 5 centimètres environ, comptés à partir de l'œil de la sonde, l'urine jaillit. L'instrument retiré, le canal ne saigne pas ; son orifice cutané alors visible, disparait rapidement.

M. A... sonde, tous les jours, son méat hypogastrique, tant, pour vider, à fond, sa vessie, que pour conserver sa *soupape de sûreté.* Il urine par la verge, toutes les deux heures. Son urine est limpide, sans pus, l'état général est excellent

OBSERVATION XXXVII (A. Poncet et Rondet).

Continence parfaite du méat hypogastrique, depuis cinq ans, après cystostomie sus-pubienne pour empoisonnement urinaire aigu, d'origine prostatique. (Malade du Dr Rondet, de Neuville-sur-Saône.)

M. H... L...., soixante-dix-huit ans, capitaine en retraite. — Depuis quinze ans environ, fréquentes envies d'uriner. A trois reprises différentes, accidents de rétention ayant cédé aux cathétérismes et aux lavages de la vessie. Mais, l'évacuation de l'organe restait toujours incomplète. Parfois, incontinence par regorgement.

6 *avril* 1894. — Cathétérismes et lavages de la vessie par M. le Dr Rondet. Amélioration

---

1. Ce malade est mort, peu de temps après, d'une hémorrhagie cérébrale.

Vingt-quatre heures après, nouveau sondage; frisson intense. T. 40 degrés. Les jours suivants, jusqu'au 10 avril, la température oscille entre 39 et 40 degrés Langue sèche, rouge sur les bords, fendillée comme une langue spécifique. Lèvres et dents recouvertes de fuliginosités. État général mauvais.

10 avril. — État général, de plus en plus grave, avec angoisse, agitation, subdelirium continu. M. Poncet pratique, dans la soirée, la cystostomie, avec l'assistance du Dr Rondet.

12 avril. —- Souffrances dans la nuit, provoquées par des caillots empêchant l'urine de couler.

17 avril. — Grande amélioration. Température normale. Le malade ne souffre plus. Trois semaines après l'opération, il y a déjà un peu de continence des urines. Tous les symptômes d'empoisonnement urineux ont progressivement disparu.

Juillet 1894. Lagoutte revoit le malade, en excellente santé. Les fonctions digestives sont parfaites. Le méat hypogastrique est absolument continent. Pendant la nuit, pas une goutte d'urine ne s'écoule spontanément. Le malade éprouve, toutes les cinq heures environ, le besoin d'uriner.

L'urine s'écoule alors, soit avec un léger jet, soit en bavant et en descendant le long de la verge. Au point de vue de sa disposition, le méat est infundibuliforme. Il est soulevé par une éventration apparente, complètement indolente et réductible.

20 août 1897. — A cette date, le Dr Rondet a l'amabilité de nous communiquer les renseignements suivants : « La santé de M. H. L. est excellente, bien meilleure qu'avant l'opération, car à cette époque le sommeil était fréquemment interrompu par les mictions, les digestions étaient très mauvaises. Le malade avait souvent de la fièvre et de l'embarras gastrique.

« Toutes ces misères ne se sont pas renouvelées. Le capitaine est maintenant un homme, à allures vives, auquel on ne donnerait pas plus de soixante ans.

« Il ne se lève plus que deux fois, pendant la nuit, pour uriner, une fois vers minuit, et l'autre vers 4 ou 5 heures du matin. Le jour, les mictions sont plus fréquentes. Elles ont lieu toutes les trois heures, sont parfaitement volontaires, précédées du besoin ordinaire d'uriner.

« Le malade, ou plutôt le capitaine (car il ne veut pas qu'on le traite comme un malade) urine dans une large cuvette, parce que le jet est quelquefois bifide et divergent. Les mictions se font entièrement par la voie hypogastrique. Les urines sont limpides, assez foncées en couleur.

« Il est assez difficile de reconnaître le trajet de l'urèthre contre nature ; car le capitaine ne supporte pas l'introduction d'une sonde de 1 millimètre et demi, et ne veut pas se laisser cathétériser, accusant des souffrances, dans le méat hypogastrique, dès qu'on y introduit la sonde. M. Rondet croit, cependant, que le trajet du canal est oblique de bas en haut et de dehors en dedans.

« Le méat apparaît, dans un repli de la peau, comme un point, situé à 4 centimètres au-dessus du pubis, non sur la ligne médiane, mais un peu en dehors et à gauche. »

23 *décembre* 1898. — « Malade dans le même état parfait, nous écrit le Dr Rondet.

« Ces jours-ci, après un copieux dîner en ville où il s'était comporté en jeune homme, vin vieux, cognac, champagne (il avait tout accepté), il a été atteint d'une légère indisposition.

« Le lendemain : température, 40 degrés, frissons et rétention. La dilatation du méat hypogastrique a fait disparaître rapidement tous les accidents. Nous ferons remarquer que le malade est porteur d'une assez grosse éventration, au pourtour du méat ombilical. »

15 *janvier* 1899. Nous avons eu l'occasion d'examiner, à cette date, M. H. L... Comme nous l'a si bien dépeint, son médecin, il est, malgré ses quatre-vingt-trois ans, alerte, plein de vie et d'entrain. « Je me porte beaucoup mieux, nous dit-il, qu'avant l'opération. Auparavant j'avais la figure jaune, je digérais mal, je me lassais facilement, etc. ; aujourd'hui, il en va tout autrement. » Ce récit, nous l'avons entendu faire maintes fois, par d'anciens cystostomisés. L'opération avait en effet, entraîné la disparition de toute une série de malaises, premiers signes méconnus d'un empoisonnement urinaire qui, se révélant, dans la suite, par des accidents graves, devaient exiger la cystostomie.

OBSERVATION XXXVIII (Guillemot).

Méat hypogastrique continent, pendant quatorze mois, après cystostomie pour rétention urinaire aiguë, dans un cancer de la prostate. (Malade du Dr Guillemot, de Thiers.)

R. L..., soixante-quinze ans, instituteur à Limoux (Puy-de-Dôme), éprouvait de la difficulté pour uriner, depuis plusieurs années. Jamais de cathétérisme.

Rétention aiguë, le 8 août 1893. Le Dr Vidal (de Puy-Guillaume) ne peut pratiquer le cathétérisme et fait appeler le Dr Guillemot.

La vessie dépasse l'ombilic de plusieurs travers de doigt. Ponction aspiratrice. On retire 1.250 grammes d'urine.

Le 10 août 1893, après d'infructueux essais de cathétérisme, on pratique la cystostomie.

Suites très simples, fils enlevés le 18 et le 21 août. Les urines restent claires. Le onzième jour, le malade commence à se lever.

28 *août*. — Le méat est bouché par des caillots. On y place une sonde. L'hémorrhagie persiste, et les urines sortent teintées de sang, pendant huit jours. Guillemot pense alors à un néoplasme malin de la prostate, diagnostic qui fut vérifié dans la suite, le malade ayant succombé à l'évolution progressive d'une carcinose prostato-pelvienne.

Deux mois après (24 octobre 1893), le malade peut faire quatre kilomètres à pied, pour se montrer à son médecin.

L'état général est bon. La continence du méat abdominal est parfaite. Il garde ses urines quatre ou cinq heures. Pendant le jour, il peut uriner, mais, avec effort, en s'appuyant sur un meuble ou sur les mains. Le jet est projeté à une grande distance. Pendant la nuit, la miction est impossible, même de cette façon. Aussi le malade préfère-t-il l'usage de la sonde par le nouveau canal.

Le méat apparaît, au fond d'une dépression cupuliforme, sous l'aspect d'une fente en Y, que circonscrit une sorte de sphincter fibro-élastique, qui doit être forcé, soit par l'urine, soit par la sonde, qui veut pénétrer dans la vessie.

Le 30 *avril* 1894. — Le Dʳ Guillemot envoie à Lagoutte les nouvelles suivantes :

« Il n'éprouve, du fait de son néoplasme, que des difficultés de la défécation et quelques douleurs. Une seule fois, depuis le mois d'octobre 1893, il a observé, pendant deux jours, du sang dans ses urines. Il travaille en plein air, du matin au soir, à cultiver son enclos potager, de près d'un hectare, et qui est fort bien tenu.

« Il urine, en se servant de la sonde, et l'ouverture abdominale tend toujours aussi énergiquement à s'oblitérer, en sorte qu'il doit la dilater, de temps à autre, avec un clou en ivoire. Il existe un trajet de 40 à 45 millimètres, mais rien qui ressemble à un sphincter du côté de la vessie. La fermeture est à l'anneau abdominal, et représentée par un anneau fibro-élastique. Le malade perd exceptionnellement quelque gouttes d'urine, alors qu'il travaille, le corps penché en avant.

« Il n'a pu apprendre à se sonder lui-même, et sa femme lui rend ce service. Malgré son infirmité et son grand âge, le fait indéniable et qui éclate au yeux, c'est qu'il est heureux de vivre et que l'opération ne lui a pas seulement assuré une survie quelconque, mais la santé avec l'exercice des occupations compatibles avec son âge. »

Le 26 *juin* 1897, M. Guillemot a l'obligeance de nous envoyer des renseignements complémentaires :

« Cet homme a succombé le 5 octobre 1894, c'est-à-dire, quatorze mois après la cystostomie, aux progrès de la carcinose prostato-pelvienne diffuse.

« Jusqu'à sa mort, la continence absolue était obtenue, grâce à un bourrelet fibreux très épais qui s'était développé autour du méat hypogastrique. Elle n'était due, ni à une couture du trajet, ni à un artifice opératoire. Le méat, au centre de ce bourrelet, avait l'aspect d'une fente linéaire, bifurquée dans sa moitié supérieure, comme un Y. Il était difficile à apercevoir, sinon quand la miction récente ou le cathétérisme venait de forcer la rétractilité du tissu. Tout le système, méat et bourrelet, était situé dans une sorte d'infundibulum abdominal, qui avait, peu à peu, disparu, si bien que le méat était arrivé, à peu près, à fleur de peau, dans les derniers mois

Le bourrelet, toujours vigoureux et résistant, s'était affaissé aussi, et ressemblait, enfin, à un anneau.

« La longueur et la direction du canal hypogastrique ont varié. Quand le sphincter adventice a commencé à fonctionner, le trajet était sensiblement rectiligne, et la vessie s'abouchait à la peau par le plus court chemin. Le jet d'urine était projeté de bas en haut, et un peu de gauche à droite, avec force. Mais, la miction spontanée devint bientôt trop laborieuse, et le malade fit constamment usage de la sonde. Les yeux de la sonde, rendant son introduction difficile, je lui fis fabriquer un clou en ivoire, avec lequel il dilatait, extemporanément, le trajet, avant d'introduire la sonde. Plus tard, quand le développement du néoplasme eut repoussé le réservoir vésical (déjà haut placé) beaucoup plus haut dans l'abdomen, la direction du trajet devint oblique de bas en haut et d'avant en arrière. Le méat avait ainsi une position déclive, par rapport au réservoir. Il est difficile de savoir quelle était sa situation vis-à-vis du pubis, parce que le sujet était très gras ; mais, certainement, il en était très rapproché

« La continence était devenue promptement complète, elle avait persisté jusqu'à la mort. D'habitude, il gardait ses urines, pendant quatre ou cinq heures, sans éprouver le besoin d'uriner. Celui-ci devenait rapidement impérieux, s'il tardait à se sonder. Les voies naturelles restaient sans emploi. Les efforts de défécation avaient amené, quelquefois, l'issue de quelques gouttes d'urine par la verge, mais ils n'avaient jamais triomphé de la résistance du sphincter adventice. Ce cystostomisé n'a jamais désiré le rétablissement de la miction par la verge. Il se félicitait de son infirmité qui rendait l'existence possible, exempte de douleurs, et lui permettait une activité relative.

« L'opération de Poncet est assez maltraitée par un certain nombre de chirurgiens. Il faudrait bien, cependant, que les opérés eussent voix consultative dans le débat. Or, ils sont contents. Se font-ils illusion à eux-mêmes ? Je crois que leur opinion n'est pas négligeable. »

OBSERVATION XXXIX (A. Poncet).

Méat hypogastrique continent depuis deux ans, après cystos-
tomie pour rétention d'origine prostatique, avec cathété-
rismes douloureux, difficiles, et accidents aigus d'infection
urinaire. Mort d'un cancer de la plèvre. Autopsie.

P. Diday, ex-chirurgien en chef de l'Antiquaille, quatre-
vingts ans.

Légers troubles prostatiques depuis un an.

· Pendant les derniers mois, quelques troubles gastriques,
petits frissons, de temps à autre.

Pas de cathétérisme antérieur.

Le 12 *décembre* 1891. — Accès de rétention aiguë.

Du 12 au 22 *décembre*. — Traitement par le cathétérisme,
la sonde à demeure, les lavages vésicaux.

23 *décembre*. — Cathétérismes extrêmement laborieux, douloureux et devant être très souvent répétés, cystite, urines
troubles, ammoniacales, état général mauvais : fièvre, anorexie, teinte jaune sale de la peau, etc., M. Poncet conseille
la cystostomie qui est acceptée.

A la suite de l'opération, disparition graduelle des accidents.

Rétrécissement du méat qui arrive, peu à peu, à être continent, *de telle sorte qu'au 22 mars, M. Diday gardait ses urines*
cinq heures et demie environ. Il y avait trois mois qu'il était
opéré.

Nous reproduisons ici, pour compléter l'observation, une
partie de l'article publié par le Dr Orcel : « *La maladie, la*
mort, l'autopsie de M. Diday. » (*Annal. des malad. des voies*
urin., loc. cit.).

« M. Diday a fait connaître lui-même, avec son esprit habituel, dans diverses publications, le bon fonctionnement de
son urèthre contre nature, qui lui permit, au bout de peu de
temps, de retenir ses urines, trois, quatre et même cinq
heures. La miction, soumise à la volonté, s'opérait, dès lors,
uniquement, par le méat hypogastrique, sous forme d'un jet
en anse, dont les dernières parties seules s'échappaient, quelquefois, en bavant. C'est à peine si quelques gouttes d'urine

ou de muco-pus s'écoulaient encore par l'urèthre pénien, et seulement de temps à autre; miction nulle au point de vue physiologique et qu'il avait cherché, du reste, à supprimer le plus possible, en raison des douleurs ou des accidents inflammatoires qu'elle provoquait.

« Ordinairement, M. Diday vidait sa vessie, toutes les trois heures, par une sonde métallique introduite dans le nouveau méat.

« Le seul incident qui mérite d'être signalé, en dehors de quelques troubles fonctionnels, qu'il régularisait par des cathétérismes et des irrigations vésicales, toujours pratiqués par l'orifice hypogastrique, a été la présence de calculs dont l'extraction devint bientôt nécessaire, en raison des symptômes qu'entraînait leur présence : hématuries, douleurs à la fin de la miction, etc. (A. Poncet.)

« Le 8 juin 1893, après exploration sous anesthésie, quatorze calculs phosphatiques, à forme plus ou moins irrégulière, furent extraits par le méat sus-pubien, débridé par en bas Cette fois encore, les suites furent simples. Dès le 26 du même mois, notre cher malade retrouvait de nouveau la continence.

« Le 15 juillet, nouvel incident. Apparition, sans cause nettement appréciable, d'une épididymite gauche, qui se termina par résolution, et à l'occasion de laquelle il imagina son ingénieux suspensoir à traction normale postéro-antérieure.

« Ayant eu, trois semaines ou un mois avant de s'aliter, des envies d'uriner qui paraissaient un peu plus fréquentes et des douleurs à la fin de la miction, M. Diday songeait à réclamer une nouvelle intervention quand, le 21 décembre, une affection intercurrente vint détourner l'attention de l'appareil urinaire. Douleur vive, au niveau des fausses côtes du côté droit, sans qu'une exploration pratiquée en ce point révélât aucune particularité, ni qu'il se manifestât aucun signe d'auscultation, pouvant laisser supposer l'évolution de l'affection qui devait l'enlever. Cette douleur nettement localisée s'accompagna bientôt de dyspnée et de véritables accès de suffocation au moindre effort. On ne tarda pas à constater un épanchement assez considérable, qui s'accrut très rapidement. Sur l'avis des Drs Lacour, Ollier, Poncet et Mouisset, on pratiqua trois ponctions. Les deux premières donnèrent issue à un liquide très hématique, se reproduisant rapidement; la troisième, à un liquide purulent. Cette modification, survenue dans la nature de l'épanchement, nous parut, tout d'abord, comporter un pronostic favorable pour notre affectionné maître. Courte illusion, hélas! La pleurotomie pratiquée ne tarda pas à nous révéler la gravité d'un mal, devant lequel tout effort devenait impuissant. Le doute n'était plus permis; on se trouve en présence d'une néoplasie pleuro-pulmonaire.

« Deux jours après, M. Diday s'éteignit, après quelques heures de subdelirium, pendant lesquelles il laissait encore échapper quelques mots aimables, et de tendre reconnaissance, pour ceux qui l'entouraient de soins affectueux.

« Conformément à sa volonté, M. Lagoutte, doyen de l'internat, assisté de M. Dor, chef de laboratoire de la clinique chirurgicale, pratique, le 10 janvier, l'autopsie en présence de MM. Poncet, Aubert et Doyon. L'autopsie de la cavité thoracique confirme pleinement ce que nous avions observé, au moment de l'ouverture de la plèvre : tumeur à marche rapide, que le microscope a révélé être un sarcome périostique, développé au niveau de la paroi costale du côté droit, et généralisé sous forme de noyaux disséminés à la totalité de la plèvre. »

Je n'insisterai pas sur cette partie de l'autopsie, dont les détails ont été rapportés par mon maître le professeur Poncet, dans un article du *Lyon médical* du 21 janvier.

Quant à l'appareil urinaire, dont l'examen avait surtout préoccupé M. Diday, enlevé dans sa totalité avec le pubis et la partie de la paroi abdominale correspondant au méat hypogastrique, il a fait l'objet d'un examen méthodique, dans ses diverses parties, reins, uretères, vessie, prostate, urèthre pénien et hypogastrique.

Les reins, pas plus que les uretères, ne présentent de lésion appréciable. Quelques rares petits kystes à la surface, volume sensiblement normal; rein droit, 130 grammes; rein gauche, 90 grammes ; à la coupe aucun signe de pyélonéphrite.

L'urèthre normal, incisé suivant sa face antérieure, présente une intégrité absolue : absence de tout rétrécissement, de toute déformation, jusqu'au niveau de la région prostatique

A partir de ce point, jusqu'à l'orifice du col vésical, il est profondément encaissé dans la gouttière sinueuse, que lui forme le tissu prostatique, dont les deux lobes droit et gauche, du reste, uniformément hypertrophiés, surplombent, de 4 ou 5 centimètres, sa paroi inférieure. Au fond, en écartant fortement, avec les doigts, les lèvres de l'incision prostatique, on aperçoit le *veru montanum*, entouré, de chaque côté, de cryptes, d'orifices dilatés, dont on fait sortir, par pression, des uns, de petits calculs, des autres, quelques gouttes d'un liquide muco-purulent.

La muqueuse de cette partie de l'urèthre est rouge, épaissie, comme enflammée. L'orifice du col vésical, surélevé à la hauteur du bord supérieur du pubis, apparaît tel qu'il était, lors des interventions, qui avaient permis son exploration : arrondi, régulier, entouré par un bourrelet prostatique, en forme de gimbelette, donnant au doigt, la sensation du col utérin.

La prostate, très volumineuse, isolée et disséquée, ne pèse pas moins de 85 grammes. Régulière de forme et du volume d'une mandarine, elle est traversée, excentriquement, par le canal de l'urèthre, beaucoup plus rapproché de sa face inférieure que de sa face supérieure. Il n'existe pas de lobe moyen. On ne note aucune saillie, aucune particularité, pas plus au niveau de la face vésicale du col, que de la partie intra-prostatique de l'urèthre. Il n'existe pas d'obstacle, en dehors de celui entraîné par la déformation du canal, par le refoulement des parois, allongées, agrandies par l'ascension du col et le développement anormal du tissu qui l'entoure, déformation ayant entraîné, d'abord, de la dysurie, puis, de la rétention. Sur la coupe, l'hypertrophie paraît porter sur le tissu prostatique tout entier. Cependant, certains points semblent plus résistants, et se présentent en saillie, sur la face de section, sous forme de noyaux, s'énucléant du tissu ambiant à la façon de fibromes enkystés. En d'autres points, le tissu prostatique paraît plus mou, il se déchire facilement et semble très vasculaire. Notons, en passant, une épididymo-orchite suppurée à gauche, avec un phlegmon chronique péri-vésiculaire du même côté.

La cavité vésicale, à surface lisse, sans cellules ni colonnes, revenue sur elle-même, épaissie, présente le volume d'une mandarine. La muqueuse est de coloration gris ardoisé, sans ulcération ni épaississement inflammatoire, sans dilatations vasculaires, pas plus au niveau du bourrelet prostatique que sur le reste de la paroi. En arrière et au-dessous du col vésical, existe un bas-fond, en forme de poche profonde de 3 ou 4 centimètres, logeant trois calculs phosphatiques, dont le plus gros a le volume d'une noisette. A 15 à 20 millimètres au-dessus du bourrelet prostatique, s'ouvre l'orifice interne de l'urèthre contre nature, se montrant sous forme d'une petite ouverture circulaire, semblable à une sorte de hernie de la muqueuse vésicale, à travers la tunique musculaire. Du côté cutané, le méat hypogastrique, situé à 4 ou 5 centimètres au-dessus du pubis, apparaît comme une cupule en entonnoir, à fleur de peau, à bords régulièrement circulaires par en bas, avec deux éminences mammillaires cutanées, par en haut, circonscrivant un orifice, dont les lèvres accolées, paraissent devoir laisser passer facilement une sonde olivaire n° 18.

Le canal, qui fait suite à ce nouveau méat, est oblique de haut en bas, et d'avant en arrière sur une longueur de 25 à 30 millimètres. Il est en forme de bec de cafetière. Il réunit la peau à la cavité vésicale, et n'offre à l'exploration ni accidents, ni ressauts d'aucune nature. Ses parois sont constituées par toute l'épaisseur de la vessie, attirée au niveau de la peau, dans la brèche de la paroi abdominale. Tous les plans de la vessie y sont représentés sous une épaisseur moindre, sans doute, et comme si les diverses tuniques vésicales s'étaient, pour ainsi dire, adaptées à la nouvelle fonction qui leur était dévolue. La muqueuse, qui le tapisse dans une certaine étendue, présente les caractères d'une muqueuse vésicale saine. Elle se continue, d'une façon très exacte, avec la peau de la paroi abdominale, déprimée au niveau de l'orifice externe du canal, sans qu'on puisse nettement préciser les limites des deux tissus, à la manière de ce qui se passe, au niveau du point d'union de la muqueuse rectale, avec la peau de la marge de l'anus.

Cette sorte de hernie diverticulaire de toute la paroi vésicale est doublée, excentriquement, d'un anneau fibreux, très dur, appréciable au doigt, et constitué par l'agglomération cicatricielle de tous les plans conjonctifs : tissu cellulaire, plans aponévrotiques formant, à ce niveau, la paroi abdominale. Elle est renforcée encore, par les sangles longitudinales, représentées par les muscles droits, qui offrent un développement et une résistance notables.

Le fonctionnement du nouvel urèthre, s'opposant à l'écoulement spontané de l'urine et rendant facile l'urination volontaire par contraction vésicale, s'explique par l'ensemble de ces conditions physiologiques et anatomiques : longueur et obliquité du canal, résistance des droits, présence de l'anneau fibreux, etc.

L'existence de la muqueuse, dans la plus grande partie de l'urèthre artificiel, sa continuité exacte avec la peau, rendent compte de la persistance du méat hypogastrique, sans tendance à l'oblitération par adhérences. Il fallait seulement lutter, par le cathétérisme, contre l'accollement des parois, contre le rétrécissement, qui était progressif, du canal, entouré de tissu cicatriciel.

A quoi attribuer ces différences mictionnelles, chez des opérés, qui n'urinent plus, par leur ancien urèthre ? Pourquoi les uns urinent-ils spontanément par l'urèthre contre nature, alors que les autres doivent recourir à son cathétérisme ? Les causes en sont multiples et difficiles à déterminer. Il nous a semblé, cependant, que les mictions hypogastriques, spontanées, existaient, surtout, quand le néo-canal possédait un calibre suffisant. S'il est, au contraire, très long, irrégulier, rétréci, l'urination spontanée est difficile. L'usage de la sonde devient nécessaire.

Cette remarque nous conduit à l'étude de la dilatation du nouveau canal, qui a pour but de maintenir sa perméabilité, et, de permettre l'évacuation régulière de l'urine. Nous savons, en effet, qu'au bout de quelques mois, sa lumière a une tendance manifeste à se ré-

trécir, condition souvent très défavorable pour l'opéré.
Il faut donc s'y opposer par la dilatation. Cette manœuvre sera, ordinairement, facile, indolore; elle pourra
être pratiquée par le malade lui-même. Elle sera pratiquée, soit, au moyen de sondes ordinaires, soit, encore
avec un clou en ivoire, ou bien, avec une sonde rigide
et droite. Elle devra être répétée tous les deux ou trois
jours, ou seulement tous les dix à quinze jours environ,
suivant les circonstances. A la suite d'une séance de
dilatation, les mictions spontanées hypogastriques réapparaissent souvent, puis deviennent de plus en plus
difficiles, jusqu'à la prochaine séance de calibrage. La
dilatation peut ainsi permettre, parfois, de supprimer
l'usage de la sonde hypogastrique. Car, nous l'avons
déjà dit, et nous le répétons, la sonde est habituellement inutile, dans les urèthres contre nature, bien
calibrés et rectilignes. Il faut donc attacher une grande
importance à la dilatation. Elle régularise la fonction
nouvelle, elle constitue, entre des mains expérimentées,
un moyen excellent pour guider la fonction. Grâce à
elle, l'urèthre artificiel atteint son maximum d'utilité.

Les prostatiques continents forment trois classes, que
nous prendrons comme types, en rappelant qu'elles sont
reliées, entre elles, par des intermédiaires :

1° *Les continents, qui urinent habituellement par la
verge;*

2° *Les continents, qui urinent, en partie, par la verge,
en partie, par le méat sus-pubien;*

3° *Les continents, qui ont des mictions complètement
hypogastriques.*

Les uns ont des mictions hypogastriques spontanées.
Les autres satisfont à la miction par une sonde. Nous
devons signaler, la durée parfois, de la miction, chez

les sujets, qui urinent spontanément. Le malade du Dr Hanotte met dix minutes, par exemple, pour vider sa vessie. Ces mictions prolongées sont exceptionnelles.

Si, maintenant, nous reprenons toutes nos observations au point de vue de la fonction, en voici le résultat.

Sur 34 observations, nous comptons :

14 *continents;*

7 *incontinents partiels;*

13 *complètement incontinents.*

Ces chiffres n'ont qu'une valeur numérique. La lecture des observations reste encore le meilleur critérium, pour étudier la fonction, qui varie, nécessairement, avec chaque sujet.

Nous avons décrit précédemment, les conditions anatomiques du néo-canal, et l'état de la nouvelle fonction. Nous rechercherons maintenant, s'il existe, véritablement, une corrélation entre elle et l'état anatomique. Y a-t-il, en un mot, une ou plusieurs dispositions locales, correspondant toujours, soit avec la continence, soit avec l'incontinence, et permettant d'expliquer les modalités différentes, de l'état fonctionnel?

Cette question a fait l'objet des recherches de Bonan et, plus tard, de Lagoutte, de Lejars, de Boutan. Nous nous en sommes également préoccupé, en 1893, à propos de l'observation de Diday. Elle est difficile à résoudre, car les conditions sont multiples. D'un côté, nous devons examiner soigneusement la fonction du sujet, autant que possible, d'un sujet continent; et, d'autre part, des autopsies démonstratives seraient nécessaires. Mais les autopsies de continents sont rares. Nous n'en possédons que deux.

Force est donc de baser son opinion sur des preuves

moins précises, n'ayant de valeur que par leur nombre, et fournies par les cystostomisés vivants. Nous résumerons brièvement le résultat de nos recherches à cet égard.

Nous avons écrit dans le *Lyon médical* (1894), à propos de l'observation de Diday, « que le fonctionnement du nouvel urèthre, s'opposant à l'écoulement spontané de l'urine et rendant facile la miction volontaire, par contraction vésicale, s'expliquait par l'ensemble de ces conditions anatomiques et physiologiques : longueur et obliquité du canal, résistance des droits, présence de l'anneau fibreux, etc. ». Nous ajoutions « que l'existence de la muqueuse dans la plus grande partie du néo-canal, sa continuité exacte avec la peau, rendaient compte de la persistance du méat, sans tendance à l'oblitération par adhérences, alors qu'il fallait seulement lutter contre l'accolement des parois, contre le rétrécissement du canal qui devait être progressif, entouré qu'il était, par une bande de tissu cicatriciel, et par conséquent, rétractile ».

Nos dernières recherches, celles de Lejars, de Pasteau, etc., n'ont guère modifié cette ancienne opinion.

Nous étudierons, d'abord, l'influence des causes anatomiques sur la continence ou l'incontinence. Nous verrons, ensuite, si le manuel opératoire peut créer ou, du moins, favoriser la disposition la plus utile.

a) Faut-il attribuer une certaine importance à la forme du méat hypogastrique? Bonan serait volontiers de cet avis. Lagoutte prétend, au contraire, qu'il ne voit aucune corrélation entre la forme du méat et la fonction. Il admet, tout au plus, que le méat est plus large, moins resserré, chez les prostatiques, qui perdent constamment leurs urines. L'opinion de cet auteur est des plus judicieuses. La fonction ne saurait être déduite, avec quelque certitude, de la forme de l'orifice sus-pubien.

Mais, s'il n'y a rien de fixe dans ces rapports d'organe à fonction, existe-t-il, au moins, à ce point de vue, une disposition plus fréquente ? Voici les résultats constatés chez les continents :

Les opérés que nous avons pu examiner, ou, sur lesquels nous avons pu avoir des renseignements précis, sont, seulement, au nombre de huit, parmi les treize continents. Six d'entre eux, ont un méat à fleur de peau, ou saillant, sous forme de pastille, de mamelon, ou encore en cul de poule. Deux, ont un méat infundibuliforme. *Chez les continents, le méat est donc, ordinairement, saillant* (fig. 24).

Un opéré de Villard, qui avait depuis cinq ans, une continence complète, présentait un *méat en mamelon*, de 5 à 6 millimètres de hauteur. Son canal mesurait 65 millimètres de longueur. Pas une goutte d'urine ne passait par la verge.

Voici, maintenant, les résultats chez les incontinents. Nous n'avons des renseignements exacts, au point de vue qui nous occupe, que sur cinq prostatiques, parmi treize cystostomisés incontinents. Or, chez tous, le méat hypogastrique avait une forme en entonnoir (*infundibuliforme*), assez typique.

Il résulte de cet exposé, que, dans la majorité des faits, le méat hypogastrique est plutôt saillant, chez les continents, infundibuliforme, chez les incontinents. Mais nous le répétons, si cette disposition est plus fréquente, elle n'est pas une règle absolue, elle souffre des exceptions.

Les dimensions du méat hypogastrique sont-elles plus importantes ? Chez les continents, le méat est toujours de faibles dimensions. Chez les incontinents, il est habituellement large, quelquefois même assez, pour admettre le petit doigt. Cependant, dans nombre (de cas d'incontinence partielle, il peut avoir un calibre très réduit. Nous avons, alors, remarqué, que cette disposition coïncidait avec un canal, peu allongé, parfois même, absent.

b) La longueur et la direction du trajet hypogastrique ont-elles un rôle plus efficace ? Lagoutte a répondu à cette double question : « Ce sont là, dit-il, deux conditions qui vont habituellement ensemble. M. Poncet a recommandé d'inciser la vessie aussi près que possible du col, de façon à créer un trajet oblique, ayant une plus grande longueur. Dans toutes nos observations, on s'est conformé, autant que faire se pouvait, à cette règle opératoire. Il est certain, qu'*a priori*, l'urine filtre, d'autant moins facilement, que le trajet fistuleux est plus long, et, en fait, on a trouvé, à l'autopsie de P. Diday, un urèthre artificiel, long de 25 à 30 millimètres. Un autre malade a un urèthre long de 40 à 45 millimètres. L'opéré de M. Hartmann qui a une continence partielle, présente un trajet de 20 millimètres. Mais à côté de ces faits positifs, nous voyons M. B... (obs. XXIX) avoir de l'incontinence, et pourtant, son trajet fistuleux s'est très allongé. Ce n'est donc pas là, la véritable, et surtout, l'unique cause, de la continence du méat. »

Nous acceptons ces conclusions, mais nous ajouterons quelques réflexions. Il faut remarquer, en premier lieu, que tous les continents ont un urèthre contre nature d'une certaine longueur, variant de 2 centimètres, au moins à 4 ou 6 centimètres. (Nous renvoyons à nos observations de continence, dans lesquelles ce détail est noté.) Jamais on n'observe une absence de canal hypogastrique chez les continents. Nous pouvons donc dire :

qu'une certaine longueur de l'urèthre sus-pubien est une condition essentielle de la continence.

Cette disposition est-elle suffisante, pour assurer la continence? Les faits qui ont été observés par Lejars, par Wiesinger (1897), par nous, démontrent que non. Plusieurs prostatiques (Alberti) ont un véritable urèthre artificiel, long de plusieurs centimètres, et cependant, ils ont de l'incontinence, mais seulement une incontinence partielle. Tel est le cas de Cl. Th... (obs. XL).

OBSERVATION XL

Continence partielle, après cystostomie pour accidents urinaires graves, d'origine prostatique.

Cl. Th..., soixante-deux ans, de Neuville-les-Dames (Ain), a eu, à différentes reprises, des accès de rétention, qui se reproduisent malgré les cathétérismes. Ces derniers se sont accompagnés, plusieurs fois, d'uréthrorrhagies abondantes.

Quand il entre à l'hôpital, la température est de 39°2, la langue est sale, l'état général mauvais. Fausse route, cathétérisme impossible. Chaque tentative de sondage ramène du sang. Cystostomie le lendemain 10 septembre 1895. Les accidents rétrocèdent rapidement, et le malade retourne chez lui, en excellent état, un mois après l'opération.

10 avril 1896. — Etat général parfait. Incontinence partielle.

Le malade se plaint de son orifice hypogastrique (il ne porte pas d'appareil). On tente la fermeture du nouveau canal, mais sans résultat, car le malade éprouve une intolérance invincible pour la sonde à demeure.

Le canal a une longueur de 4 centimètres environ. Il est oblique en bas et en arrière. Il admet une sonde n° 13 et fonctionne assez bien.

Continence, pendant le jour, de une à deux heures. Même continence pendant la nuit, passé ce temps, le malade mouille ses draps.

Juillet 1897. — Il nous écrit les renseignements suivants. Lorsqu'il quitta l'hôpital au mois d'avril 1896, il était, dit-il, dans un triste état, et il l'attribue aux sondes à demeure qu'on lui avait laissées, pour essayer la fermeture de l'orifice sus-pubien. Il en résulta une épididymite, qui le fit beaucoup souffrir, mais qui guérit rapidement, sans incident.

L'orifice hypogastrique n'est pas fermé. Les urines sont retenues pendant une heure environ. Le malade évite de se mouiller, en urinant aussi souvent que possible, environ toutes les heures, et en tenant sa vessie évacuée. La plus grande partie des urines passe par la verge, dans des mictions volontaires.

Il ne porte pas d'urinal, mais un simple appareil en caoutchouc, sur le modèle de ceux que l'on fabrique pour l'incontinence par voie uréthrale.

Cet appareil lui est d'un grand secours, en lui permettant d'uriner très souvent, de tenir sa vessie vide, en sorte qu'il passe fort peu de liquide par le néo-méat. Il préfère cet instrument à l'urinal hypogastrique de Souel, qu'il a porté pendant un certain temps.

Cet appareil lui sert encore à maintenir un linge sur l'orifice et de cette façon, les vêtements sont, très peu, ou pas du tout, souillés. Pendant la nuit, il quitte l'appareil et tient un drap sur son ventre. Il se mouille très peu, parce qu'il se lève toutes les deux heures pour uriner.

Santé excellente. Le malade ressent, parfois, quelques douleurs, surtout quand il fait des travaux pénibles. Il travaille, s'en trouve fort bien, pourvu qu'il ne soit pas obligé de se baisser. Il se fatigue assez vite, mais il ajoute judicieusement « que cela pourrait bien tenir à ce qu'il devient vieux ». Il est content de sa situation.

25 *février* 1899. — Même état satisfaisant.

La longueur du canal hypogastrique est une excellente condition de continence, qui ne peut pas exister sans une certaine longueur, mais cette dernière n'est pas suffisante pour l'assurer.

La direction du néo-canal ne paraît avoir aucune importance fonctionnelle. Cette direction est oblique en bas et en arrière, dans le plus grand nombre des cas, lorsque le canal est long ; cependant, l'obliquité en sens contraire, la direction antéro-postérieure, existent, parfaitement, chez certains continents. Nous pouvons citer comme exemple l'observation XXXV dans laquelle le canal est presque antéro-postérieur. Ce qu'il faut, avant tout, pour assurer la continence, répéterons-nous, c'est une certaine longueur de l'urèthre. Celle-ci coïncide, ordinairement, avec la direction oblique en bas et en arrière, mais il s'agit là, d'une coïncidence, et non d'une condition, *sine quâ non*.

Faut-il attribuer plus de valeur au calibre de l'urèthre contre nature ? Évidemment, plus le calibre sera rétréci, plus les urines auront de la difficulté à filtrer par l'orifice hypogastrique. Néanmoins, les faits ne répondent pas complètement à cette vue théorique. Tel cystostomisé aura de l'incontinence légère avec un calibre très étroit, de 1 à 2 millimètres de diamètre, par exemple ; alors qu'un autre, sera continent, avec un calibre, atteignant 3 à 4 millimètres. Nous avons toujours constaté que la continence coïncidait avec un urèthre de calibre réduit. Cette condition est nécessaire, mais, elle n'est pas suffisante.

Fréquemment, enfin, chez les continents, on voit dans le canal artificiel, et au niveau de ses orifices, des rétrécissements au nombre de deux ou trois. Ces parties rétrécies paraissent jouer un certain rôle. Il est inconstant, puisque cette disposition existe quelquefois, quoique plus rarement, chez les incontinents. Ici, encore rien d'absolu.

c) La constitution anatomique du conduit et de ses orifices, explique-t-elle mieux les variétés fonctionnelles ? Dans un précédent chapitre, nous nous sommes longuement expliqué sur ce sujet. Nous avons vu que souvent, il existait, autour du canal, un cordon fibro-élastique, parfois très résistant. Nous avons également établi que l'orifice cutané était ordinairement, le point le plus rétréci du nouveau conduit. Enfin, dans nos autopsies, nous avons rencontré la muqueuse tapissant les parois, dans toute leur longueur. Il existe, en définitive, un conduit muqueux, entouré d'un cylindre fibro-élastique. Sauf dans une autopsie de Boutan, dans l'espèce non concluante, puisque le malade est mort cinq jours après l'opération, on n'a jamais signalé la présence certaine d'un anneau musculaire.

Ce simple anneau fibro-élastique peut-il par son élasticité, empêcher l'incontinence? Sans doute, le canal a, comme on le sait, une tendance considérable à la rétractilité; car ici, l'anneau cicatriciel jouit, comme ailleurs, des propriétés spéciales du tissu de cicatrice, et souvent, on est forcé de les combattre énergiquement. Mais, rétractilité n'est pas synonyme d'élasticité.

Voici quel est, à ce point de vue, le résultat de nos recherches, chez les anciens cystostomisés.

Chez les continents, qui urinent par l'intermédiaire d'une sonde hypogastrique, il n'est pas douteux que, dans l'intervalle des cathétérismes, le tissu fibreux péri-canaliculaire revient sur lui-même et arrête le passage du liquide, en oblitérant, plus ou moins complètement, la lumière de l'urèthre contre nature. Dans quelques cas, l'oblitération s'étend, probablement, à la plus grande partie du canal. Il est certain, d'un autre côté, que, le plus souvent, l'accolement des parois muqueuses ne se fait pas dans toute son étendue. L'oblitération est toujours marquée, au niveau de l'anneau fibro-élastique, qui est très développé à l'orifice cutané.

Cet anneau joue un rôle important dans la continence. Il peut même l'assurer à lui seul. Si nous rappelons qu'à un anneau circum-méatique très épais, correspond ordinairement un cordon fibro-élastique péri-canaliculaire très accentué, on comprendra que les deux causes s'ajoutent l'une à l'autre, pour assurer la continence. En résumé : *l'anneau fibro-cutané suffit à maintenir la continence, mais habituellement, il y est aidé, par le cylindre fibreux péri-canaliculaire.*

On a pensé encore, qu'une valvule disposée favorablement, pouvait arrêter le cours des urines, au même titre que les valvules auriculo-ventriculaires, qui empêchent la fuite du sang dans les oreillettes. La sonde, introduite dans le canal, refoulerait cette valvule au moment des cathétérismes, et celle-ci arrêterait, de nouveau, le liquide, dès que la sonde serait retirée. Cette disposition est possible, mais non démontrée. Nous ne l'avons pas rencontrée nettement dans sept autopsies. Il est vrai qu'un repli valvulaire, qui existe chez le cystostomisé vivant, peut parfaitement disparaître, ou passer inaperçu sur un sujet mort depuis plus de vingt-quatre heures, alors que les tissus, macérés par les urines, ont perdu leur fermeté et leur résistance.

d) On a supposé également, que les grands droits formaient, en se contractant, une sorte de sphincter hypogastrique, à la façon de deux sangles, tendues au-devant de l'abdomen. Cette action musculaire n'est pas douteuse chez certains cystostomisés, au moins, pendant une certaine période. Nous avons vu un opéré qui perdait toutes ses urines au lit, et qui les retenait, en grande partie, dès qu'il était debout. Les muscles se tendaient énergiquement, de chaque côté de l'orifice sus-pubien, et certainement, dans ce cas particulier, la contraction

des parois abdominales avait, pour effet immédiat, le
rétrécissement du méat. Cette constatation est exceptionnelle, et rarement, aussi évidente. D'ailleurs, semblable explication ne peut s'appliquer qu'aux opérés
continents debout, et incontinents couchés, et nullement
à ceux qui, incontinents pendant le jour, sont continents
pendant la nuit.

L'observation XLI en est un exemple frappant. Pendant le jour, bien que le canal admette une sonde n° 22,
la continence est parfaite, et les mictions se font toutes
les deux à trois heures, sans l'intermédiaire de la sonde.
Pendant la nuit, l'incontinence, sans être complète,
existe dans une certaine mesure.

OBSERVATION XLI (*Thèse* Delore, *loc. cit.*)

*Continence diurne du méat hyposgastrique, par contraction
des grands droits, après cystostomie sus-pubienne pour calculs, chez un prostatique.*

M. L..., quatre-vingt-un ans, ancien magistrat, consulta le
Profess. Pollosson, pour des douleurs violentes dans le bas-
ventre, apparaissant surtout après la marche et à la fin de la
miction. Le début de ces douleurs remonte à deux ans et,
depuis deux ou trois mois, elles sont devenues intolérables.

Depuis dix ans, il éprouvait de la gêne dans la miction. La
force du jet était très affaiblie. Les urines sont fréquemment
troubles. Jamais d'hématuries, ni de rétention complète. Les
mictions sont fréquentes, surtout, pendant la nuit, et très
difficiles.

Depuis deux ou trois ans, cet homme, qui ne vide jamais
complètement sa vessie, était obligé de se sonder, de temps en
temps. Le cathétérisme était relativement facile, mais la
sonde subissait un ressaut, dans la région prostatique.

État général bon À l'exploration de la vessie, on reconnut

un calcul, dont la consistance parut très dure. Le toucher rectal révélait une notable hypertrophie de la prostate, portant, surtout, sur le lobe moyen. En raison de la coexistence du calcul et de l'hypertrophie prostatique, notre maître résolut de pratiquer la cystostomie sus-pubienne.

30 *septembre* 1896. — On extrait un calcul, à noyau formé d'acide urique, d'un diamètre de 4 à 5 centimètres. Tubes Périer-Guyon dans l'orifice cutanéo-muqueux.

7 *octobre* 1896. — Ablation des tubes Périer-Guyon. Un peu de suppuration des sutures à la partie supérieure de la plaie.

Le malade se plaignait de quelques douleurs le soir, dues, sans doute, à la pression des tubes.

L'état général est excellent.

10 *novembre* 1896. — Le malade part, en excellent état. La plaie est complètement cicatrisée. Le néo-méat est représenté par un orifice en cul de poule, admettant une sonde n° 16.

L'urine est recueillie, presque complètement, par un urinal hypogastrique de Souël. La continence est d'une heure environ. Quand le malade urine volontairement, l'urine s'écoule, partie égale, par l'urèthre, par le méat hypogastrique.

Les douleurs ont complètement disparu. L'urine est limpide.

12 *janvier* 1897. — Depuis huit jours, hémorrhagies légères, dues manifestement aux bourgeons charnus, qui se sont développés au niveau de l'orifice hypogastrique. Une cautérisation avec le nitrate d'argent fait cesser les hémorrhagies.

Plus de douleurs, les urines sont claires, l'état général est parfait.

Le canal hypogastrique, long de 7 centimètres environ, est oblique en bas et en arrière. Il admet une sonde n° 16, dans une étendue de 4 centimètres, puis, présente une sorte de valvule, suivie d'une portion rétrécie, admettant seulement une bougie n° 10. La continence dure une heure à une heure et demie. A partir de ce moment, il y a incontinence et le malade porte un urinal.

12 *avril* 1897. — Je revois le malade : pas de douleurs, bon appétit, état général excellent. Ce vieillard de soixante-dix-neuf ans, infirme et débile, a repris sa gaieté et sa vivacité. Il

peut sortir, chaque jour, quelques heures ; il paraît rajeuni
de vingt ans, selon l'expression de son entourage.

Les urines sont claires, mais fortement acides, malgré
l'usage quotidien du bicarbonate de soude (3 grammes).

Les besoins d'uriner se font sentir, environ toutes les deux
heures, aussi bien la nuit que le jour, et l'urine s'écoule par
les deux méats. Depuis quelques jours, les mictions semblent
se faire par l'urèthre. Dans l'intervalle, un peu d'incontinence,
au bout de deux ou trois heures. Pour ce motif, il porte un
urinal de Souël.

Quant au canal, il est aujourd'hui ce qu'il était le 12 janvier.
Le méat hypogastrique a un aspect infundibuliforme. Il ne
présente plus trace des fongosités, constatées il y a trois mois.
Il est situé, à 3 centimètres environ, au-dessus du bord supérieur du pubis.

13 *novembre* 1897. — Nous voyons M. L..., quatorze mois
après la cystostomie. *Il est parfaitement continent, pendant
le jour, et pisse, toutes les trois heures, par la verge.* Pendant
la nuit, il porte son appareil, pour ne pas être mouillé.

Autour du méat hypogastrique, pas d'érythème. État analogue à celui du mois d'avril. M. L... a engraissé, est méconnaissable, fait ses affaires beaucoup mieux qu'autrefois,
voyage, et jouit d'une santé parfaite.

5 *septembre* 1898. — Le méat hypogastrique s'est presque
oblitéré. Aussitôt les douleurs, la cystite, entretenues par les
cathétérismes uréthraux (la miction n'est pas possible sans la
sonde) sont devenues rapidement intenses, résistant à tous
les lavages, depuis deux mois. L'état général s'affaiblit. Température, 38°5.

10 *septembre*. — Le malade accepte un débridement du
nouveau méat qui est aussitôt pratiqué.

Grand bien-être immédiat. Les douleurs disparaissent et
huit jours après, ce vieillard peut sortir comme à l'ordinaire,
fort heureux et très reconnaissant du résultat. Il abandonne
définitivement, les cathétérismes uréthraux qui étaient douloureux. « Il se trouve débarrassé, enfin, de ses épreintes
vésicales fort pénibles, et continuelles, qui l'obligeaient à
garder la chambre. »

Un mois après le débridement, la continence était parfaite le jour, pendant deux à trois heures; la nuit, incontinence, au bout d'une heure.

Le malade maintient, chaque jour, le calibre de son urèthre sus-pubien, par un cathétérisme avec une sonde n° 20.

15 *février* 1899. — État général parfait. La situation de M. L... n'a jamais été plus satisfaisante. *Ce beau résultat est dû aux mictions, uniquement hypogastriques, à la cessation des sondages par la verge.*

Nous conclurons, en disant : *la nouvelle fonction n'est pas dépendante d'une condition particulière, mais d'un ensemble de dispositions anatomiques. Parmi celles-ci nous rangerons, suivant l'ordre de leur importance : la longueur du nouvel urèthre, son calibre, la présence d'un anneau fibreux péri-canaliculaire, en particulier, au pourtour du méat, la résistance des grands droits, l'obliquité du canal, la présence de valvules, dans son intérieur. Volontiers, nous ferions jouer le rôle essentiel, à la longueur du nouvel urèthre, et à sa constitution anatomique. Nous ajouterons, en dernier lieu, que ces conditions nous paraissent nécessaires, mais, nullement suffisantes.*

La vessie joue, naturellement, un rôle important, dans les nouvelles mictions. Elle a, une capacité plus ou moins considérable, et on se rappelle, qu'elle est petite chez les incontinents, plus grande chez les continents. Faut-il attribuer, à la rétraction vésicale, l'incontinence, qui l'accompagne habituellement, ou bien, renversant le problème, devons-nous mettre la rétraction vésicale sur le compte de l'incontinence? L'incontinence est-elle l'effet, ou la cause de la rétraction vésicale? En règle générale, la vessie, bien loin d'avoir une influence sur la nouvelle fonction est, au contraire, soumise aux nouvelles conditions de la miction. C'est le cas de rappeler la formule : *la fonction fait l'organe*. Les urines s'écoulent-elles constamment au dehors? le réservoir urinaire n'a plus de raison d'être, il diminue. Les urines sont-elles, au contraire, retenues? l'organe conserve sa capacité, il subsiste comme réservoir. L'état de la vessie a, toutefois, dans quelques cas, une influence indiscutable. Une vessie saine, chez un homme relativement jeune (au-dessous de soixante-dix ans) garde, plus facilement, ses propriétés physiologiques, que l'organe enflammé et scléreux du vieillard de quatre-vingts ans. Une cystite intense et prolongée provoque ordinairement des contractions incessantes, qui diminuent progressivement la capacité vésicale, favorisent la rétraction, dont nous avons parlé et conduisent, en définitive, à l'incontinence hypogastrique. La continence coexiste donc plutôt, avec une vessie saine ; l'incontinence, avec une vessie, plus ou moins, enflammée. La vessie a donc un rôle dans la fonction.

Cette discussion sur les causes de la continence et de l'incontinence chez les prostatiques, anciennement cystostomisés, montre bien, que les chirurgiens, ignorant le mécanisme véritable, de la nouvelle fonction, doivent être, *a priori*, impuissants à la perfectionner. L'histoire du manuel opératoire de la cystostomie est, à cet égard, très instructive.

Plusieurs procédés ont été proposés pour assurer la continence. Nous les avons, déjà, signalés au chapitre des procédés opératoires. Rappelons les deux procédés de Jaboulay, celui de Witzel, de Martin (de Cologne), de Wassilieff, de Chaput, etc.

Les procédés intra-péritonéaux (Witzel, Wiesinger) sont dangereux, ainsi que le fit remarquer Zuckerkandl en 1895. Ils paraissent être abandonnés, même en Allemagne.

Quant aux procédés extra-péritonéaux, ils sont compliqués, ils favorisent chez les infectés, les complications locales; infiltration urineuse, phlegmon, etc. Il ne faut pas perdre de vue, en outre, que de tels malades, sont des vieillards, très souvent affaiblis, cachectiques, etc., à qui il faut éviter la longueur et la multiplicité des manœuvres opératoires.

Un dernier point doit être mis en relief, à propos du manuel opératoire. Chez quelques anciens cystostomisés, on trouve, avons-nous dit, des hernies, ou plutôt, des *éventrations* post-opératoires, au pourtour du méat hypogastrique. Ces éventrations tiennent, évidemment, en grande partie, en dehors de certaines conditions locales, au relâchement des tissus des opérés, à leur mauvais état général. Il est possible, cependant, de les éviter, en prenant, certaines précautions opératoires. Il ne faut pas inciser la ligne blanche trop haut, c'est-à-dire, près de l'ombilic, mais plutôt, près du pubis, en empiétant même, au besoin, sur lui. Plus on incisera dans une région déclive, plus on s'éloignera du péritoine, et plus aussi, on préviendra, de ce fait, la chute du cul-de-sac péritonéal. Les tissus voisins du pubis sont plus épais. Leur cicatrice sera aussi plus résistante.

Qu'il y ait donc suppuration ou non, c'est par des incisions pré-vésicales basses, qu'on obtiendra une cicatrice solide, de même que le maximum de longueur de l'urèthre contre nature répond à une incision vésicale, rapprochée du col.

APPAREILS DESTINÉS A REMÉDIER A L'INCONTINENCE

Nous savons que certains opérés gardent une incontinence plus ou moins complète. Bien plus, cette incon-

tinence est, quelquefois, recherchée par le chirurgien,
dans un but thérapeutique. On a même prétendu que
cette terminaison était la règle. Les chiffres, que nous
avons donnés, ont répondu à cette manière de voir.

Quoi qu'il en soit, il est de toute nécessité de pallier
pratiquement à cette infirmité. Existe-t-il aujourd'hui
un ou plusieurs appareils, capables d'y remédier? Cette
question a une grande importance; elle mérite d'être
étudiée avec tous les développements qu'elle comporte.
Nous essaierons de combler cette lacune, qui a contribué
beaucoup, jusqu'ici, au maintien de certaines préven-
tions contre la cystostomie sus-pubienne.

On a fait, depuis 1890, époque à laquelle cette opération est vraiment entrée dans la pratique, un certain
nombre d'appareils, destinés à recueillir les urines des
incontinents. Ils peuvent être ramenés à deux modèles
principaux. Les premiers sont des obturateurs du nouveau canal. Ils avaient pour but, dans l'esprit de leurs
inventeurs, d'arrêter les urines, qui s'accumuleraient
ainsi dans la vessie. Les seconds, sont des urinaux, destinés à recueillir les urines, qui s'écoulent, spontanément et incessamment dans leur intérieur, sans dilater
le réservoir vésical, que l'on considère comme supprimé.

Obturateurs. — Il venait, naturellement, à la pensée
des premiers observateurs, de chercher la représentation
la plus complète de la miction normale, c'est-à-dire,
l'arrêt des urines, pendant un certain temps. La vessie
conserve, alors, son rôle physiologique normal. Aussi
imagina-t-on, tout d'abord, des obturateurs. Leur nombre fut, bientôt, considérable, et leur forme variable.

C'est ainsi qu'un de nos opérés, dans la crainte de voir
son nouveau canal se fermer, et dans la pensée également
ment, de s'opposer à l'issue des urines, pendant les

efforts et les mouvements violents, introduisait, dans son méat artificiel, une tige mousse. Cette tige ou cheville, qu'il avait fait construire d'abord en argent, puis en ivoire, présentait, à l'une de ses extrémités, un évasement terminé en boule, qui limitait son introduction. La tige (N° 16 de la filière Charrière) qui est représentée dans la thèse de Bonan, pouvait, indistinctement, servir d'obturateur et de dilatateur. Le malade, au moment de satisfaire à un besoin de miction, remplaçait le clou obturateur, par une canule métallique, identique, percée d'un conduit, suffisamment large.

Le Dr Claude Martin avait imaginé un appareil fort ingénieux, qui se distingue surtout, des autres appareils similaires, en ce que, le gonflement des boules de caoutchouc obturatrices, se fait avec de l'air. C'était une petite sonde de Pezzer, avec deux renflements creux susceptibles d'être gonflés. L'un correspondait à l'orifice vésical du conduit, l'autre à l'orifice cutané (Bonan, *loc. cit.*).

Nous avons abandonné depuis plus de six ans, ces divers obturateurs. Nous les signalons, afin que l'on ne soit pas tenté de renouveler l'expérience, désormais concluante. Ils sont imparfaits et ne doivent plus être employés. Voici, du reste, l'appréciation que formulait Lagoutte, en 1894 : « Malheureusement, tous les obturateurs, quelle que soit leur forme, ont un défaut commun, celui de laisser suinter les urines, entre eux et la paroi. Quand le prostatique se lève, marche, et surtout, fait des efforts, l'urine s'échappe. En outre, ces chevilles ou ces tubes rigides, traversant la paroi, sont, généralement, mal supportés. Ils déterminent des douleurs, à l'occasion des mouvements. Enfin, et c'est là une considération importante, l'introduction de ces corps étrangers, dans la vessie ou dans le trajet, est une cause d'infection, qu'il est préférable d'éviter, d'autant plus que, lorsque ces instruments ont séjourné longtemps dans la vessie, ils s'incrustent de sels calcaires (comme l'extrémité d'une sonde de Pezzer), d'où la nécessité de les enlever fréquemment et de les réintroduire. »

L'urinal est l'appareil de choix et d'autant plus que, l'incontinence est plus marquée, car la capacité vésicale est alors fort réduite. Si l'on adaptait un obturateur, il faudrait l'enlever, chaque fois, que la vessie contient 50 à 100 grammes d'urine. Le remède serait ainsi plus assujettissant que l'infirmité.

Urinaux. — Les urinaux ont été construits, suivant deux modèles principaux. Les uns recueillent les urines directement dans la vessie, au moyen d'une sonde qui les conduit, dans un réservoir fixé autour de la ceinture ou d'un membre inférieur. Les autres, les plus simples, emmagasinent l'urine, directement, à sa sortie du méat hypogastrique, c'est-à-dire, sur la peau, au moyen d'une cuvette, adaptée autour de l'orifice cutané de l'urèthre contre nature. Dans ceux-ci, il n'y a ni sonde, ni corps étranger, pénétrant dans la vessie ou dans le canal, ni même, dans le méat.

1° *Urinaux avec tige vésicale*. — Les urinaux, munis d'une tige, qui pénètre dans le trajet hypogastrique, et recueille les urines, sont peu employés aujourd'hui, comme les diverses variétés d'obturateurs, et pour les mêmes raisons.

Au Congrès de chirurgie de 1893, Gangolphe a présenté un appareil composé d'une tige métallique droite, creuse, longue de 4 à 5 centimètres, pénétrant dans le trajet, et à laquelle, est adapté un réservoir en caoutchouc. La portion de la tige qui est en dehors du ventre, est entourée par une pelote en caoutchouc, que l'on gonfle avec de l'air. Une sangle hypogastrique l'applique exactement contre la paroi, de façon à éviter le suintement de l'urine. Enfin, un petit tube, placé à l'extrémité supérieure de l'urinal, permet à l'air, déplacé par l'urine, de s'échapper.

Le malade qui avait, du reste, pris part lui-même, au perfectionnement de son appareil, le porta quelque temps, puis, l'orifice s'oblitéra, et aujourd'hui, la fonction urinaire s'accomplit par la voie naturelle. Mais, le même instrument a été appliqué à d'autres malades, qui ne l'ont pas supporté. La tige métallique, qui traverse le trajet, détermine des douleurs, rapidement intolérables. Si on la remplace par une sonde en gomme (Lagoutte) le résultat, quoique meilleur, est loin d'être parfait. En outre, malgré toutes les précautions, l'urine arrive presque toujours, à suinter entre la pelote et la paroi.

Le Dr Loumeau a fait construire [1] un urinal hypogastrique, basé sur les mêmes principes (fig. 31 et 32). En voici la description :

« C'est un récipient en caoutchouc, plus large et plu volumineux en haut, s'effilant en bas ; convexe en avant, où il sera recouvert par les vêtements, plat et un peu excavé en arrière, pour s'harmoniser avec la disposition bombée de l'hypogastre, et des saillies génitales, chez l'homme.

« La partie supérieure de l'appareil présente une forme fixe, due à la présence d'une légère ossature métallique, interposée entre deux couches de caoutchouc. C'est cette partie qui assujettit l'urinal, par une ceinture et des sous-cuisses.

« La partie inférieure, au contraire, est souple, de façon à ne pas gêner les mouvements de la cuisse, contre

[1]. Congrès de Rome, 1894, et Congrès de chirurgie de Lyon, 1894.

laquelle elle est appliquée par le pantalon, et à pouvoir être mobilisée par le malade, lorsqu'il voudra évacuer le récipient.

« Cet urinal est perforé en haut, en bas, en avant, en arrière.

« En arrière, existe un infundibulum I (fig. 32), sorte

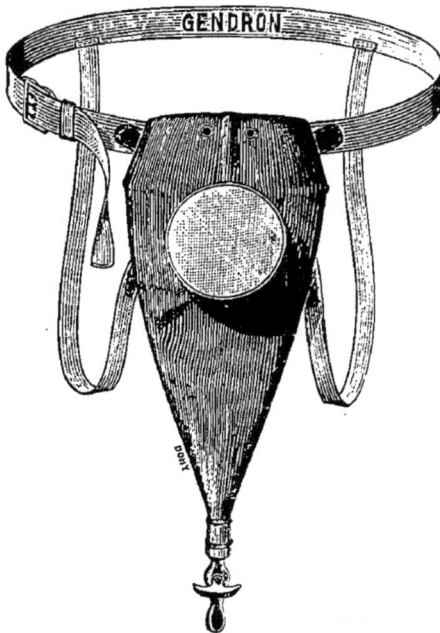

Fig. 31. — Urinal de Loumeau, vu de face.

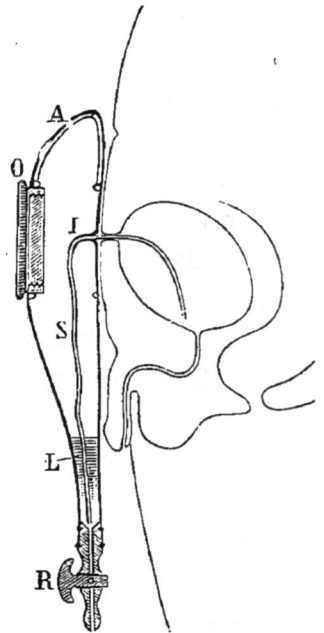

Fig. 32. — Coupe longitudinale du même urinal, vu de profil.

d'invagination produite par la paroi postérieure elle-même, et qui plonge vers la cavité de l'appareil. Dans l'infundibulum, est reçue, comme le doigt dans un gant, l'extrémité périphérique de la sonde hypogastrique. Cette sonde (S) est en caoutchouc. Elle peut venir directement de la vessie (Pezzer, Malécot, etc.), ou bien être adaptée, comme chez mon opéré, au bout d'une canule rigide, émergeant du trajet sus-pubien. Elle plonge jusqu'à l'extrémité inférieure de l'urinal, où son ouverture, toujours béante, baigne dans un liquide antiseptique (L) (acide phénique, sublimé).

« Sur la paroi antérieure, juste en face de l'infundibulum, est creusée une large fenêtre ronde (O), mesurant 5 centimètres de diamètre, et limitée par une armature en zinc, à la périphérie de laquelle s'ajuste, hermétiquement, le caoutchouc ambiant. Un opercule en zinc, se vissant très exactement dans l'armature de la lunette, en permet l'obturation parfaite.

« En avant encore, mais tout à fait en haut, sont disposés, à droite et à gauche, deux petits trous (A) creusés à l'emporte-pièce, par où, l'air extérieur peut constamment entrer et sortir : condition nécessaire aux variations de pression, qui doivent exister dans l'intérieur de l'urinal.

« En bas, un robinet (R) en ébonite, assure l'évacuation facile de l'appareil, à travers l'ouverture du pantalon, ordinairement destinée à laisser passer la verge, pour la miction. »

Nous n'avons pas employé cet appareil. Loumeau paraît en être content. « Les malades ne l'appliquent que le jour et peuvent aller et venir commodément. Tous le supportent, sauf dans le cas de cystite tellement douloureuse que le contact de la sonde hypogastrique devient impossible, et nécessite l'application d'un urinal sans sonde. » Il cite un de ses opérés qui, depuis trois ans, se sert de cet urinal s'en trouve très satisfait.

2° *Urinaux hypogastriques simples.* — Malgré tout, nous redoutons le corps étranger vésical, représenté par la tige. Nous donnons la préférence aux urinaux, plus simples, qui recueillent les urines par l'intermédiaire d'une simple cuvette, dont le bourrelet circulaire s'adapte autour du méat sus-pubien et, par conséquent, directement sur la peau. De la cuvette part, au point déclive, un conduit, qui dirige les urines ainsi recueillies, dans un réservoir annexe, situé le long du membre infé-rieur. Tel est le schéma de ce type d'appareil, qui paraît réunir plus d'a-vantages.

Appareil de Collin. — L'ingénieux appareil construit par Collin (fig. 33), est très simple. Il se compose seulement, d'une cupule métallique oblongue, qui porte, à son pourtour, une garni-ture de caoutchouc. Du point déclive, part un tube, qui entraîne l'urine, dans un réservoir fixé au moyen de jarretières, le long du membre inférieur

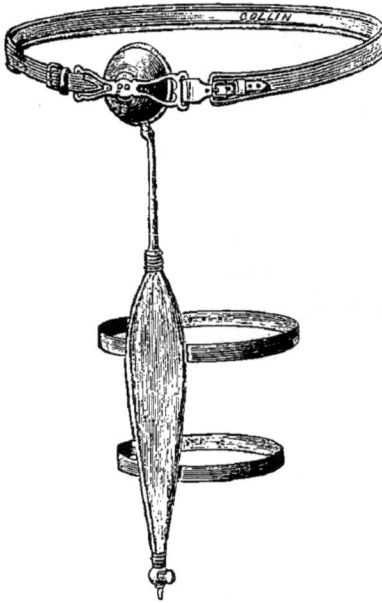

Fig. 33. — Urinal de Collin.

gauche. La cupule est maintenue fixée contre la paroi abdominale, au moyen d'un ressort en acier, prenant son point d'appui au sommet de la cuvette, et dont les extrémités sont rattachées à une ceinture circulaire. Cet appareil a donné d'excellents résultats. Le malade entre autres opéré par Hartmann se livrait à ses occu-pations habituelles, sans être gêné par son infirmité. La-goutte pouvait écrire, en 1894, que, « grâce à cet urinal, la vie du cystostomisé incontinent devenait parfaitement supportable. »

A propos d'une observation de Maurange, communiquée à la Société de Chirurgie, Picqué donne, également, le résumé d'une opération personnelle. Dans les deux cas, il existait de l'incontinence qui était parfaitement supportée, grâce à l'appareil de Collin (*Rapport de Picqué, Soc. de chirurgie*, 6 *novembre* 1895). Actuellement, à Lyon, cet urinal est peu employé. Les urinaux, que nous utilisons sont ceux de Souel et de Detrait.

Urinal de Souel. — Il y a quelques années, Souel construisit sur nos conseils un appareil en caoutchouc; mais celui-ci se déplaçait facilement, et ne remplissait qu'imparfaitement le but cherché.

Il adapta, alors, une cuvette en métal, au-dessus d'une rondelle de caoutchouc. La cuvette était maintenue par un ressort, qui prenait son point d'appui sur sa partie convexe, tout à fait à sa partie antérieure. Il était fixé par une ceinture à boucles. C'était, en somme, l'appareil de Collin.

Mais, la pression de la rondelle de caoutchouc plein, devait être, relativement, considérable, pour assurer son accolement hermétique à la peau et prévenir le suintement. On remplaça la rondelle par un tube pneumatique circulaire, qui était gonflé au moyen d'une poire en caoutchouc. Les pressions furent, ainsi, notablement atténuées. L'appareil, devint plus pratique. Le gonflement du pneumatique peut, d'autre part, être gradué à volonté.

L'instrument, ainsi modifié, présentait encore un inconvénient. Ses dimensions antéro-postérieures, par suite de la présence du ressort, en avant de la cuvette, étaient trop grandes, et l'appareil faisait une saillie gênante, mal dissimulée dans le pantalon. Pour diminuer cette saillie, le ressort fut placé, non plus sur la convexité de la cuvette, mais sur sa marge. De cette

manière, l'instrument a moins de tendance à se déplacer.
Il est mieux maintenu, en même temps qu'il est moins
volumineux.

Enfin, dans le but d'empêcher l'issue des urines à la
partie inférieure, les crochets latéraux du ressort furent
légèrement chantournés, de telle sorte que le pneuma-

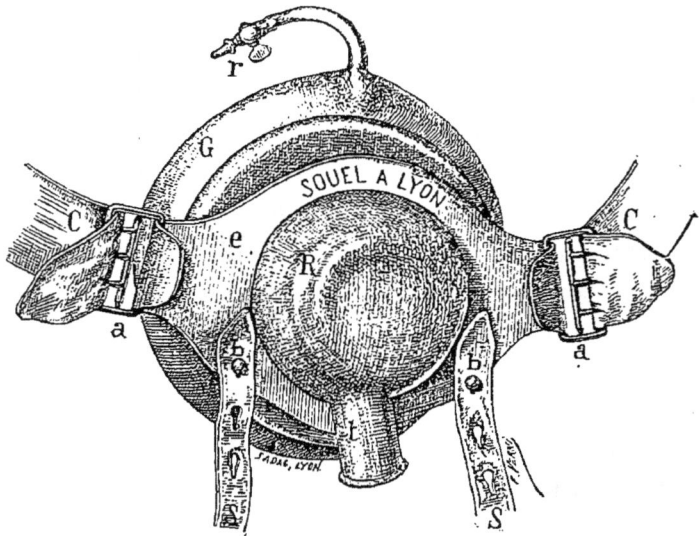

Fig. 34. — Urinal vu de face.

tique appuyait davantage à la partie inférieure. Voici la
description complète de cet urinal, qui a, déjà, rendu
de nombreux services, à certaines conditions, sur lesquelles nous attirons l'attention.

Il se compose : d'un récipient R en cuivre ar-
genté (fig. 34), ayant un tube d'écoulement t, un ressort e en acier trempé, sur lequel sont fixés deux bou-
tons b, où l'on vient fixer les sous-cuisses S élastiques;
une garniture G en caoutchouc creux rempli d'air retenu
par le robinet fermé r; une ceinture élastique C, munie
de deux boucles a accrochées au ressort; à la tubulure t

est reliée une pochette d'écoulement en caoutchouc,
de forme allongée que l'on peut attacher à la cuisse,
à l'aide d'une jarretière de caoutchouc (fig. 36).
L'urine s'écoule librement de la vessie dans cette
pochette, où elle est retenue par le robinet fermé.

Une soupape l'empêche
de remonter dans la cu-
vette, le malade étant
couché.

La garniture du ré-
cipient G est de forme
circulaire, mais on peut
lui donner une forme
différente. Dans le cas
de hernie, par exemple,
elle doit laisser place
au bandage.

La figure 35 repré-
sente le même appareil,
vu de trois quarts, pour
faire mieux comprendre
certains détails. Sur les
figures 36 et 38, on le
voit en place ; la fi-
gure 38 est la représentation d'une photographie prise
sur le vif. Cet urinal remplit son rôle d'une manière
très satisfaisante. Il retient parfaitement les urines,
quand il est appliqué soigneusement, et bien entretenu.
Ces deux conditions sont nécessaires pour son bon fonctionnement. C'est parce qu'elles sont mal remplies par
des gens peu soigneux et par des vieillards plus ou
moins débiles, qu'on voit encore, l'urine suinter, par
moments.

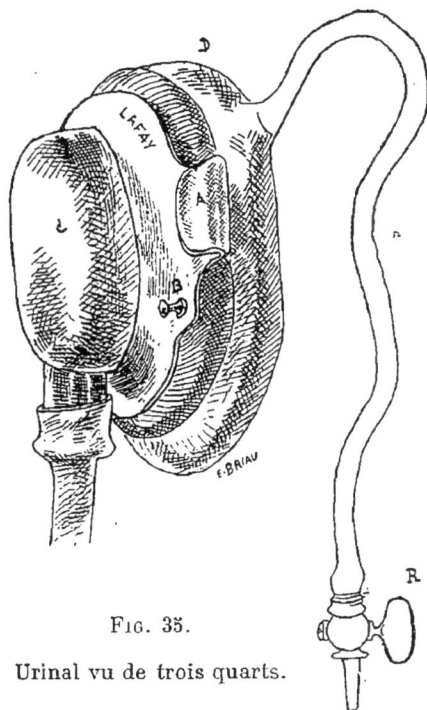

Fig. 35.

Urinal vu de trois quarts.

Quel est, du reste, l'appareil de ce genre qui ne réclame pas de semblables soins ?

Voici comment, d'après notre expérience, il remplit le mieux son but pratique. La rondelle de caoutchouc pneumatique doit être changée, de temps en temps, parce qu'elle se détériore au contact incessant de l'urine. Ce changement tous les quatre ou cinq mois, est en général suffisant. Toutefois, ce temps varie beaucoup, suivant l'état des urines. Leur acidité trop prononcée demande, par exemple : des réparations plus fréquentes. On a proposé d'enduire cette rondelle, avec un corps gras quelconque, huile, vaseline, etc., afin d'arrêter, plus sûrement, le suintement. Cette pratique doit être abandonnée, car le caoutchouc, en contact avec des corps gras, s'altère rapidement.

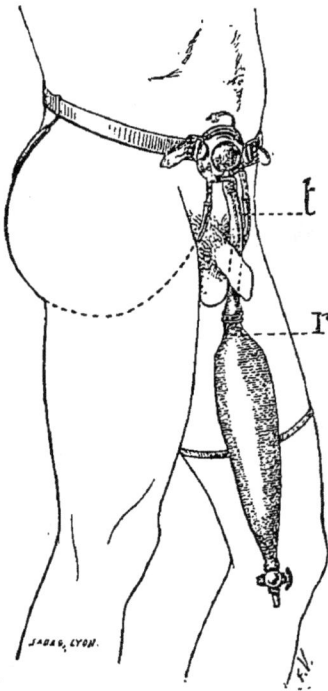

FIG. 36. — Urinal en place.

Pour faire disparaître l'odeur urineuse, dégagée par quelques opérés, pour éviter l'infection du méat hypogastrique et l'irritation des téguments voisins, il faut enlever l'appareil, au moins trois fois par vingt-quatre heures, le laver soigneusement avec de l'eau boriquée. Sur la peau du pubis, on mettra un peu de poudre de talc, d'amidon ou de la poudre de riz. On maintiendra rasée, la périphérie du nouveau méat, afin de favoriser la propreté. On évitera ainsi, les érythèmes de la région, qu'on ne rencontre guère que chez les gens malpropres. Beaucoup de cystostomisés indigents, et, d'autre part, fort âgés, sont incapables de prendre, eux-mêmes, de tels soins. Il appartient à leur entourage de leur venir en aide.

Chez les opérés, qui peuvent avoir deux appareils, ces soins indispensables sont plus facilement réalisés. Dans la pratique, un seul urinal ne saurait suffire.

Les lavages de la vessie après la cystostomie, dans le cas où les urines restent troubles et contiennent du pus, sont fort simplifiés grâce à la sonde à double courant représentée (fig. 37), et construite par Souel.

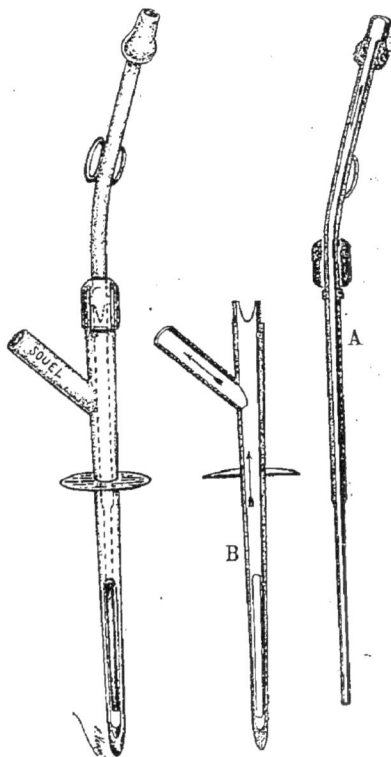

FIG. 37. — Sonde hypogastrique à double courant, pour lavage de la vessie.

Cette sonde hypogastrique se compose de deux parties, reliées, pour obtenir une asepsie parfaite, par un écrou facilement démontable. En A est le canal d'arrivée, en B le canal de retour. Ces deux canaux juxtaposés ont une forme ovale, comme une sonde ordinaire. Entre l'extrémité vésicale du canal d'arrivée et la même extrémité du canal de retour, on a ménagé un espace de

5 millimètres, en forme de coin, présentant son angle au jet du liquide, de façon à le diviser. On obtient ainsi, une répartition égale, dans les deux côtés de la vessie. Deux longs orifices permettent une évacuation facile par le canal de retour. Un disque placé sur l'appareil, permet, en outre, aux malades de l'employer eux-mêmes, sans aucun danger.

On arrive, en remplissant toutes ces conditions, à des résultats très satisfaisants. Nous connaissons tel malade de Vincent (obs. XV), qui ne perd pas une goutte d'urine, malgré une incontinence complète. Cet opéré remplit ses devoirs sociaux, fort importants (il est Supérieur dans un grand couvent), voyage beaucoup, et depuis la cystostomie, il a retrouvé malgré ses soixante-quinze ans, une grande activité, perdue depuis longtemps. D'autres vont au théâtre, au cercle, etc. L'un d'eux pouvait assister, comme président, aux séances d'une grande administration, sans que l'on se doutât de ses troubles urinaires. Un vieux cystostomisé incontinent n'avait-il pas contracté un chancre syphilitique du gland, laissant supposer que ses fonctions génitales n'étaient pas éteintes !

OBSERVATION XLII (A. PONCET).

Incontinence du néo-méat, supportée facilement, grâce à un urinal hypogastrique. — Cystostomie pour rétention et infection.

D... (Claude), âgé de soixante-dix-sept ans, rue Duguesclin, 205, Lyon.

Entre à l'Hôtel-Dieu, dans un état grave, et avec une rétention complète, datant de vingt-quatre heures.

Depuis quelques années, il présente les troubles ordinaires des prostatiques, avec rétention incomplète. Il a suivi un traitement assez régulier par le cathétérisme. Trois semaines avant son entrée, les urines étaient devenues troubles, et des troubles digestifs s'étaient déclarés.

15 *septembre* 1893. — Le cathétérisme pratiqué en ville, et essayé de nouveau à l'hôpital, a provoqué une uréthror-rhagie assez abondante, et la sonde n'a pas pénétré dans la

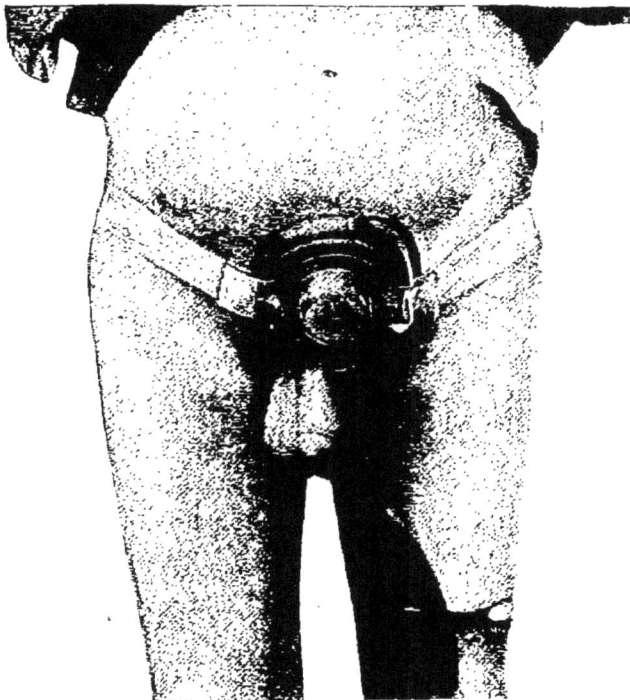

Fig. 38. — Urinal en place

vessie qui remonte jusqu'à l'ombilic. Prostate hypertrophiée en masse, bosselée, très dure, et, surtout développée à droite.

Langue sèche, fendillée. Anorexie. Constipation opiniâtre.

Un grand bain chaud ne provoque pas la miction.

Cystostomie sus-pubienne par M. Poncet. Cette intervention amène, rapidement, la disparition des accidents d'infection urinaire et l'abaissement de la température, qui atteignait 39 degrés à l'entrée du malade.

Il part, chez lui, trois semaines après l'intervention, muni d'un appareil de Souel.

Janvier 1896. — Revient avec de légers accidents de rétention, dus au rétrécissement du méat hypogastrique. Débridement, sans anesthésie.

25 *février*. — L'incision du méat n'a pas suffi; le rétrécissement s'est reproduit. On fait, avec le bistouri boutonné et sans anesthésie, un débridement crucial.

15 *avril*. — Examen du canal hypogastrique, qui est assez large, pour admettre une sonde n° 16. Longueur de 5 à 6 centimètres, environ. Il est oblique en bas et en arrière et semble se continuer, avec la vessie, sans ligne de démarcation bien nette. L'orifice a la forme d'un sillon, avec deux lèvres, l'une droite, l'autre gauche, assez irrégulières; il est petit et difficile à découvrir.

Cet homme conserve complètement ses urines, dans la position horizontale. Dans la station debout, il y a incontinence, au bout d'une demi-heure environ. L'urine est recueillie, à peu près complètement, par l'appareil de Souel; quelques gouttes suintent, de temps à autre, le long des poils.

Le 25 *avril* 1896, nouveau débridement, pour rétention. L'orifice hypogastrique est très petit. On y place une sonde à demeure, pendant quelques jours, pour empêcher un nouveau rétrécissement.

Le cathétérisme uréthral est impossible. La prostate est énorme, bosselée.

Le 21 *juin* 1897, nous revoyons le malade vingt et un mois après la cystostomie; son état général est excellent.

Incontinence urinaire complète, par le nouveau méat. Jamais de miction par la verge. Pas une goutte d'urine, ne s'écoule par l'urèthre normal. *La prostate est toujours énorme, très dure, fibreuse et bosselée.*

Il n'y a pas, à proprement parler, de canal artificiel, mais seulement, un orifice à fleur de peau, admettant le petit doigt, et donnant passage à une petite hernie de la muqueuse vésicale, dans les efforts de toux. Il est, sur la ligne médiane, et à 4 centimètres au-dessus du bord supérieur du pubis. L'appareil de Souel recueille, à peu près complètement, les urines. Le malade est content de sa situation. Il peut vaquer à quelques occupations.

Le méat hypogastrique est allongé verticalement, il pré-

sente deux lèvres, l'une droite, l'autre gauche. Peau avoisinante normale, depuis que le [malade a soin de raser, tous
les huit jours, les poils de la région.

La vessie n'est pas enflammée. Les urines sont claires.

20 *janvier* 1899. — Etat général parfait au moral et au
physique. L'appareil de Souel fonctionne, toujours, très bien.

OBSERVATION XLII (Villard, de Lyon).

*Incontinence partielle du méat hyqogastrique supportée par
l'emploi d'un urinal. Cystostomie pratiquée pour rétention
d'urine.*

Vieillard de quatre-vingt-un ans, demeurant à Cerdon (Ain).
Il y a quatre ans, rétention d'urine, guérie par un seul cathétérisme.

Au mois de février 1897, légère atteinte d'influenza, suivie
de rétention. Cathétérisme par le malade ayant amené fausse
route et hémorrhagie.

Le médecin ne peut pas pénétrer dans la vessie.

Villard constate des bourrelets hémorrhoïdaux, une hypertrophie de la prostate, développée surtout à droite. Le cathétérisme est impossible.

Cystostomie sus-pubienne par Villard, au bout de soixante
heures de rétention.

Amélioration progressive. Quelques jours après, phlegmon
de la paroi abdominale, pour lequel on fit une incision et un
drainage dans le flanc droit. Ce phlegmon a été déterminé,
sans doute, par la difficulté des soins de propreté et des
lavages vésicaux

Quoi qu'il en soit, la guérison survint, dès lors, assez vite.

Le malade prit l'appareil de Souel, qui fut, au début, mal
supporté. Erythème.

Aujourd'hui, 12 novembre 1897, le malade va et vient avec
son appareil. Le succès est complet.

D'après les renseignements fournis par le médecin de Cerdon, la miction se fait, à la fois, par la verge et le méat sus-
pubien, la vessie est continente. Si le malade garde un appa-

reil, c'est par commodité, afin de ne pas être obligé d'ouvrir
son pantalon, au moment de la miction.

Le médecin croit à l'existence d'un néo-canal, constitué
par un tissu cicatriciel solide, dans lequel il introduisit,
pendant une quarantaine de jours, des sondes de divers calibres, pour laver la vessie.

OBSERVATION XLIII (Et. Rollet).

*Incontinence urinaire supportée facilement, grâce à un urinal
hypogastrique. — Cystostomie pour infection urinaire
chronique.*

B... (Étienne), soixante-quatorze ans, demeurant à Lyon,
entre à l'Hôtel-Dieu, dans le service de M. le professeur
Poncet, au mois de septembre 1895. Dès 1887, les mictions
étaient difficiles, il existait de la rétention incomplète.

Août 1895. — La miction est impossible, depuis quelques
jours ; elle se fait, maintenant, par regorgement. Les urines
sont troubles, contiennent beaucoup de pus ; les envies
d'uriner sont fréquentes, intolérables et ne peuvent être satisfaites. L'état général est devenu mauvais.

Septembre 1895. — Un mois après le début de la rétention,
le malade se décide à entrer à l'hôpital. Il présente des signes
graves d'empoisonnement urinaire, troubles digestifs, constipation. Température 38°,5 à 39 degrés, langue sèche, fendillée, etc.

On a recours, immédiatement, au cathétérisme qu'on répète
les jours suivants, en le faisant suivre, chaque fois, de lavages
vésicaux. Néanmoins, l'état général s'aggrave. Rollet pratique
la cystostomie sus-pubienne, le 16 septembre.

Le malade recouvre rapidement ses forces, il sort de l'hôpital vingt-quatre jours après l'opération. Il a été manifestement sauvé par l'ouverture vésicale.

20 *mars* 1896. — Santé excellente. Urines troubles. On pratique quelques lavages vésicaux. Les urines redeviennent
claires et limpides. Pas de graviers.

Le méat hypogastrique fonctionne très bien. Il est vertical, avec deux lèvres, l'une droite, l'autre gauche. Son pourtour est un peu érythémateux, mais sans ulcérations.

L'appareil de Souel retient, à peu près complètement l'urine, qui s'écoule par la fente hypogastrique. Du reste, depuis l'opération, le malade urine fréquemment par la verge, au moins quatre ou cinq fois par jour, et l'urine s'écoule en totalité, par cette voie. Le malade arrive ainsi à retenir facilement ses urines, pendant toute la journée, sans aucun suintement. Pendant la nuit seulement, deux ou trois heures après la miction, l'urine s'écoule par le méat hypogastrique.

Ce vieillard est atteint, en outre, d'une hernie crurale gauche et d'une hernie inguinale droite. Il porte donc bandage herniaire et urinal. Malgré ce véritable harnachement et malgré son âge, il travaille facilement, pendant toute la journée.

17 *juin* 1897. — Voici son état, vingt et un mois après la cystostomie.

L'état général est meilleur qu'avant l'opération. Ce vieillard est très actif, travaille toute la journée. Il est content de sa situation : « ce qui le gêne le plus, dit-il, ce n'est pas le nouvel orifice urinaire, mais la double hernie dont il est atteint et qui l'oblige au port d'un bandage. Il a ainsi deux bandages : urinal et herniaire. »

La miction se fait normalement par la verge, environ dix à douze fois par jour. L'urine n'a de la tendance à s'échapper par le méat hypogastrique, qu'une heure et demie à deux heures environ, après la miction.

Ce méat est creusé dans un petit cul-de-sac, punctiforme, très difficile à trouver. Il admet une sonde n° 10. Une sonde n° 12 entre à frottement, et ramène de l'urine, à peu près limpide. Le canal artificiel, qui conduit dans la vessie, est oblique de haut en bas, et d'avant en arrière. Son calibre paraît assez uniforme, son orifice vésical est nettement marqué par un rétrécissement, produisant un arrêt de la sonde, peut-être, d'origine musculaire. Sa longueur atteint 8 centimètres.

La prostate est dure, d'un volume au-dessus de la normale, mais ne paraît pas très déformée, cathétérisme difficile. Le malade prétend qu'il est trop douloureux. Il préfère garder son méat abdominal, plutôt que de subir des cathétérismes répétés.

L'orifice cutané est placé, sur la ligne médiane, à 2 centimètres au-dessus du bord supérieur du pubis.

Mai 1898. — Même état. L'appareil remplit bien son but, quoique cet homme se livre à un travail pénible.

OBSERVATION XLIV (Curtillet).

Hypertrophie prostatique avec calculs secondaires. — Résection des deux canaux déférents. — Cystostomie sus-pubienne. — Incontinence du méat hypogastrique datant d'un an et demi.

D... (Fortuné), soixante-deux ans, demeurant à Menton (Alpes-Maritimes), entre le 28 novembre 1895, dans le service du professeur Poncet.

Le début des troubles urinaires remonte à trois ans (mictions fréquentes, douloureuses, difficiles). Il y a un an, rétention complète. Depuis lors, le malade est obligé de se sonder, pour pouvoir vider sa vessie. Depuis quelques mois, il doit se sonder toutes les heures, aussi bien pendant la nuit que pendant le jour. Il réclame un remède plus radical que la sonde, pour calmer ses douleurs, éviter la fréquence des cathétérismes, qui ont altéré sa santé et lui rendent la vie intolérable.

Depuis le début des cathétérismes, les urines ont toujours été purulentes.

Elles offrent, actuellement, un dépôt muco-purulent abondant, l'état général laisse à désirer ; cependant pas de fièvre, l'appétit est assez bien conservé. Constipation.

29 *novembre*. — Hématurie abondante, dans la soirée.

Le malade a une orchi-épididymite gauche avec funiculite, depuis qu'il subit des cathétérismes. Aujourd'hui, il présente encore, un écoulement uréthral de même origine, et une hydrocèle symptomatique (60 à 80 gr.).

Prostate aplatie, dure, hypertrophiée uniformément. (Endoprostatisme probable.)

Incision de 4 centimètres, sur chaque côté de la verge, par M. Poncet. On isole les canaux déférents, le gauche est dur et scléreux. Résection de 8 à 10 millimètres à gauche : de 12 à 15 millimètres à droite.

6 *décembre.* — Plaies de la résection des canaux complètement cicatrisées

11 *décembre* 1895. — On constate, en faisant un cathétérisme, l'existence de calculs vésicaux. Mais le malade refuse une intervention : ses urines sont plus claires. Le cathétérisme est nécessaire seulement toutes les trois ou quatre heures. Les douleurs ont disparu, probablement sous l'influence du repos au lit.

24 *février* 1896. — Cystostomie par Curtillet, à Menton, au moment où le malade se disposait à revenir, spontanément, à Lyon, pour subir l'opération qu'il avait refusée, il y a deux mois. Les phénomènes de cystite avaient, en effet, augmenté : il fallait quarante à soixante cathétérismes par jour. Douleurs atroces, insomnie complète depuis un mois, urines fétides et troubles. Accès de fièvre presque quotidiens, survenant le soir, avec frissons et sueurs ; perte de l'appétit, mais état général encore satisfaisant, langue humide.

Cystostomie. Les grands droits forment boutonnière étroite, la vessie oppose une grande résistance à la distension ; elle est petite, contractée, cachée derrière les pubis. Il faut relever fortement le cul-de-sac péritonéal, avec le doigt recourbé en crochet. On trouve trois calculs, des dimensions d'un œuf de pigeon, logés dans des cellules de la face postérieure de la vessie. Ce sont des calculs phosphatiques, pesant ensemble 64 grammes. Prostate saillante dans la vessie, en forme de gros col utérin.

Le soir de l'opération. température de 39 degrés; grand bien-être. Malade dort bien

Suites simples.

Juillet 1897. — L'orifice hypogastrique n'est pas complètement fermé. Les mictions se font toutes les deux heures, en même temps, par lui et par la verge. Le malade porte l'appareil de Souel, qui retient assez bien les urines, mais il se détériore, au bout de quatre ou cinq mois, et doit alors être réparé. Cet homme souffre depuis quelque temps. Il ne peut plus se livrer à aucun travail.

Le jet urinaire, sortant par l'orifice abdominal, atteint 25 à 30 centimètres. Cet orifice a 2 millimètres de diamètre, il se ferme souvent, pendant quelques jours. Cette occlusion provoque la réapparition des douleurs.

Nous croyons qu'il faudra recourir au débridement du méat et le rendre définitivement incontinent. Peut-être y a-t-il eu récidive des calculs. Ce malade n'a pu être suivi.

L'appareil est gênant, pendant les premiers jours de son application, comme l'est un bandage herniaire. Au bout de sept à huit jours, il est facilement supporté. La plupart des malades le préfèrent aux cathétérismes (obs. VI). L'un d'eux, qui porte, en même temps, un double bandage herniaire et un urinal, nous affirmait qu'il était moins incommodé par son urinal que par son bandage herniaire.

Dernièrement, Detrait, bandagiste, à Lyon, construisit un nouvel urinal hypogastrique, dont nous donnons des dessins explicatifs. Il diffère de celui de Souel, par trois détails nouveaux. Tout d'abord, dans l'intérieur de la cuvette, existe une plaque d'argent percée d'orifices (fig. B), plaque qui est destinée à empêcher la pénétration, l'aspiration, dans l'appareil, de la paroi abdominale, au pourtour du méat hypogastrique. Elle offre un point d'appui aux tissus, elle arrête leur saillie, dont se plai-

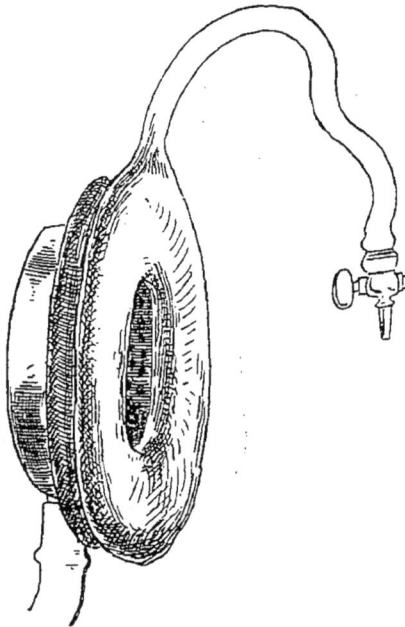

FIG. 39. — Urinal avec bourrelet de caoutchouc gonflé.

gnent quelques malades. Cette aspiration ressemble à celle d'une ventouse. En second lieu, l'appareil est maintenu par une ceinture ordinaire, au lieu de l'être par un ressort et des bretelles. Enfin, le récipient urinaire est fixé à la cuisse, au lieu de reposer sur la jambe. Les tubes en caoutchouc sont plus souples et moins longs ; il n'y a pas de soupape.

Tandis que les deux dernières modifications sont d'importance secondaire, nous attirons l'attention sur l'adjonction de la plaque métallique intérieure, qui remplit une indication spéciale.

Eventration.—Lorsqu'il existe une éventration au pourtour du méat hypogastrique, l'appareil la maintient facilement, à la

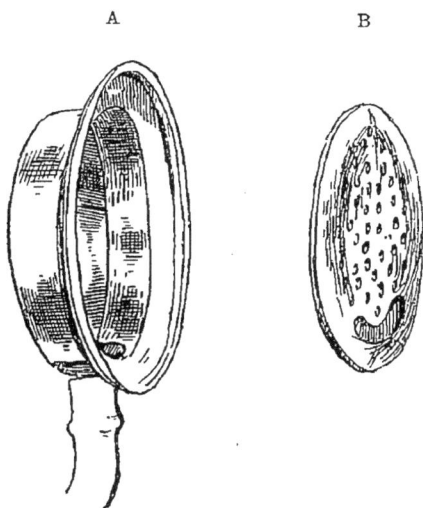

FIG. 40 et 41. — Appareil démonté.

A, Cuvette. B, Plaque métallique.

condition d'y ajouter quelques modifications, dans la forme du bourrelet pneumatique, mais, on peut rencontrer des difficultés assez sérieuses. Nous croyons, qu'en général, l'appareil soutenu par une ceinture serait préférable ; car la ceinture constitue un mode de contention de la hernie, en même temps que de l'urinal. De plus, l'appareil de Detrait, avec plaquette intérieure, s'opposant à l'aspiration de la hernie dans la cuvette, remplirait le même but, tout en s'opposant à ce dernier inconvénient.

Hernies. — Il est fréquent de constater, chez les cystostomisés, la présence de hernies, la plupart du temps, inguinales. Comment peut-on lutter contre cette double infirmité? On avait pensé, il y a deux ou trois ans, y remédier par une pelote, unique, ou double, faisant

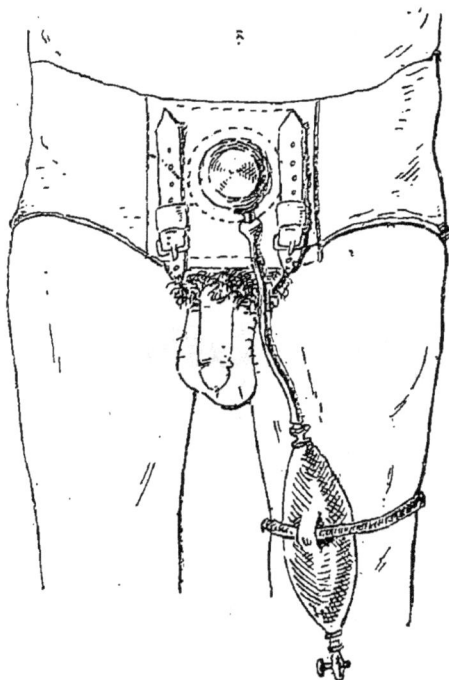

Fig. 42. — Urinal en place (Detrait).

partie de l'urinal, et constituée par un caoutchouc pneumatique latéral, en forme d'aile, s'échappant de chaque côté de la rondelle pneumatique de l'urinal. Ces essais n'ont pas réussi (obs. XV). Nous nous contentons, actuellement, d'appliquer en même temps les deux appareils, urinal et bandage herniaire, en faisant subir aux bandages herniaires, quelques petites modifications, variables avec le volume des hernies, avec l'embonpoint des sujets, etc. Les deux appareils, placés côte à côte, remplissent, parfaitement, chacun, leur rôle. D'après la plupart des malades, les deux bandages se soutiennent mutuellement, ils sont mieux maintenus et plus fixes que le bandage unique, parce qu'ils se prêtent un appui réciproque. Ces constatations présentent un réel intérêt pratique. Elles éviteront aux futurs cystostomisés des tâtonnements pénibles.

Un détail intéressant dans la pratique mérite d'être fixé : la date de l'application du premier instrument après la cystostomie. Car, on le sait, immédiatement après elle, il existe, nécessairement (c'est le premier but de l'opération), une période d'incontinence, qui est, en moyenne, de trois mois, chez les futurs continents. On conçoit qu'il est utile de rendre, à leur vie normale, des vieillards chez lesquels, un repos trop prolongé est nuisible, dangereux. Il est important de placer l'appareil, le plus tôt possible, pour abréger cette période de repos forcé, permettre la marche et le retour à la vie habituelle.

Voici quelles sont nos remarques, à ce point de vue. Un malade a porté son urinal ; au bout de dix-huit jours, il a pu dès lors se lever un peu, se promener. Ordinairement, l'instrument peut être placé, sans aucun inconvénient, à la fin du premier mois. A cette date, il existe bien encore quelques bourgeons, ou quelques points, non encore cicatrisés, mais, en général, ce n'est pas une raison pour retarder l'application. Cependant, chez quelques opérés, chez des sujets gras, obèses par exemple, la cicatrisation n'est souvent pas assez avancée, à cette époque, il sera préférable d'attendre le quarantième ou le quarante-cinquième jour. On voit, en somme, que c'est la cicatrisation qui règle ce détail.

Toutefois, on est parfaitement autorisé à appliquer l'urinal, avant que la plaie soit épidermisée. Il faut avoir soin, seulement, de ne pas traumatiser les bourgeons, et de maintenir une propreté parfaite.

La situation des incontinents est, certes, moins satisfaisante que celle des continents. Elle peut être améliorée beaucoup, par des soins intelligents, par le port d'un appareil spécial. N'oublions pas que nous avons affaire à des vieillards, pour lesquels il ne faut pas être trop exigeant, — c'est beaucoup déjà de les maintenir à l'abri de tout accident de rétention et d'infection grave.

Un cystostomisé de L. Bérard, qui était incontinent, s'était fabriqué lui-même une ceinture très ingénieuse, avec pelote à air, s'appliquant directement sur le méat hypogastrique qu'elle fermait hermétiquement. Grâce à cet appareil obturateur que l'opéré gardait nuit et jour, l'incontinence avait complètement disparu. Toutes les deux à trois heures, lorsque le besoin d'uriner se faisait sentir, le malade enlevait l'appareil et vidait sa vessie par le néo-canal.

CHAPITRE VII

APPLICATIONS DE LA CYSTOSTOMIE SUS-PUBIENNE

AUX DIVERSES AFFECTIONS DES VOIES URINAIRES

CHEZ L'HOMME ET CHEZ LA FEMME

SOMMAIRE. — La cystostomie combat efficacement deux complications capitales, dans la chirurgie urinaire : la *rétention* et l'*infection*.
I. *Cancer de la prostate. Tumeurs malignes de la vessie. Tuberculose vésicale. Tumeurs de l'urèthre. Rétrécissements uréthraux. Fistules vésico-intestinales. Lésions traumatiques de l'urèthre et de la vessie. Infections vésicales rebelles. Paralysies de la vessie.*
II. *Fistules uréthro-vaginales, vésico-vaginales, urétéro-vaginales et vésico-utérines.*

La cystostomie combat efficacement deux complications capitales : la *rétention* et l'*infection*. On conçoit, dès lors, qu'elle ait été appliquée en dehors du prostatisme à des affections multiples des voies génito-urinaires. Elle agira, tantôt, comme moyen de dérivation, tantôt, comme procédé de désinfection. Souvent, elle remplira les deux buts simultanément, la rétention vésicale s'accompagnant rapidement d'un certain degré d'infection. Parfois, enfin, cette intervention, en faisant disparaître la congestion et les contractions vésicales incessantes, calmera les douleurs, arrêtera les hémorrhagies.

Les avantages généraux de la cystostomie permettent donc de l'employer, dans des cas variés, soit, comme moyen de dérivation ou de désinfection, soit, comme agent d'hémostase, soit, comme moyen de calmer, de faire cesser de violentes douleurs.

Il n'était pas inutile de rappeler ces indications générales. Nous verrons, en effet, que quelle que soit l'affection considérée, ce sont ces complications isolées ou associées, qui engagent le chirurgien à pratiquer l'opération. Celle-ci sera, du reste, une *cystostomie définitive* ou une *cystostomie temporaire,* suivant qu'on l'exécutera, pour remédier à une obstruction prostatique curable ou incurable. Dans le premier cas, l'opération est palliative. dans le second, elle prend le caractère d'une intervention, véritablement curative.

Nous passerons rapidement en revue, chez l'homme, puis chez la femme, les affections de la vessie, de l'urèthre, etc., qui peuvent fournir une indication opératoire.

Chez l'homme :

Le cancer de la prostate.

Les tumeurs malignes de la vessie.

La tuberculose vésicale.

Les tumeurs de l'urèthre.

Les rétrécissements uréthraux.

Les fistules vésico-intestinales.

Les lésions traumatiques de l'urèthre et de la vessie.

Les infections vésicales rebelles (Hartmann).

Les paralysies de la vessie.

Chez la femme, nous dirons quels peuvent être les avantages de l'opération dans : *les tumeurs de l'urèthre et de la vessie ; la tuberculose vésicale,* et surtout, quels effets on peut en attendre, *dans les fistules uréthro-vaginales, vésico-vaginales, urétéro-vaginales et vésico-utérines.*

CANCER DE LA PROSTATE

On sait combien le diagnostic précoce de cette affection est difficile. Les chances de la cure radicale par l'extirpation complète, sont donc, singulièrement limitées, puisque la nature de la tumeur n'est pas reconnue, avant sa généralisation, ou son extension rapide aux organes voisins. Le malade qui se présente avec un cancer prostatique, peut être considéré, dans la généralité des cas, comme justiciable d'un simple traitement palliatif. En France, on n'a pas publié, jusqu'à ce jour, une seule observation de cure radicale. « Théoriquement, dit Forgue, on peut accepter l'intervention aux phases précoces, mais l'incertitude du diagnostic rend platonique cet acquiescement à la prostatectomie, pour néoplasie maligne. Contre les formes diffuses, à traînées ganglionnaires lointaines et promptes, toute intervention radicale est contre-indiquée » (Duplay et Reclus, *loc. cit.*).

Les tentatives d'extirpation de la prostate cancéreuse, qui furent, cependant, nombreuses, parlent éloquemment dans ce sens. D'autre part, la valeur des opérateurs, ainsi que le faisait remarquer Engelbach, en 1888, est une garantie indiscutable de cette inefficacité. C'est Küchler (de Darmstadt), qui exécuta, pour la première fois, l'extirpation totale. Son malade mourut, quelques heures après l'opération. Glück (de Berlin) a sectionné la symphyse pubienne, pour pratiquer une ablation plus complète, mais l'autopsie suivit de près l'intervention. Billroth fit, une fois, la taille latérale et, dans un second cas, dut se contenter de gratter, à la cuiller tranchante, la masse néoplasique. Les deux malades succombèrent, l'un de récidive, quelques mois après; le second, le quatrième jour, d'un phlegmon rétro-péritonéal.

En 1883, Leisrink, chez un homme de soixante-quatre ans, énucléait une tumeur de la prostate du volume d'une pomme, par une incision transversale, étendue d'une tubérosité ischiatique à l'autre. Après une violente hémorrhagie opératoire, et malgré une antisepsie rigoureuse de la région, le malade succombait, dans le coma, quatorze jours après. Heidelberg, sur trois opérés, en perdait un, au bout de deux mois; le second mourait, seulement neuf mois après, grâce à la création d'une fistule hypogastrique; le dernier succombait le douzième jour.

Mécontent des résultats fournis par la voie périnéale, Küster aborde la prostate, par la voie hypogastrique, et termine par une anastomose des uretères avec le rectum. Son opéré meurt, le cinquième jour, de péritonite.

Les interventions radicales, pratiquées en Angleterre, ne semblent pas avoir été plus heureuses qu'en Allemagne. Spanton[1], pour un sarcome prostatique, fit une section transversale en avant du rectum, enleva une masse friable, mais ne put extraire une portion située derrière la symphyse; le malade succomba le lendemain. Christophe Heath rapporte un insuccès semblable, dû à Mayo Robson.

En France, la prostatectomie ne semble guère avoir été exécutée, dans le cancer de la prostate, que par Demarquay. Chez un homme de soixante-cinq ans, dont le rectum était envahi, il enleva, par une incision pratiquée à la partie postérieure du sphincter anal, la portion

---

1. Spanton. *The Lancet*, juin 1882.

inférieure du rectum, la prostate, les vésicules séminales, les canaux déférents, le bas-fond de la vessie,
les portions prostatique et membraneuse de l'urèthre,
presque tout entières. Le malade fut rapidement emporté par l'infection purulente.

En regard de cette série d'échecs, on a récemment
cité un cas de succès. Cette rareté des guérisons n'est
pas faite pour nous surprendre. L'opération s'adresse,
en effet, à des malades déjà anémiés par des hémorrhagies ou par la marche du cancer, souvent par l'infection
urinaire et des troubles digestifs concomitants.

La conduite la plus sage est, donc, l'abstention. Les
opérations, qui visent la cure radicale doivent être abandonnées aujourd'hui. Les progrès du cancer ne paraissent jamais avoir été enrayés, en raison de l'extension
déjà considérable et de la généralisation du néoplasme,
au moment du diagnostic. En dehors des risques immédiats, inhérents à une opération laborieuse et compliquée,
on crée une large perte de substance, un cloaque, par
lequel s'écoulent l'urine, et souvent les matières fécales.

Si la cure radicale ne semble pas, actuellement, réalisable dans le cancer de la prostate, il est certaines opérations palliatives, qui rendent de réels services. Ces interventions, qui s'adressent, soit aux douleurs, soit aux
troubles digestifs, soit aux troubles urinaires, varieront
nécessairement. Nous ne parlons pas de la colotomie lombaire, destinée à pallier aux troubles d'obstruction, qui
sont le caractère de la *forme rectale du cancer de la prostate*. Nous nous bornerons à l'étude des indications, résultant des troubles urinaires, qui caractérisent, ce que l'on
a dénommé justement, la *forme urinaire du cancer de
la prostate*. (Guyon.) (Thèse Jullien, Paris, 1895. Thèse
Labadie, Lyon, 1895.)

Cystostomie. — Depuis 1889, nous avons, en pareils cas, proposé la cystostomie, pour lutter contre les accidents de rétention urinaire, contre les besoins fréquents d'uriner, la cystite, les douleurs et les difficultés du cathétérisme. Wharton avait exécuté, en 1882, la taille périnéale, pour remédier aux troubles urinaires dans le cancer de la prostate. Son malade était mort. Bien qu'Harrisson eût été plus heureux en 1884, nous faisions remarquer combien la taille périnéale était une mauvaise voie, dans cette affection, puisqu'elle exposait à des hémorrhagies opératoires graves, et plus tard, à des inflammations, à des irritations répétées du néoplasme. Nous montrions, également, les inconvénients de la sonde, qui provoquait fatalement des uréthrorrhagies, des douleurs, et qui, d'autre part, était impuissante à triompher de l'infection et des hématuries.

Notre conviction fut bientôt affermie par les observations concluantes de Legueu [1], Desnos [2], Loumeau, etc..., et par les thèses de Paul [3], Labadie [4] et Jullien [5]. La question est définitivement tranchée. Si nous avons insisté sur les dangers des prétendues cures radicales, c'est pour rappeler que l'expérience chirurgicale a été faite et qu'elle ne doit pas être recommencée.

Les indications, dans le cancer de la prostate, de la cystostomie avec *méat permanent* sont : *les douleurs spontanées, la rétention, les signes d'infection vésicale, les hématuries, et surtout, les difficultés des cathété-*

---

1. Legueu. *Gazette hebdomadaire*, 26 août 1893. Du méat hypogastrique dans le cancer de la prostate.
2. Desnos. *Congrès de chirurgie*, 1893 et 1896.
3. Paul. Traitement du cancer de la prostate par la cystostomie sus-pubienne. Thèse de Lyon, 1894.
4. Labadie. Du cancer de la prostate. Thèse de Lyon, 1895.
5. Jullien. Du cancer de la prostate. Thèse de Paris, 1895.

rismes, qui sont douloureux, et fréquemment, uréthror-rhagiques.

Nous allons même plus loin. Avec Legueu, *nous préconisons la cystostomie, dès que la miction est gênée.* La sonde, en effet, irrite le néoplasme, elle accélère sa marche, elle est, ordinairement, insuffisante, dans le traitement de l'infection, elle n'est pas sans danger.

Le cathétérisme répété doit être rejeté. Sans parler du réveil des douleurs et des hémorragies uréthrales, qui sont souvent produites par le cathéter, il faut savoir que, dans cet urèthre entouré par un néoplasme vasculaire et friable, l'instrument crée facilement des fausses routes, portes d'entrée à l'infiltration urineuse. Il est des cas enfin, où la sonde ne passe pas. Ce mode de traitement a entraîné un certain nombre de morts plus ou moins rapides. Voici, à l'appui de cette opinion, une observation recueillie dans le livre de Thompson. On y remarquera, que dans l'urèthre cancéreux, les fausses routes par cathétérisme peuvent être mortelles. La même conclusion thérapeutique est admise pour le cancer de l'œsophage, que l'on soumet, de moins en moins, au cathétérisme, en raison des dangers reconnus d'une telle pratique.

OBSERVATION XLV (Thompson).

Fausses routes créées par le cathétérisme dans un cancer de la prostate. — Mort. — Autopsie.

Un vieillard de soixante-dix ans entre à l'hôpital, se plaignant d'uriner difficilement; urines peu abondantes, sales, bourbeuses. Vers les derniers temps, elles présentèrent une coloration noirâtre, indiquant la présence d'une certaine quantité de sang. On pratiqua le cathétérisme, et bien qu'il ne sortît pas d'urine, on crut être dans la vessie, dont on supposait les parois affaissées. Quelques jours après, le malade tomba dans une prostration très grande. Il mourut, treize jours après son entrée.

Autopsie. — Les parois de la vessie sont épaissies. La prostate avait le volume d'un gros œuf d'autruche, elle était entièrement dégénérée en cancer. Le canal de l'urèthre n'existait plus à proprement parler. C'était une bouillie, à travers laquelle la sonde s'était frayé une fausse route, qui aboutissait à un grand foyer purulent ; ce qui explique pourquoi le cathétérisme, tout en faisant croire à l'entrée de la sonde dans la vessie, n'a pas donné lieu à l'évacuation de l'urine.

Après avoir abandonné le sondage, dans le traitement des troubles urinaires, consécutifs au cancer de la prostate, Thompson, d'abord, puis Harrisson, pratiquèrent la taille périnéale. Cette opération est bien inférieure à la cystostomie. Pendant l'acte opératoire, on traverse, en effet, le néoplasme lui-même, on s'expose à une hémorrhagie, toujours dangereuse, chez des sujets anémiés. Plus tard, l'incision de la taille, qui traverse le tissu cancéreux, est constamment baignée par les urines. Ce liquide, plus ou moins altéré, irrite, enflamme la tumeur, il active sa prolifération et sa généralisation.

Enfin, fait, dans l'espèce, d'une importance capitale, la miction n'est plus involontaire. L'obstacle prostato-uréthral persiste. L'opéré, plus ou moins incontinent, pendant les premières heures qui suivent l'opération, redevient continent ; les mêmes douleurs, les mêmes accidents se reproduisent.

Les résultats de la taille périnéale sont donc mauvais. Si elle permet la désinfection vésicale, et pare à la rétention (avantages qui nous expliquent les succès d'Harrisson), il n'est pas douteux qu'elle est inférieure à la cystostomie, par suite des inconvénients et des dangers que nous signalons.

Cette dernière opération est indiquée dans le traitement du cancer prostatique. Elle enraye les accidents graves d'infection urineuse, que des cathétérismes auraient certainement aggravés. En triomphant de cette cause de cachexie, qui emporte le plus grand nombre des malades (Jullien), elle procure une survie plus longue et moins douloureuse. Comme elle est, d'autre part, innocente, et d'une exécution facile, on ne saurait refuser aux malades, ce soulagement à leurs douleurs, ce moyen de prolonger leur existence.

Douleurs. — Après la création d'un méat hypogastrique, la rétention vésicale cesse, les phénomènes de congestion et de cystite s'atténuent rapidement. Dans ces conditions, les douleurs, engendrées par les troubles urinaires, tendent à disparaître. Sans doute, on peut observer leur persistance, mais, en règle générale, elles sont singulièrement atténuées. Le néoplasme étant indolent par lui-même, les souffrances doivent être attribuées surtout à cet obstacle mécanique entravant une fonction nécessaire.

L'observation XLVI, due au professeur Jeannel, met en relief les effets de la cystostomie, sur l'élément douleur, dans le cancer de la prostate.

OBSERVATION XLVI (JEANNEL).

Douleurs dues à un cancer de la prostate, et rapidement atténuées par la cystostomie.

H... M., soixante-deux ans, entre le 2 mars 1892 à l'Hôtel-Dieu de Toulouse, salle Saint-Lazare. Le malade se plaignait de mictions fréquentes, très douloureuses et, de temps à autre, sanguinolentes.

Le toucher rectal permet de reconnaître un cancer de la

prostate volumineux, dur, bosselé, ayant envahi les vésicules séminales et le bas-fond de la vessie.

Le rectum est intact. Ganglions inguinaux à gauche.

Le 4 mars 1892, on fait l'incision hypogastrique de la vessie. Par le toucher intra-vésical on constate, au niveau du bas-fond vésical, des masses bourgeonnantes, néoplasiques, émanées de la prostate. On enlève ces masses cancéreuses, à la curette, et on cautérise au thermo-cautère.

Hémorrhagie post-opératoire, qui cède à un lavage de la vessie, fait par la sonde hypogastrique; issue de caillots.

Le malade, qui accuse *une diminution des douleurs*, quitte le service, le huitième jour après l'opération.

L'observation XLVII, que nous empruntons à la thèse de Paul, est encore plus démonstrative :

OBSERVATION XLVII (Legueu).

Disparition des douleurs, causées par un cancer de la prostate, après une cystostomie sus-pubienne.

Un malade, âgé de soixante et un ans, entre à la clinique de Necker, pour un cancer de la prostate. Pollakiurie. Hématuries. Alternatives de diarrhée et de constipation. État général mauvais. La prostate est énorme, dure en certains endroits, ramollie en d'autres, mal limitée, adhérente au rectum. Ganglions dans l'aine.

On opère le malade, le 14 mars 1894. Cystostomie sus-pubienne. Les bords de l'ouverture vésicale sont suturés à la plaie cutanée. Une sonde de Pezzer est mise à demeure.

Au bout de quelques jours, le malade se lève, les envies fréquentes d'uriner, les douleurs de la miction ont disparu. *Le malade est infiniment soulagé.* Il reste trois mois dans le service, puis l'appétit diminue, les forces baissent. Se sentant perdu, ce sujet rentre chez lui. Les productions néoplasiques ne se sont pas étendues à la plaie opératoire. Le méat hypogastrique, rigoureusement surveillé, est resté indemne.

Les bienfaits de la cystostomie, vis-à-vis des douleurs, consécutives aux troubles urinaires, engendrés par le cancer de la prostate, ne sont pas contestables. Desnos (*Congrès de Chirurgie*, 1896), s'exprimait ainsi, à propos de trois opérations pratiquées, chez de tels cancéreux : « Plus fréquemment, le chirurgien a eu recours à une cystostomie..... Chez trois malades, je me suis conformé à cette règle.Deux fois, j'ai dû intervenir, à cause des douleurs mictionnelles. Les besoins étaient devenus très fréquents ; les douleurs violentes, provoquées par chacun d'eux, se prolongeaient longtemps après, et rendaient les souffrances presque continues. Chez un de ces malades, dont les urines n'étaient pas purulentes, le soulagement fut immédiat, après l'opération ; chez l'autre, les douleurs ne cessèrent qu'après la disparition de la cystite. Pour le troisième, c'est l'hématurie qui m'a déterminé à intervenir : le sang apparaissait à chaque miction, avec une abondance inquiétante ; la cystostomie l'a presque instantanément arrêté. Mais surtout, il faut noter la persistance du soulagement obtenu, et la durée de la survie. Deux d'entre eux ont succombé, l'un après deux ans et demi, l'autre après trois ans et demi ; le troisième, opéré il y a quatre ans et trois mois, vit encore, quoique très cachectique.

« *Chez tous, le méat hypogastrique n'a jamais cessé de fonctionner et les douleurs n'ont plus reparu.* On peut donc, en conclure, qu'il ne faut pas trop retarder l'intervention, lorsque les douleurs mictionnelles sont intenses. Une cystostomie précoce est de nature, non seulement à procurer un soulagement durable, mais encore, à enrayer la marche du cancer. On peut rapprocher ce résultat de phénomènes analogues, dans d'autres régions, notamment du ralentissement de la marche du cancer du rectum, après la création d'un anus iliaque ou lombaire. »

La survie est plus longue après l'opération précoce, les accidents urinaires sont conjurés, les douleurs diminuent, ou même, disparaissent. Ces avantages ne suffisent-ils pas, pour justifier la cystostomie rapide dans une affection, qui s'accompagne, dans la moitié des cas, de rétention urinaire (Guyon), avec toutes ses conséquences.

Par le cathétérisme répété, c'est la douleur, l'hémorrhagie; avec la sonde à demeure, c'est la douleur encore, opiniâtre, tenace, et sans chance d'atténuation par l'usage. « Un des grands mérites de M. Poncet, dit Legueu (*loc. cit.*), est d'avoir établi, par sa pratique et son enseignement, l'efficacité et les avantages de la fistule sus-pubienne... Tout démontre, dans le cas que je rapporte, l'efficacité sans reproche d'une intervention palliative, à laquelle nous serons prêts à recourir, toutes les fois qu'en présence d'un cancer de la prostate, nous trouverons réunies les mêmes indications. » Chez certains malades, les douleurs sont particulièrement vives, du côté du rectum, de l'anus; ils se plaignent surtout d'épreintes, de ténesme, d'envies fréquentes et négatives d'aller à la selle, etc. Si la cystostomie n'apporte pas un soulagement notable, il faut, après avoir essayé des moyens médicaux, et entr'autres, des lavements chauds, préconisés par Reclus, recourir, comme complément d'intervention, à la dilatation ano-rectale, telle qu'on la pratique pour une fissure anale.

Nous avons songé à employer, chez les *prostatiques ano-rectaux*, ce mode de traitement, après en avoir constaté les heureux effets, dans des cas à peu près semblables, chez des femmes atteintes de cancer utérin, avec localisation, particulièrement douloureuse, du côté de la partie terminale du gros intestin. Dernièrement, chez un vieux prostatique, tourmenté par des souffrances atroces, avec, suivant son expression, « *des jetées incessantes de douleurs sur l'anus* », nous avons, avant la cystostomie, pratiqué la dilatation ano-rectale. Le soulagement fut immédiat[1].

Dans le cancer du rectum, dans la carcinose intra-pelvienne, quel qu'en soit le point de départ, lorsque le néoplasme s'est propagé à la vessie, lorsqu'il s'accompagne de troubles fonctionnels, de mictions doulou-reuses, etc., l'indication de cystostomiser est, non moins, formelle.

Rien ne s'oppose donc, à ce que, chez un prosta-tique cancéreux, avec prédominance des douleurs anales, on pratique, sous la même anesthésie, la dilatation et l'ouverture de la vessie.

Hématuries. — Par l'opération, on fait encore dispa-raître les hématuries graves, rebelles aux autres traite-ments[2] (Hahn, *loc. cit.*). Les contractions vésicales sont supprimées, elles n'agissent plus sur le néoplasme ulcéré. La rétention disparaît et, avec elle, l'infection et la con-gestion, qui sont les grandes causes de l'hémorrhagie. Peut-être même se produit-il, du fait de la cessation de la fièvre et des douleurs intenses, une diminution de la tension artérielle. Quelle que soit la valeur de ces diverses explications, le fait subsiste, trop évident, pour qu'il puisse être contesté. Nous avons cité plus haut une

1. *De la dilatation ano-rectale dans les douleurs pelviennes du cancer inopérable de l'utérus, de la prostate, etc.* (A. Poncet, *Lyon médical*, 19 février 1899).

2. *Traitement des hématuries rebelles par la cystostomie sus-pubienne.* Hann, Thèse de Lyon, 1899.

observation communiquée par Desnos. L'observation XLVIII, n'est pas moins probante.

OBSERVATION XLVIII (X. Delore).

Hématuries rebelles, dans un cancer de la prostate, ayant résisté à tous les autres traitements, et cessant rapidement par la cystostomie (Hahn, *loc. cit.*).

J..... (Jean-Louis), soixante et onze ans, clerc d'avoué, présente, depuis trois mois, des hématuries abondantes. Douleurs peu vives, mais anémie, affaiblissement progressif. Actuellement, le sang perdu est presque pur. La prostate est grosse; rétention à peu près continuelle. Le diagnostic porté est celui de cancer prostato-vésical, accompagné d'hématuries abondantes.

5 *mai* 1898. — Delore pratique la cystostomie sus-pubienne. La vessie est distendue par un litre environ d'urines sanglantes et fétides; avant l'opération, on n'avait injecté que 200 grammes, environ, de liquide. Large bouche vésicale, afin de bien mettre la vessie au repos. Lavages et pansement ordinaire.

Sur le bas-fond vésical, immédiatement en arrière du col, tumeur sessile, ulcérée, large comme deux pièces de cinq francs et appartenant à la prostate.

Par des examens faits auparavant avec le cystoscope, il n'avait pu se rendre compte des lésions, la vessie étant toujours pleine de sang.

8 *mai.* — L'état général est bon. Les souffrances ont diminué. *Plus d'hémorrhagies.*

11 *mai.* — On enlève les fils. *Le malade n'a plus d'hématuries*, il ressent toujours quelques douleurs.

26 *mai.* — On peut placer un appareil, pour remédier à l'incontinence partielle des urines.

5 *juin*, — Le malade part chez lui; il a engraissé, il est presque méconnaissable.

26 *juin.* — Le nouveau méat fonctionne bien, mais vives

douleurs par intervalle, avec quelques gouttes de sang au méat uréthral, avec épreintes très pénibles.

Depuis ce jour, jusqu'au mois de novembre, le néoplasme suit une marche extensive vers le rectum et dans le petit bassin. Cachexie progressive.

Le 10 *novembre*, le malade meurt chez lui d'une syncope. Pas d'autopsie.

Généralisation péritonéale probable. Depuis l'opération, le *malade n'a plus eu d'hématuries.*

Survie plus longue. — En supprimant par la cystostomie, l'irritation continuelle, qui résulte du fonctionnement de la vessie et de l'urèthre postérieur, on diminue la rapidité d'évolution du néoplasme, on prolonge la vie du malade. Toutes les fois, en effet, que, dans le cancer de la prostate, le col de la vessie et l'urèthre prostatique se contractent, les masses cancéreuses, qui leur sont intimement unies, subissent des pressions, des tiraillements, de véritables traumatismes. On sait combien sont fréquentes et énergiques ces contractions vésicales, lorsque le malheureux cancéreux, en proie à un ténesme continuel, essaie d'accomplir ces mictions horriblement douloureuses, qui n'ont, le plus souvent, que peu ou pas de résultats. En mettant au repos la vessie, l'urèthre, on supprime l'irritation néoplasique, on retarde la généralisation. Les trois observations de Desnos sont typiques, à ce point de vue (survie de trente mois, de quarante-deux mois et de cinquante et un mois).

L'affection cancéreuse continue, cependant, à évoluer, à suivre sa marche envahissante. Elle se développe moins vite, elle se comporte comme une tumeur maligne du rectum par ex : que l'on a soustrait, par un anus iliaque, au passage des matières. Ce bien-être relatif permet au malade, de porter un urinal hypogastrique, de reprendre plus ou moins sa vie habituelle, de vaquer encore à ses affaires, etc. L'opération lui donne aussi l'illusion d'une guérison.

Cystostomie précoce. — Nous devons préciser un dernier point. A quelle époque faut-il intervenir ?

Aussitôt après la cystostomie, dans le cancer de la prostate avec troubles urinaires, on voit la température baisser parfois brusquement, les troubles digestifs s'amender. Si, cependant, la mort survient, il faut en accuser les lésions rénales et les phénomènes urémiques trop avancés, l'opération était trop tardive. Si elle avait été pratiquée plus tôt, l'issue aurait été très probablement différente.

Nous pensons que le cancer de la prostate est plus fréquent qu'on ne le suppose. Plusieurs fois, en effet, dans ces dernières années, nous avons vu des hypertrophies carcinomateuses, qui avaient été considérées comme des hypertrophies simples.

Il nous semble que, l'attention étant particulièrement appelée du côté des lésions prostatiques, les mêmes constatations seront faites, que pour les hypertrophies thyroïdiennes qui sont, souvent, comme nous l'avons, maintes fois observé, depuis quelques années, des dégénérescences néoplasiques.

La cystostomie, pratiquée trop tard, n'a pas enrayé les phénomènes infectieux, dans les observations suivantes :

OBSERVATION XLIX (M. Pollosson).

Cystostomie tardive, dans un cancer de la prostate, accompagné d'infection urinaire. — Disparition des douleurs. — Mort.

M..., quarante-huit ans, entre le 20 août 1894, dans le service de M. le Professeur Pollosson (Hôtel-Dieu de Lyon), suppléé par le Dr Tellier.

Présente tous les signes classiques du cancer de la prostate. Urines hématiques, purulentes, très fétides, intoxication urinaire.

La cystostomie est aussitôt pratiquée. Un doigt introduit profondément dans la vessie montre que sa cavité est, presque tout entière, occupée par une masse fongueuse, qui saigne facilement.

Le soir même, la température est de 39°1 ; elle tombe le lendemain, à 38 degrés. Le malade se trouve soulagé. Alimentation lactée facilement supportée ; pas de vomissements. Les urines sont, néanmoins, rares : 40 grammes environ. Les jours suivants, la température oscille entre 38 et 38°5. Le malade n'accuse aucune douleur.

Il meurt le 4 septembre soir, quinze jours après l'opération.

Pratiquée tardivement, la cystostomie n'a pu que diminuer les douleurs, sans enrayer les accidents urémiques. Il en fut de même dans l'observation L de Paul Segond.

OBSERVATION L (Paul Segond).

Disparition des douleurs après cystostomie sus-pubienne pour cancer de la prostate. — Mort d'urémie.

M..., cinquante-huit ans, atteint de troubles urinaires, remontant à une quinzaine d'années, symptomatiques d'un rétrécissement de l'urèthre. Il y a trois ans, première hématurie. De nouvelles hématuries se sont produites, de temps à autre.

Depuis quelques mois, les accidents urinaires se sont aggravés. L'état général laisse à désirer. Un abcès de la prostate est survenu, sur ces entrefaites, et, depuis quelques semaines, les urines sont d'une fétidité repoussante. Mictions fréquentes et douloureuses.

Le toucher rectal révèle une prostate dure, d'une dureté néoplasique, bosselée en certains points, du volume d'une mandarine. La muqueuse rectale glisse difficilement sur elle. Signes de rectite, avec glaires fétides, au moment des garde-robes.

M. Segond, assisté de M. Poncet, en présence de l'aggravation des symptômes et des signes d'infection rénale, pratique
la cystostomie sus-pubienne, le 10 novembre 1893. Le diagnostic de cancer de la prostate est confirmé par le toucher
intra-vésical. Les suites de l'opération furent des plus simples. Après la cystostomie, l'urine s'écoula librement ; *les
douleurs disparurent*. Les urines étaient restées horriblement fétides.

Dans la nuit du 13 au 14, le malade, dont la température
avait été jusqu'alors, à peu près normale, présenta quelques
signes d'agitation. A partir de ce-moment, les urines deviennent de plus en plus rares et les troubles urémiques augmentent rapidement.

Le 17 novembre, il y eut des nausées et des vomissements.
La température descend au-dessous de 37 degrés. Dans la nuit
du 17 au 18, la langue devient sèche, un léger subdélirium
apparaît. Le malade meurt le 18 novembre, emporté par des
accidents urémiques.

On ne doit pas attendre que l'appareil urinaire, tout
entier, soit mis en cause. La rétention complète, la cystite sont des accidents graves, qui deviennent promptement irrémédiables. On ne doit pas les laisser se renouveler ou se perpétuer.

Lorsque ces complications s'installent, l'indication est
urgente, il faut opérer le plus vite possible. Il n'existe aucun motif valable d'abstention. L'opération, bien qu'elle
ne procure pas aux malades le bénéfice d'une cure radicale, qui n'est pas, du reste, réalisable, peut encore, à
cette période tardive, préserver les reins, contre l'extension des lésions inflammatoires de la vessie. De
toutes façons, elle calme, elle atténue des souffrances
parfois atroces. Il ne faut attendre ni la fièvre, ni les
troubles digestifs, signes de l'empoisonnement urineux.
Tout retard serait préjudiciable au malade en présence
d'une telle situation. Les opérés meurent alors, trop

souvent, emportés par des lésions graves et anciennes de leur appareil urinaire. *Ils succombent malgré l'opération, et non par elle.* C'est un fait bien acquis et banal à répéter.

L'intervention chirurgicale doit être précoce. Lorsqu'on attend la pyélo-néphrite, comme dans les observations précédentes, lorsque les lésions des reins sont prononcées, elle reste impuissante. Aussi, dès que les douleurs sont vives, fréquentes, dès que le cathétérisme devient difficile, douloureux, et à plus forte raison, uréthrorrhagique, dès que l'infection apparaît et avant son installation même, l'hésitation n'est plus permise, il faut pratiquer la cystostomie. Faite à une date rapprochée, seule elle donne de bons résultats. Elle calme les douleurs, elle assure une survie de plusieurs mois, parfois de plusieurs années (obs. XXXVIII et obs. de Desnos. Congrès de chirurgie 1896).

TUMEURS INOPÉRABLES DE LA VESSIE

Dans les tumeurs de la vessie, de même que dans le cancer de la prostate, ce sont encore les douleurs mictionnelles, les hématuries graves; ou bien, un état infectieux, aigu, chronique, développé sur la tumeur et à cause d'elle, qui engagent le chirurgien à pratiquer une opération palliative : la cystostomie.

Si l'on pouvait recourir à une intervention, dès le début de l'affection, il est probable que les opérations curatives, les cystectomies partielles en particulier, donneraient des résultats. Dans la pratique, il n'en est malheureusement pas ainsi, les malades se présentent trop tard. Du reste, et de toutes façons, ainsi que l'indiquent bien Bensa[1] et Albarran[2], le chirurgien ne sait pas, avant l'ouverture vésicale, quelle sera la qualité curative ou palliative de l'opération. Celle-ci, dans un premier temps, doit permettre une exploration détaillée. On commence, donc, par la taille sus-pubienne et, suivant le cas, après avoir jugé « *de visu* », on exécute, soit l'extirpation simple du néoplasme, soit la résection vésicale, ou bien, on se borne au simple drainage hypogastrique.

Traitement curatif. Cystectomie partielle. Cystectomie totale. Leurs difficultés. — Nous croyons que la cure radicale du cancer de la vessie ne peut être qu'un traitement d'exception.

Depuis que Bazy fit, en 1882, la première cystectomie partielle, plusieurs chirurgiens l'ont imité (Czerny, Pousson, etc.), en variant, plus ou moins ingénieusement, les voies d'accès. Tandis que Zuckerkandl préconisait la voie périnéale, semée de difficultés de tout genre, la plupart des opérateurs préféraient la taille hypogastrique, avec ses variantes : *transversale* (Trendelenburg), *accompagnée de résection du pubis* (Helferich), *de la symphyséotomie* (Albarran).

La résection totale, pratiquée dès 1887, par Bardenheuer, par Pawlick en 1890, puis, par Küster, Kümmel, Albarran (1895), n'avait donné, en 1896, que des insuccès, chez l'homme, dont la vessie est plus difficile à aborder. Deux succès opératoires, chez la femme, relatés dans la thèse de Bensa, ne sont pas suffisants pour justifier les tentatives opératoires étendues.

La grande difficulté de la cystectomie résulte du siège,

---

1. Bensa. Thèse de Paris, 1896.
2. Albarran. *Congrès chirurgie*, 1987.

de la plupart des tumeurs, sur le bas-fond vésical, près
de l'embouchure des uretères et du col. Ces conditions
avaient longtemps arrêté les opérateurs. On espère
aujourd'hui, que ces limites peuvent être franchies,.
sans danger, grâce aux anastomoses uretéro-cutanées,
uretéro-rectales, grâce à la suture de la paroi postérieure de la vessie, préalablement retournée, avec une
fente rectale, ainsi que le conseillait dernièrement Tuffier (1897). Les faits expérimentaux de Novarro, de
Tuffier, de Paoli, qui greffaient, avant toute tentative
d'ablation, les uretères dans le rectum ont, cependant,
démontré, que tous les animaux mouraient de pyélo-
néphrite. Les expériences de greffes uretéro-cutanées.
(Dastre) ont abouti aux mêmes résultats. Les vessies
artificielles, établies par Tizzoni et Poggi, au moyen d'une
anse intestinale isolée, dans laquelle on abouchait, plus
tard, les uretères et l'urèthre, sont, certainement, fort
intéressantes. Elles montrent combien les chiens ou
plutôt les chiennes sont résistantes au traumatisme chirurgical. Mais qui oserait les pratiquer, chez un cancéreux, chez un cachectique ?

Si nous admettons, avec Albarran, que l'ablation
totale de la vessie est une opération, physiologiquement
permise, nous nous refusons à l'accepter, chez les cancéreux. On ne peut nullement comparer les expériences,
chez des animaux bien portants, les résections vésicales
pour exstrophie de la vessie, chez des sujets jeunes et
résistants (Sonnenburg), avec la cystectomie pour cancer, qui s'exécute dans des conditions bien différentes.

La cystectomie partielle est, à la rigueur, permise,
dans quelques cas rares. Elle peut être tentée, lorsque le
néoplasme est très limité, lorsque l'état général est bon,
la généralisation peu probable. De toute façon, après

extirpation, la cystostomie temporaire ou permanente, doit lui être combinée. Elle favorise la cicatrisation de la plaie vésicale, permet d'éviter l'infiltration d'urine dans le péritoine [1] (résection intra-péritonéale), ou dans les plans péri-vésicaux (résection extra-péritonéale). Même, dans les cas de tumeurs limitées, nous pensons avec Fenwick (1895), que les cancers du trigone, ou de son voisinage, ne doivent pas être opérés. S'ils déterminaient l'obstruction du col, on devrait se contenter de la cystostomie sus-pubienne.

Nous conclurons, après ce rapide aperçu : *que la cure radicale est rarement permise dans les néoplasmes vésicaux.*

Les tumeurs malignes siègent, en effet, de préférence, dans la région du trigone vésical, elles s'infiltrent bien au delà de leur base apparente d'implantation, elles évoluent lentement, elles s'accompagnent rapidement de dégénérescence ganglionnaire. Cette opinion, qui fut défendue par Albarran, en 1892 : que le cancer de la vessie n'entraînait que rarement cette dégénérescence, avait été combattue pendant longtemps. Clado a nié le fait, ainsi que Finck [1]. Nous avons constaté nous-mêmes, combien les idées anciennes étaient exagérées. Les recherches récentes de Pasteau [2], de Mme Hoggan ont montré, d'autre part, que la vessie possédait une circulation lymphatique, suffisamment riche, pour expliquer l'invasion fréquente, et relativement précoce des ganglions.

---

1. L. Bérard. Cystectomie partielle intra-péritonéale, et cystostomie, dans les tumeurs du dôme vésical. (*Société de chirurgie de Lyon*, décembre 1898.)

Michel Delbru. *Du traitement des tumeurs de la région supérieure de la vessie.* Thèse de Lyon, 1899.

2. Finck. Thèse de Lyon, 1896.

3. Pasteau. Thèse de Paris, 1898.

Traitement palliatif. — Pour ces diverses raisons : généralisation ganglionnaire, extension du néoplasme, etc.,
quand le diagnostic est porté; gravité considérable du
traitement curatif, qui reste souvent incomplet, lorsqu'il
réussit (car il ne faut pas envisager le succès opératoire, mais la survie du malade), nous croyons que le traitement doit être palliatif. La cystostomie est supérieure
à la cystectomie totale, qui a toujours été suivie de mort.
Elle vaut mieux que la cystectomie partielle. Sa mortalité opératoire est moindre, surtout, dans le cas de
cancer du bas-fond. Elle sera préférée à cette dernière,
dans les formes étendues, diffuses, où la presque totalité
de la vessie devrait être enlevée ; dans les formes à
marche lente, où la durée de la survie, ajoutée à celle
de l'évolution de la maladie, est plus grande que celle
fournie par la cystotomie; dans les cas de propagation
aux organes voisins et aux ganglions, où le délabre-
ment opératoire serait trop étendu, où la récidive est
la règle; dans ceux, enfin, où la cachexie, la gravité des
symptômes ne permettent pas d'espérer que le malade
résistera au choc opératoire.

*Il faut donc préférer, le plus souvent, la cystostomie,
opération palliative, à la cure radicale.* On trouve, à
ce point de vue, dans l'ouvrage d'Albarran (*loc. cit.*), des
considérations très judicieuses, que nous reproduisons :

« Lorsque les ganglions sont envahis, lorsque la
tumeur se propage aux organes voisins, l'opération radicale, ne peut réussir; il devient alors inutile de pratiquer
ces grandes opérations, brillantes sans doute, mais, tout
au moins, aléatoires, et dont le bénéfice illusoire et éphé-
mère ne saurait compenser les risques de mort, ni
excuser l'entreprise. On se déclare très satisfait, lorsqu'un malade, à qui on a extirpé la vessie et la prostate,

meurt, avec un état local satisfaisant, quelques jours après l'opération; on serait enchanté, s'il vivait quelques semaines ou quelques mois. Ce sont là, il faut en convenir, de faciles succès et même de tristes victoires. On ne doit pourtant pas oublier que nous n'opérons pas les malades pour exécuter une brillante opération, mais bien pour leur être utiles. Il ne faut pas confondre la médecine opératoire et la chirurgie. Tel ou tel malade qui, à la rigueur, peut survivre à une opération, soi-disant radicale, vivrait bien davantage si l'on s'était borné, par des opérations sagement palliatives, à soulager ses souffrances. Je ne veux point dire, loin de là, qu'il ne faille pas pratiquer des opérations radicales; mais, je prétends qu'on a trop opéré sans nécessité; qu'il faut savoir mettre en balance, dans chaque cas, les risques courus par le malade et les bénéfices qu'il peut retirer de l'opération. »

Cystostomie sus-pubienne. — La cystostomie agit sur les symptômes et les accidents principaux des tumeurs vésicales. Elle arrête les hématuries, elle combat heureusement l'infection, qui complique toujours, plus ou moins, la situation; elle fait cesser les douleurs. En mettant la vessie au repos, elle retarde l'évolution du néoplasme et assure une plus longue survie.

Hématuries. — Dans les hématuries, on doit, avant de recourir à l'opération, tenir compte, non seulement de la quantité du sang perdu, mais encore de l'état général du malade. Lorsque des hémorrhagies persistent, lorsqu'elles sont abondantes, malgré le repos et le traitement médical, la cachexie se prononce rapidement, la vie du malade est en danger, il faut intervenir sans retard. Les cautérisations, le curettage, etc.; toute la série des opérations incomplètes ne peuvent, la plupart du temps, qu'irriter la tumeur, qu'activer sa marche. La simple ouverture de la vessie, en supprimant la congestion et les contractions vésicales, qui traumatisent le néoplasme et l'ulcèrent, suffit pour arrêter l'hémorrhagie. L'urèthre sus-pubien doit être maintenu permanent. Car, du moment où la vessie n'est plus au repos, par la suppression complète de sa fonction, les hémorrhagies reparaissent.

L'observation LI est, à ces divers points de vue, des plus concluantes (Hahn, *loc. cit.*) :

OBSERVATION LI (Delore).

Disparition des hématuries dans un cancer de la vessie, après la cystostomie.

C... (Luc), soixante-dix ans, est envoyé par le Dr Giraud, de Vinay (Isère), pour une cystite et des hémorrhagies vésicales, symptomatiques d'un néoplasme.

Cachexie. Grosse prostate, cathétérisme assez facile, mais cystite intense et purulente, non améliorée par les lavages.

Urines infectes, remplies de pus et de sang. Cet état persiste, pendant quatre jours, malgré des lavages réitérés.

Pas de température. Mauvais état général. Le malade est atteint de lésions rénales.

Le diagnostic porté est : cystite aiguë due à une dégénérescence prostatique probable.

Le 21 avril 1898, Delore pratique la cystostomie suspubienne, après injection de 150 grammes d'eau boriquée. Malgré le lavage fait avant l'opération, il y a encore du pus dans la vessie, pus épais, concret, qui avait eu les plus grandes difficultés à sortir par la sonde.

Hémorrhagie vésicale. Le col de la vessie présente un aspect fongueux et bourgeonnant. Il s'agit bien d'un cancer du bas-fond.

Le soir, pansement souillé par du sang.

25 avril. — On ne constate plus de suintement sanguin.

29 avril. — Plus de douleurs ; excellent état local et général.

L'amélioration s'affirme chaque jour. Le 8 juin, le malade quitte l'hôpital, avec l'appareil Souel fonctionnant bien. Les urines sont claires.

Quelques mois après, le Dr Giraud adresse au Dr Delore, sur sa demande, les renseignements suivants : « Le nommé C... (Luc), que vous avez opéré, est mort le 31 juillet. Il avait conservé son méat hypogastrique *et n'a plus eu d'hématuries.* Les derniers temps, il urinait, également, un peu par le canal. Il a souffert, huit ou dix jours avant sa mort, et pendant les derniers jours, il ne pouvait plus supporter son appareil. »

Les observations LII et LIII, d'Audry, de Jalaguier visent les avantages de la cystostomie, dans les néoplasmes vésicaux inopérables, accompagnés de douleurs, d'hémorrhagies et d'infection.

OBSERVATION LII (Ch. Audry).

Cystostomie chez un malade atteint d'adénome inopérable de la vessie et d'infection urinaire. Disparition des douleurs et des hématuries

X..., serrurier, cinquante-six ans, entré le 3 septembre 1893, à l'Hôtel-Dieu de Toulouse.

Les accidents ont commencé à se manifester, il y a trois ans et demi. Le malade éprouva alors une douleur de reins, des besoins fréquents d'uriner, et il se mit à pisser du sang, d'une manière intermittente. Les phénomènes devinrent progressivement plus intenses, les mictions sanglantes, plus nombreuses et plus abondantes. Le malade s'affaiblit, pâlit.

Les douleurs sont violentes pendant la miction et l'exploration (la vessie n'accepte pas plus de 150 à 200 grammes de liquide). Outre le sang, l'urine contient du pus, en abondance.

Le malade se décide à entrer dans le service. Le 6 septembre, une exploration est pratiquée, sous le chloroforme. Le diagnostic est hésitant. L'indication d'ouvrir la vessie paraît formelle.

Taille hypogastrique. La vessie ouverte, on se trouve en présence d'une tumeur, dont l'ablation est impossible, en raison de ses adhérences, et de son extrême étendue.

On établit un méat sus-pubien pour améliorer, par le drainage et le repos de la vessie, les symptômes qu'entraîne la tumeur.

Suites opératoires très simples. Au bout de six semaines, le malade était dans un état très satisfaisant, qui s'explique, d'une part, par la cessation des hémorrhagies qui l'affaiblissaient avant l'opération, et, d'autre part, par la disparition des douleurs.

Le fonctionnement du méat sus-pubien fut parfait jusqu'à la fin. *Il n'y eut pas de nouvelles hémorrhagies.*

Le malade succomba, le 12 mai 1894, à l'envahissement de son néoplasme et à la cachexie cancéreuse. Il avait été opéré le 6 septembre 1893.

OBSERVATION LIII (Jalaguier).

Cancer de la vessie compliqué de calculs et d'infection vésicale.
Cessation des accidents par la cystostomie.

G... (Pierre), soixante-cinq ans, tailleur de pierres, entré le 17 août 1893, salle Michon n° 23, à la Pitié, service de M. Jalaguier, suppléant le professeur Tillaux.

Ce malade, souffrant de la vessie, depuis plusieurs années, avait été traité dans divers hôpitaux. Au commencement de mai 1893, M. Tillaux avait pratiqué la taille sus-pubienne et retiré un calcul phosphatique, gros comme un petit œuf de pigeon. A la suite de cette opération, grand soulagement.

Le 13 juillet, le malade partait pour l'asile de convalescence de Vincennes. La plaie abdominale était presque fermée ; la miction se faisait par la verge, sans occasionner de douleurs.

Les douleurs reparurent bientôt, devenant de plus en plus intenses. Le malade dut rentrer à la Pitié le 17 août. Il portait, au-dessus du pubis, un petit abcès urineux. La dilatation du petit orifice cutané, qui existait encore à la partie inférieure de la cicatrice, fut suivie de l'écoulement d'un liquide urineux purulent et de la disparition de l'abcès.

Les douleurs devenant intolérables, M. Jalaguier pratiqua, le 1er septembre 1893, l'opération de Poncet.

L'exploration digitale de la vessie révéla l'existence d'un néoplasme au niveau du col.

Les fils furent enlevés le 8 septembre.

A partir de ce moment, l'amélioration fut remarquable. Disparition presque complète des douleurs, bon état général. Lavages quotidiens, par l'ouverture sus-pubienne, avec l'eau boriquée.

A la fin d'octobre, la purulence des urines, qui n'avait jamais complètement disparu, devint plus intense. Les douleurs reparurent; l'état général s'altéra. Le malade, refusant toute injection détersive, finit par succomber à la fin de décembre 1893.

Pas d'autopsie.

Rétention. Infection vésicale. Douleurs. — Lorsqu'une tumeur siégeant au col vésical provoque de la rétention, le cathétérisme est dangereux, il entraîne des hémorrhagies, comme dans le cancer de la prostate. Il faut pratiquer immédiatement la cystostomie. La taille périnéale, qu'on lui a opposée, est un procédé aveugle, dangereux. Elle n'est plus employée, du reste, car elle ne permet, même pas, de reconnaître les lésions.

Non moins urgente est la cystostomie, dans les cas où l'on doit lutter, contre une infection vésicale, entée sur la tumeur. Par elle seule, on obtient la disparition de la fièvre, on enraye les complications de la pyélo-néphrite, auxquelles succombent la plupart des malades.

Elle fait cesser, tout au moins, elle atténue les douleurs mictionnelles, la cystite avec ses contractions vésicales incessantes, qui activent la marche du néoplasme. Si nous rappelons qu'elle arrête les hématuries, parfois fréquentes et abondantes, on comprendra combien elle peut augmenter la survie. Celle-ci est souvent supérieure à celle que donnerait une opération radicale, suivie d'un succès opératoire. Les résultats, naturellement, seront d'autant plus beaux, que la cystostomie aura été pratiquée plus tôt, avant l'infection et la cachexie. Comme pour le cancer de la prostate, c'est à la cystostomie précoce, pratiquée dès l'apparition des troubles urinaires, que l'on devra recourir, afin d'assurer une survie, dans les meilleures conditions possibles.

L'intervention tardive soulagerait les douleurs, elle n'arrêterait pas la marche des accidents, surtout chez un sujet devenu cachectique, par les hémorrhagies, les douleurs et l'infection. Telle est l'observation LIV :

OBSERVATION LIV (Gangolphe).

Cystostomie pratiquée tardivement dans un cancer de la vessie, propagé aux corps caverneux. Mort (Duplant, *Société des Sciences médicales de Lyon*, janvier 1897).

G. C... soixante-quatre ans, jardinier, avait, depuis vingt ans, des difficultés de la miction. A la fin d'août 1896, abondantes hématuries, pendant dix jours, pour lesquelles on le soumit au régime lacté. Il rentrait à l'hôpital, en décembre 1896, souffrant continuellement au niveau de la région hypogastrique, urinant fréquemment. Œdème des membres inférieurs, amaigrissement très prononcé, cachexie très avancée.

Une tumeur diffuse, perçue au niveau de la région hypogastrique, les hématuries antérieures, la présence d'un noyau volumineux, dur, à la racine des corps caverneux, noyau en forme de fer à cheval, imposaient le diagnostic de cancer de la vessie, propagé aux corps caverneux.

La prostate était grosse, surtout dans son lobe gauche; on n'y sentait pas de noyaux anormaux.

Le malade, qui souffrait de brusques rétentions, était soulagé par le cathétérisme, pratiqué sans difficulté avec une sonde molle ordinaire.

Le 18 janvier, douleurs vives, accès de fièvre, Gangolphe

se décide à pratiquer une cystostomie sus-pubienne. Mort le soir, dans le coma.

Autopsie. — « On trouve un néoplasme très étendu de la vessie, ayant gagné les corps caverneux.

Les uretères sont dilatés. Les bassinets, surtout le gauche, sont très augmentés de capacité. La substance médullaire du rein gauche a, en grande partie, disparu. Il existe une double pyonéphrose. Néphrite ascendante.

En somme, nous croyons avoir affaire à un néoplasme de la vessie, probablement du type de revêtement, ayant donné des noyaux de propagation dans les corps caverneux, dans la prostate, etc.

Nous attirons l'attention, sur la longue latence de l'affection, la rareté des hématuries, l'absence de rétrécissement de l'urèthre, malgré l'anneau secondaire infiltrant les corps caverneux. »

TUBERCULOSE VÉSICALE

Le véritable traitement de la cystite tuberculeuse et de la tuberculose urinaire, en général, est celui qui s'adresse à l'état général, comme le traitement, du reste, de toutes les bacilloses viscérales. L'abstention de toute manœuvre irritante, tels que cautérisations, curettage, etc., et de toute intervention sanglante doit rester la règle. Une alimentation réparatrice, le repos et la vie dans des conditions hygiéniques, aussi bonnes que possible, donneront des améliorations, parfois, des guérisons définitives. Guyon insiste sur ce point, Banzet[1] l'a confirmé. La clinique nous a montré le bien fondé d'une telle opinion. Le tuberculeux vésical est également, à sa façon, un *noli me tangere;* pour lui, le meilleur traitement local est souvent, en dehors des cathétérismes, des lavages de la vessie, l'absence de traitement

---

1. Banzet, Thèse de Paris, 1898.

Il est telle circonstance, néanmoins, où le chirurgien peut être contraint à un traitement chirurgical. Des douleurs violentes, des hématuries persistantes, qui mettent en danger la vie du sujet, constituent une indication opératoire.

Hartmann, dans une thèse remarquable [1], a préconisé, depuis longtemps, chez l'homme contre les cystites douloureuses et chroniques, la taille hypogastrique, concurremment avec la dilatation du col. Sa thèse fut, pour ainsi dire, le point de départ des recherches nouvelles. Tandis que Routier (Congrès de chirurgie, 1896) se déclarait, avec observations à l'appui, partisan de la cystostomie dans les cystites tuberculeuses accompagnées de violentes douleurs, tandis qu'il rejetait le curettage des ulcérations vésicales, Guyon essayait, au contraire, ce dernier moyen. Rochet, Tillaux, etc., pratiquaient la même intervention (résultats consignés dans les thèses d'Armandon [2] et de Collas [3]). Bientôt Guyon devenait, de plus en plus, abstentionniste [4]. Récemment, il proposait la taille périnéale, défendue à Lyon par Augagneur, dans la thèse de Vigné d'Octon [2]. Delagénière, a proposé l'extirpation de toute la muqueuse malade.

Le drainage périnéal nous paraît inférieur à la cystostomie sus-pubienne, parce qu'il assure moins bien le repos de la vessie, le libre écoulement des urines. Les

1. Hartmann. Des cystites douloureuses et de leur traitement, Thèse de Paris, 1887.

2. Armandon. Traitement de la cystite tuberculeuse, chez l'enfant, Thèse de Lyon, 1897.

3. Collas. Traitement de la cystite tuberculeuse, Thèse de Paris, 1898.

4. Guyon. Traitement des cystites tuberculeuses, *Bulletin médical*, janvier 1897.

5. Vigné d'Octon, Thèse de Lyon, 1895.

contractions vésicales réapparaissent, et l'on perd rapidement le bénéfice de l'opération. Nous avons déjà insisté sur ce point, à propos du cancer de la prostate.

Quant au curettage des ulcérations, nous le rejetons, comme un traumatisme inutile et, parfois, dangereux. En matière de tuberculose, « le mieux est trop souvent l'ennemi du bien ». Aussi faut-il savoir s'en tenir au simple drainage de la vessie par la cystostomie sus-pubienne. Dans les cas, en effet, où l'on pratique la taille hypogastrique, les lésions vésicales sont déjà anciennes, diffuses, elles s'étendent à d'autres parties de l'arbre génito-urinaire.

On aura recours à la cystostomie, quand il existe des douleurs violentes et des besoins incessants d'uriner. Le soulagement est d'autant plus grand qu'on peut faire des lavages, sans distendre la vessie (Routier). Par le fait de l'écoulement continu de l'urine, pendant un certain temps, la vessie, dont l'irritabilité est souvent extrême, se trouve immobilisée, elle est soumise à une *tranquillité*, qui ne peut être obtenue par d'autres moyens. Les contractions douloureuses, si elles persistent, n'ont plus la même acuité. Le malade est affecté d'une infirmité, mais il n'est plus torturé par les douleurs (observ. LV et LVI).

OBSERVATION LV (A. Poncet).

Cystite tuberculeuse. — Ténesme vésical.
Douleurs calmées par la cystostomie.

M... (Alexis), vingt-six ans, passementier, entré à l'Hôtel-Dieu, le 8 mars 1890, sorti le 31 mai.

Antécédents héréditaires suspects. Antécédents personnels : scarlatine à dix-neuf ans, tendance à s'enrhumer pendant l'hiver, tousse continuellement, depuis quatre mois, jamais d'hémoptysies, sueurs nocturnes abondantes. A beaucoup maigri, depuis quelque temps. Perte de l'appétit.

Il y a six ans, le malade a eu une blennorrhagie.

Au mois de février dernier, il fut atteint d'une brusque rétention d'urine.

Le cathétérisme a été nécessaire. Dans la suite, mictions spontanées, mais au prix de grandes souffrances.

Elles sont fréquentes (toutes les demi-heures), pendant la nuit plus que pendant le jour.

Les envies d'uriner sont très impérieuses. Parfois surviennent des crises douloureuses, qui empêchent tout sommeil.

Le 2 avril, M. Poncet pratique la cystostomie.

Anesthésie à l'éther. Parois vésicales épaissies.

Fixation des bords de la vessie avec ceux de la paroi abdominale, par huit points de suture.

L'urine, contenue dans la vessie, est à peine purulente. Le doigt, introduit dans la cavité vésicale, perçoit quelques petites granulations.

Le lendemain de l'opération, amélioration notable. L'urine s'écoule complètement par le nouvel orifice. Disparition à peu près complète des douleurs.

Le 31 mai 1890, l'opéré quitte l'Hôtel-Dieu. Très peu d'urine s'échappe par l'urèthre normal. Plus de douleurs.

Bon appétit. État général excellent.

Nous n'avons pu retrouver ce malade.

OBSERVATION LVI (A. Poncet).

Cystite tuberculeuse avec douleurs violentes. — Cystostomie. Disparition des douleurs.

J... (Pierre), trente-neuf ans, maçon, entre salle Saint-Joseph, Hôtel-Dieu de Lyon, service de M. Poncet, le 15 mai 1891. Ganglions cervicaux, dans l'enfance. Bronchite, il y a huit ans. Deux blennorrhagies, l'une à vingt et un ans, l'autre à vingt-deux ans.

Depuis treize ans, difficulté pour uriner. Il y a sept à huit ans, uréthrotomie externe pratiquée par Daniel Mollière.

Il y a cinq ans, douleurs mictionnelles, pour lesquelles il fit un séjour de trois semaines à l'Hôtel-Dieu.

Les douleurs actuelles (15 mai 1891) datent 'de quatorze mois. Il a des envies très fréquentes d'uriner : les mictions ont lieu toutes les cinq minutes. Les urines sont fréquemment sanguinolentes, à la fin de la miction. Depuis la même époque, le malade éprouve des douleurs anales assez vives. Au toucher rectal, on sent le lobe gauche de la prostate, indurée, il est douloureux.

Dépôt purulent abondant.

Pas de calculs dans la vessie. Rétrécissement, au niveau de la région bulbaire.

L'état général du malade est encore assez bon. Amaigrissement depuis un an.

Rien au poumon.

Le 30 mai 1891, M. Poncet pratique la cystostomie.

Il trouve au fond de l'excavation pelvienne une vessie petite, globuleuse, à peine perceptible avec le doigt. Pour la reconnaître, il faut introduire un cathéter.

A l'incision, il s'écoule trois quarts de verre d'urine purulente. Les parois sont épaisses ; la muqueuse est rouge, carminée. La cavité de l'organe est très petite ; au toucher, on sent des granulations, comme des grains de semoule.

3 juin. — Les douleurs ont diminué. Aujourd'hui le malade éprouve une sensation de bien-être, qu'il n'avait pas ressentie, depuis très longtemps.

20 juin. — Par le toucher rectal, on sent la prostate ramollie, très douloureuse en un point. La pression fait sourdre du pus, par l'urèthre.

Le malade urine encore un peu par la verge.

11 septembre. — État général excellent ; douleurs vésicales très tolérables.

Mai 1892. — Nous avons revu ce malade. Il a repris son travail, depuis quelques mois.

Après sa sortie de l'hôpital, son état s'était sensiblement amélioré. Il pouvait garder ses urines une heure, souvent davantage. Nous rappelons qu'avant l'intervention, la miction avait lieu toutes les cinq minutes et qu'elle occasionnait des douleurs atroces.

Le malade, malgré les recommandations qui lui avaient été faites, ne s'est guère préoccupé de son urèthre contre nature. Il raconte que, parfois, l'orifice se ferme, qu'il recommence alors à souffrir et que les douleurs sont calmées par l'introduction d'une sonde, qui vide la vessie par le nouveau canal.

Aujourd'hui (10 mai 1892), la santé du malade n'est pas trop mauvaise. Il continue d'exercer la profession de maçon. Le méat hypogastrique n'est pas oblitéré; il n'a été l'objet d'aucun soin de propreté. L'urine s'écoule goutte à goutte, pendant le jour, sans occasionner de douleurs.

La contention de l'urine se fait la nuit, pendant un certain temps. Il dit pouvoir dormir des heures entières, il est réveillé par l'envie d'uriner.

Il se lève, et, sans douleur, urine par son urèthre naturel et son urèthre contre nature, tout à la fois.

Lorsque l'infection, associée à la tuberculose, menace la vie du malade, le drainage vésical peut être indiqué. On conçoit les avantages de l'opération, qui agit ici, comme dans toutes les septicémies urinaires.

OBSERVATION LVII (Routier).

Cystite tuberculeuse avec infection urinaire. — Cystostomie. — Guérison des douleurs et de l'infection (Congrès de chirurgie, 1896).

J. B..., vingt ans, était dans la salle Civiale à Necker, quand je pris le service. Il avait une cystite, qui résistait, depuis six mois, aux divers traitements : balsamiques, régime, instillations argentiques et autres.

En vain, je repris ce traitement avec soin, dès décembre 1893. Il me parut même que les instillations argentines exaspéraient la vessie. Le pus restait abondant dans l'urine, les mictions étaient répétées tous les quarts d'heure, aussi bien pendant la nuit que pendant le jour.

En août 1894, fut pratiquée la cystostomie. *Dès lors, soulagement complet.*

De cette date au 15 janvier 1895, on fit dans cette vessie, par une sonde hypogastrique, des lavages soignés à l'eau boriquée. J'enlevai la sonde hypogastrique ; la fistule se rétrécit, *le malade eut des mictions indolentes.*

Il est resté guéri, après la fermeture de la fistule ; cependant, il garde encore, dans son urine, un petit dépôt purulent, et j'ai bien peur qu'un de ses sommets pulmonaires ne se ramollisse.

OBSERVATION LVIII (Routier).

Cystite tuberculeuse compliquée d'hématuries et d'infection vésicale. — Cystostomie. — Guérison (Congrès de chirurgie, 1896).

H. D..., quarante-trois ans, entre le 2 mars 1896, souffrant, depuis sept mois, d'une cystite purulente avec mictions fréquentes et douloureuses ; l'urine est souvent sanglante.

La prostate est surtout dure à gauche, de même que la vésicule. Il est maigre, décharné, ne dort plus, ne se nourrit pas. Cathétérisme très douloureux, 30 grammes de liquide.

7 mars 1896. — Cystostomie. *Dès lors, le calme revient ;* lavages boriqués, sonde hypogastrique.

30 juillet. — Fermeture de la vessie, qui accepte 140 grammes sans douleur. *Il urine spontanément toutes les trois heures, sans souffrir.*

Chez ce malade, l'opération a entraîné la disparition de la cystite et des hématuries. Exceptionnellement, les hémorrhagies réclameront la cystostomie. L'intervention agit contre elles, dans la tuberculose, aussi bien, et par le même mécanisme, que dans les autres affections hypertrophie prostatique et cancer.

CANCER DE L'URÈTHRE CHEZ L'HOMME

On décrit, ordinairement, sous ce nom l'épithélioma primitif de la muqueuse uréthrale, l'épithélioma des glandes de Cooper, et les cancroïdes développés sur d'anciennes fistules urinaires. Nous avons rapporté deux observations de cette dernière variété, alors inconnue, au Congrès de l'Association française d'Alger (1881). En Allemagne, cette question a fait l'objet de nombreux travaux, dus à Winckel, Kaufmann (1888), Witzenhausen, Dietzer (1893), Rokitansky, König, Englisch (1894). En France, Bouilly (1889), Albarran (1894), Bazy et Chevereau (1895), Carcy (Thèse de Paris, 1895), Wassermann (1896), Lasserre (Thèse de Bordeaux, 1894), Gourdiat (1897), ont étudié cette variété de localisation néoplasique. Quelle que soit sa forme, le cancer de l'urèthre est rare chez l'homme : Wassermann, en 1896, ne pouvait en réunir que vingt-trois cas.

Nous envisagerons ici, non seulement les tumeurs primitives, mais aussi celles qui, s'étant propagées à l'urèthre, déterminent des troubles de canalisation, avec leurs conséquences : infections, fistules, etc...., tels, par exemple, les cancers du prépuce et du gland.

Chez ces malades, la miction devient rapidement douloureuse, ainsi que le coït. L'urine s'écoule avec une grande lenteur. Bientôt, apparaît la rétention, ou bien l'incontinence par regorgement. Souvent, dans les tumeurs développées profondément, les lésions sont déjà très avancées, lorsque des complications graves réclament le premier examen. Oberländer, a pu faire le diagnostic précoce, au moyen de l'endoscope. En général, les lésions sont étendues, des fistules existent, en même temps que l'infection urinaire. La fièvre, la cachexie, la septicémie ascendante, l'engorgement des ganglions inguinaux, compliquent fréquemment la situation, et entraînent une terminaison fatale.

Malgré le traitement radical, la récidive est fréquente. L'opération est, en effet, tardive ; et, d'autre part, la tumeur étant un épithélioma d'orifice, a une gravité particulière. (Cornil et Ranvier.)

Le traitement, au début, doit être la résection de l'urèthre (Oberländer). Le diagnostic précoce étant rare, il en sera de même de l'opération hâtive.

L'amputation de la verge constitue le véritable traitement curatif, dans la majorité des cas. Quand il existe des fistules urinaires, quand les bourses sont prises, l'émasculation totale devient nécessaire. Cette intervention exigera, à l'occasion, une cystostomie préliminaire ou consécutive.

Dans l'observation LX, Bazy fit, avec succès, l'ablation totale du néoplasme, et deux mois après, il établit un méat hypogastrique permanent.

OBSERVATION LX (Bazy et Chevereau).

Un cas d'épithélioma primitif de l'urèthre. Émasculation totale. Cystite interstitielle. Méat hypogastrique (Gaz. des Hôp. 25 juillet 1895).

M..., âgé de soixante-deux ans, né à la Guyane. Plusieurs blennorrhagies.

En 1886, difficultés pour uriner. On le sonde. On lui aurait fait des fausses routes dans l'urèthre membraneux. Depuis, il n'a plus voulu se laisser sonder.

Les difficultés d'uriner augmentent (douleur et fréquence).

En février 1894, tuméfaction, vers la racine de la verge et à la base des bourses ; puis, fistule à la racine de la verge, du côté droit. Un mois après, deuxième fistule au niveau du scrotum, sur la ligne médiane, à 2 centimètres au-dessous de l'autre. A partir de ce moment, il n'urine plus par le méat. Douleurs de plus en plus vives. Mictions, toutes les 20 ou 30 minutes.

État actuel : malade affaibli par la souffrance et l'insomnie.

Organes génitaux : verge à peu près normale, indurée à sa base. Racine du scrotum tuméfiée et indurée. Deux fistules signalées ci-dessus.

Le cathétérisme, avec les bougies exploratrices et même avec les bougies filiformes, est impossible. La bougie s'engage dans des tissus friables, qui saignent facilement.

L'urine est trouble, purulente. Mictions très fréquentes et douloureuses. Douleur surtout à la fin de la miction, telle que le malade pousse des cris

Dans les deux aines, quelques petits ganglions douloureux, qui paraissent simplement enflammés, et non dégénérés.

Diagnostic. — Épithélioma uréthral, avec fistules secondaires et cystite très douloureuse. Au cœur, bruit de souffle intense à la base et au premier temps. Myocarde bon.

Un examen histologique (Dominici) confirme le diagnostic d'épithélioma. On décide l'ablation de la verge et de la tumeur, ainsi que celle des testicules, désormais sans objet.

Opération le 3 juillet 1894. — Incision elliptique, partant du pubis et allant, de chaque côté, aboutir au-devant de l'anus, pour former là, comme la queue d'une raquette.

Chemin faisant, on lie les deux cordons. Dès que l'urèthre est rencontré, on y passe une sonde Puis, après l'avoir incisé légèrement sur la face inférieure, on le suture aux lèvres de la peau voisine. Le reste de la plaie est aussi réuni. Sonde à demeure. Pansement iodoformé.

Malgré un peu de suppuration, la suture uréthro-cutanée a, en grande partie, résisté.

Après quatre jours, la sonde à demeure, qui est difficilement supportée, est enlevée.

L'examen des pièces (Dominici) montre un épithélioma pavimenteux lobulé, développé aux dépens de l'urèthre, et envahissant largement les corps caverneux.

Dès que l'état local le permet, on s'occupe de la vessie.

On constate qu'elle *ne se vide pas complètement*. Le toucher rectal montre qu'elle est sclérosée, la prostate grosse. Les lavages, l'antisepsie, la cocaïne ne font rien.

L'état douloureux de la vessie persistant, nous décidons de pratiquer le *méat hypogastrique permanent*.

Opération, le 10 septembre. Il est impossible de laisser, dans la vessie, quelque peu de liquide, le malade manifestant sa douleur, malgré l'anesthésie chloroformique, à chaque tentative d'injection vésicale. Pas de ballon de Petersen, dans le rectum.

Bazy fit la ponction vésicale, après avoir introduit, dans l'urèthre, une sonde métallique, qui vint faire saillie au niveau de la paroi antérieure de la vessie. Suture de la vessie à la peau. Sonde de Pezzer qu'on est, du reste, obligé d'enlever le sixième jour.

L'opération semble déterminer une amélioration. Mais la vessie ne peut supporter aucun instrument métallique ou autre. De plus, de temps en temps, le méat se bouche. Des crises douloureuses en sont la conséquence.

Actuellement (juillet 1895), le malade, qui est retourné dans son pays, ne présente pas de récidive de son épithélioma. Il urine, toute la journée, par une sonde placée dans son méat hypogastrique.

Dans cette observation, Bazy pense que le méat hypogastrique était indiqué, parce que les souffrances étaient vives et ne cédaient pas aux autres traitements, parce que la vessie était scléreuse et ne se vidait pas complètement, parce que la sonde à demeure provoquait des souffrances intolérables. Tout cathétérisme, même exécuté très lentement, très doucement, était douloureux et faisait pousser des cris au malade. L'intolérance de la vessie, pour tout instrument introduit par le col, se manifestait encore, quatre mois après l'opération, alors que le méat hypogastrique devenait tolérant. Cette remarque justifie la préférence que Bazy accorde, au drainage hypogastrique sur le drainage périnéal.

L'infection urinaire constitue encore une indication de la cystostomie.

Le cancer de l'urèthre est, bien souvent, inopérable. Le traitement palliatif est seul possible. C'est le méat sus-pubien, qui pare le mieux, aux accidents de rétention, d'infection, etc. ; il est supérieur au drainage périnéal, dans lequel le néoplasme risque, singulièrement, de se propager à la voie artificielle (Albarran, Wassermann, Bazy).

L'observation LXI montre bien les avantages de la cystostomie chez l'homme, en tant que traitement palliatif dans les tumeurs inopérables de l'urèthre.

OBSERVATION LXI (J. et Ch. GOURDIAT).

Cystostomie sus-pubienne d'urgence, pour une rétention d'urine, provoquée par un épithélioma inopérable du pénis.

Il s'agit d'un homme d'une soixantaine d'années, atteint, depuis plusieurs mois, d'un épithélioma du pénis, compliqué, au moment où nous l'avons vu, de rétention absolue d'urine. Déjà plusieurs tentatives avaient été faites en vain pour passer une petite sonde. On avait dû pratiquer, en présence des accidents menaçants de rétention, une ponction vésicale. On accepte la cystostomie. Malade, très cachectique, souffrant beaucoup, avec un pénis très volumineux, dur. Pas d'hématuries. Prostate volumineuse.

Le 18 août 1896, nous pratiquons la cystostomie. Le tissu cellulaire est très épaissi, infiltré. Les muscles de la paroi sont œdématiés. Il s'écoule environ deux litres d'un liquide jaunâtre, ayant tous les caractères extérieurs de l'urine. Au fond d'une cavité assez vaste, limitée par des adhérences, on sent le globe vésical très volumineux, tendu. La vessie est ouverte. Deux litres et demi environ d'urine assez claire s'échappent au dehors.

Pour attirer la vessie, il est nécessaire de rompre quelques adhérences péri-vésicales, qui empêchent sa mobilisation.

Ces manœuvres sont faites, avec douceur, pour déchirer, le moins possible, les adhérences déjà formées. La vessie est suturée, à la paroi, par six points de suture comprenant tous les plans.

Tubes de Périer-Guyon. Pansement. Glace sur le ventre. Piqûre de morphine.

19 *août*. — Constipation absolue. Langue blanche, sèche.

L'urine s'est écoulée, entre la plaie et les tubes, qui ont peu fonctionné. On renouvelle, plusieurs fois, les pièces du pansement.

Pendant quatre jours, la température n'a pas dépassé 39 degrés. Purgation, au cinquième jour.

La température est normale. L'alimentation, est redevenue satisfaisante. La langue s'est dépouillée. Les selles sont régulières. La plaie abdominale, dont la cicatrisation a été entravée, pendant quelques jours, par de petits graviers s'est trouvée réduite, au bout de quarante jours environ, à un simple orifice.

Pendant la formation du trajet, on remarqua qu'il était long, les muscles abdominaux serraient sur le doigt introduit. Les urines sont toujours restées claires.

Il s'est produit, quelquefois, un léger suintement urinaire par la verge. Le malade en souffrait. Par une légère pression, à la base du pénis, il arrêtait ce suintement.

L'*état général*, très mauvais au moment de l'intervention, s'est relevé, pendant les premiers mois qui l'ont suivi. Le malade sortait, deux ou trois heures par jour, dès le second mois. La verge a diminué de volume, bien que le processus cancéreux continue à évoluer lentement.

Le nouvel urèthre est toujours resté incontinent. Le malade y passait, chaque jour, une sonde, de crainte qu'il ne se ferme

En février, la cachexie a fait des progrès rapides. Le 24 mars 1897, le malade succombe, sans souffrances, à l'empoisonnement cancéreux.

Nous voudrions ajouter quelques réflexions.

L'opération de Poncet, pratiquée sans difficulté avec peu d'instruments, dans un milieu médiocre comme asepsie, nous paraît avoir rendu service à un malade, condamné à une mort rapide et douloureuse. Une survie de sept mois, sans douleur, sans difficulté de la miction, terminée par un affaiblissement progressif de l'organisme, nous semble encourageante.

Au point de vue purement scientifique, un fait nous paraît assez intéressant. C'est la présence, dans l'espace pré-vésical, d'une quantité de liquide considérable, présentant tous les caractères de l'urine. Une ponction avait été faite, quelques jours avant. Cette infiltration n'a pas dû être rapide, puisqu'elle était enkystée, en tous les points, par des adhérences.

L'autopsie du malade, n'a pu être pratiquée. Nous ne pouvons donc préciser la nature, ni le siège exact de l'obstacle à la miction. S'agissait-il d'une compression excentrique et absolue de l'urèthre par le néoplasme pénien ou d'un bourgeonnement secondaire, obstruant ? Nous ne le savons pas. Nous avons rapporté le cas, avec ses résultats, pour montrer l'indication d'une *opération d'urgence*

Il est bien certain que la cystostomie pourrait devenir nécessaire, alors même que le traitement curatif serait possible, si des complications graves : infection, rétention, mettaient en danger la vie du malade. L'opération parerait à ces accidents immédiats, elle permettrait d'appliquer, plus tard, le traitement curatif. Elle serait, dans ces conditions, temporaire ou permanente.

La création d'un méat hypogastrique sera souvent la seule ressource, à la campagne, dans un milieu éloigné des grands centres, où l'on ne trouve ni l'outillage, ni les aides nécessaires, pour une ablation complète du néoplasme. Elle assure la vie gravement compromise et permet un traitement ultérieur, si on le juge à propos.

RÉTRÉCISSEMENTS COMPLIQUÉS DE L'URÈTHRE

En 1890, chez un vieux rétréci traumatique, dont le rétrécissement avait récidivé après deux uréthrotomies externes, nous avions, pour assurer le succès d'une uréthrectomie avec suture des deux bouts, pratiqué, dans la même séance, la cystostomie. Notre opéré mourut.

Deux ans après, Rollet faisait, avec succès, cette dernière opération, chez un rétréci atteint d'infection urinaire[1]. Lejars[2] citait, plus tard (1893), un cas d'infiltration, qu'il avait guéri par la cystostomie. Il ajoutait « qu'il n'hésiterait pas à faire de la dérivation hypogastrique des urines, le premier temps de la cure de certaines fistules urinaires rebelles ». Rollet (*loc. cit.*) insistait, vers la même époque, sur les avantages de cette dérivation, lorsqu'on entreprend la réparation de l'urèthre périnéal : « En somme, disait-il, cette méthode peut être comparée à la très ingénieuse opération de cure radicale du cancer rectal, imaginée par M. Pollosson, qui pratique, d'abord, un anus artificiel, pour détourner le cours des matières, et dans la suite, enlève le néoplasme à l'abri de toute souillure. » Depuis lors, Myles, à l'Académie royale de médecine d'Irlande (1893), Loumeau, Pousson, Poullain, Parona, etc..., ont publié les résultats de quelques cystostomies, pratiquées, pour des fistules uréthrales, des rétrécissements compliqués d'infection, d'infiltration urineuses à forme gangreneuse (Carlier) ou simplement inflammatoire.

C'est un méat temporaire, que nous préconisons alors. L'urèthre sus-pubien, sa tâche accomplie, doit, modeste associé, disparaître discrètement, au moment même où l'on n'a plus besoin de ses services. Dans des cas exceptionnels, une cystostomie permanente peut être nécessaire, comme dans l'observation LXII.

---

1. Rollet. *Lyon médical*, 22 octobre 1893.
2. Lejars. *Semaine médicale*, 4 octobre 1893.

OBSERVATION LXII (Bernay).

Cystite douloureuse chez un rétréci. — Cystostomie permanente. — Disparition des douleurs (Société de médecine de Lyon, 11 janvier 1897).

Malade de cinquante-trois ans, dans les antécédents duquel on relève de l'incontinence d'urine, dans l'enfance. Atteint de blennorrhée, depuis vingt ans; il avait de la pollakiurie et présentait la plupart des signes d'un rétrécissement de l'urèthre.

En 1886, M. Gangolphe lui avait ouvert deux abcès périnéaux. Il avait persisté, depuis, des fistules périnéales. En 1890, à l'hospice de la Croix-Rousse, le même chirurgien pratiqua l'uréthrotomie externe et constata qu'il n'existait pas le moindre rétrécissement. Une sonde à demeure fut installée. Un mois après, des douleurs vésicales intenses, des hématuries fréquentes, rebelles aux moyens ordinaires, nécessitèrent la taille hypogastrique. Le soulagement fut prompt. Mais, dès que le méat artificiel s'obstruait, les douleurs réapparaissaient. Il fut nécessaire de le maintenir béant, par une sonde à demeure.

En décembre 1896, cet homme est revenu dans le service, parce qu'une sonde s'était récemment brisée dans la vessie. Après dilatation de l'orifice artificiel, l'introduction d'une pince courbe à polype permit l'extraction d'un fragment de sonde long de 6 centimètres environ. Actuellement, grâce au port continu d'un appareil permettant l'écoulement incessant de l'urine par l'ouverture abdominale, le malade est délivré de ses douleurs.

Cette question des faux rétrécissements signalée par Reybard, a été étudiée aussi par Otis et Pousson.

Les trois points suivants peuvent être mis en évidence :

1° Une cystite douloureuse peut, sans lésion tuberculeuse, nécessiter la cystostomie.

2° Depuis six ans, le soulagement n'est obtenu, que grâce à la béance du méat abdominal.

3° Il ne s'est pas produit de calculs vésicaux, depuis six ans.

Cet opéré est un bel exemple de longue survie, après la cystostomie. Ici, l'opération avait, comme indication, une vieille cystite infectieuse, consécutive à d'anciens pseudo-rétrécissements. L'observation de ce malade rentre dans la catégorie de celles qui ont été réunies par Poullain (*loc. cit.*). Elle en diffère, toutefois (et c'est pour ce motif que nous avons cru devoir la relater), en ce que le méat hypogastrique fut permanent.

Habituellement, il doit être, avons-nous dit, temporaire.

Il est indiqué :

1° Dans les rétrécissements, *compliqués d'infection urineuse*, généralisée, ou localisée à l'appareil urétéro-pyélo-rénal, avec ou sans fièvre, au même titre que dans les complications du prostatisme. L'opération sera ensuite complétée, suivant les cas, par l'uréthrotomie, l'uré-threctomie, l'uréthroplastie. Le mauvais état général du rétréci est la principale indication de la cystostomie.

Chez le malade de l'observation LXIII, l'intoxication urineuse avait son point de départ et son siège, dans la muqueuse vésicale. Ouvrir temporairement la vessie, c'était combattre directement la source de l'infection et favoriser l'expulsion des produits toxiques qui s'y accumulaient. Le résultat fut tel qu'on l'espérait. Aussitôt après cette double intervention, ouvertures vésicale et uréthrale (uréthrotomie externe et cystostomie), les accidents cessèrent brusquement.

OBSERVATION LXIII (Rollet).

Rétrécissement uréthral avec infection urinaire
(Poullain, *loc. cit.*).

J .. (Pierre-Constant), quarante-trois ans, entre le 29 juillet 1892, à l'hôpital de la Croix-Rousse.

A dix-sept ans, écoulement uréthral qui fut, du reste, peu douloureux et dura une dizaine de jours.

Incontinence d'urine datant du mois de janvier dernier. Depuis un an environ, les mictions étaient plus fréquentes, le jet avait diminué de force. Jamais le malade n'avait eu de rétention aiguë. A son entrée à l'hôpital, malgré une séance prolongée, on ne peut passer les bougies les plus fines.

1er *août* 1892. — Distension vésicale par rétention. Cathétérisme impossible. Teint jaunâtre, anorexie, langue urinaire, frissons, température 40°1

M. Rollet pratique : l'*uréthrotomie externe sans conducteur*, et la *cystostomie sus-pubienne*. On n'essaie pas le cathétérisme rétrograde. On place une sonde à demeure, qui est introduite par le méat et fixée au périnée. Drainage de la plaie hypogastrique, après d'abondantes irrigations vésicales boriquées. Les urines, contenues dans la vessie, sont purulentes et très troubles.

5 *août*. — On enlève la sonde hypogastrique. Suites simples.

10 *septembre*. — Le méat sus-pubien est fermé.

10 *octobre*. — La plaie périnéale est cicatrisée. On passe les Béniqué.

6 *septembre* 1894. — Nous avons revu le malade, deux ans après l'opération. Les fonctions urinaires s'accomplissent parfaitement. La miction n'est pas douloureuse, le jet est de force et de volume normaux. Cicatrice hypogastrique régulière, arrondie, nullement douloureuse.

Cicatrice périnéale à peine visible.

Etat général excellent.

L'observation LXIV est également, un exemple d'infection urinaire grave, chez un rétréci, guérie par la cystostomie.

OBSERVATION LXIV (ROLLET).

Rétention aiguë d'urine putride. — Rétrécissement infranchissable de l'urèthre. — Cystostomie sus-pubienne. — Deux jours après, uréthrectomie avec uréthroplastie immédiate. — Guérison.

P... (Émile), trente-sept ans, employé de commerce, entré à l'Hôtel-Dieu, salle Saint-Philippe, le 9 août 1894. Bonne santé habituelle.

Première blennorrhagie, à l'âge de quatorze ans, contractée au Brésil. Depuis cette époque, le canal n'a jamais cessé de couler plus ou moins. A l'âge de vingt ans, quelques difficultés pour uriner. A vingt-quatre ans, l'urine passait difficilement, par jet petit et faible. A plusieurs reprises, on a dû sonder le malade pour rétention passagère. En 1885, à la suite d'une rétention, on tente la cure du rétrécissement par l'électrolyse. En 1886, chancre de la verge, suivi des accidents secondaires habituels : roséole, plaques muqueuses, etc.

Depuis longtemps, existent des troubles gastriques, des mouvements fébriles, de la céphalée. Le malade, qui habitait le Brésil, s'est peu ou mal soigné.

Le malade entre d'urgence, en état de rétention aiguë. Un médecin n'a pu le sonder ; écoulement sanguin, après ces tentatives. En arrivant, l'infirmier essaie le cathétérisme, mais sans résultat. L'interne essaie, en vain, de passer la sonde n° 7, les bougies n°s 4 et 5. La verge est tuméfiée. Depuis la veille, au dire du malade, écoulement séro-sanguinolent. Vessie à l'ombilic, bien dessinée, dure, douloureuse. Le malade émet par regorgement quelques gouttes d'urines putrides, ammoniacales. Douleurs intenses. État général médiocre. Température peu élevée.

Opération d'urgence. — A 9 heures du soir, M. Rollet sonde le malade et constate une fausse route. Uréthrorrhagie. Il décide aussitôt la cystostomie.

Les parois abdominales incisées, on tombe sur le cul-de-sac péritonéal, que l'on peut suivre jusqu'au pubis. Il y adhère par une faible bride qui peut être détachée ; on le récline. Incision de la vessie, qui donne issue à plus d'un litre d'urine fétide, trouble. Quatre fils métalliques réunissent la muqueuse vésicale et les muscles de la paroi abdominale. Pendant cette suture, on a de la peine à retenir le péritoine, qui tend à s'interposer entre la plaie vésicale et la plaie cutanée. Lavage. Salol.

11 août. — *Opération pour la reconstitution du canal.* — Impossibilité absolue d'introduire, par la verge, la plus petite bougie. On fait passer, avec difficulté, un cathéter cannelé, par la vessie. Il s'arrête au niveau du bulbe. Incision médiane, hémorrhagie artérielle difficile à arrêter, les tissus étant très friables et cédant à tout effort de forcipressure. On ne devient maître de l'hémorrhagie que par la thermo-cautérisation, ce qui, d'ailleurs, prolonge l'opération. Le canal n'est pas reconnaissable, les tissus sont en bouillie. Pour passer une sonde molle par l'urèthre antérieur, on est obligé de pratiquer l'uréthrotomie interne, le canal étant le siège de plusieurs rétrécissements.

On fixe l'extrémité de la sonde de Nélaton à celle du cathéter et on l'attire dans la vessie. Suture à trois étages (aponévrose, muscles, peau), à la soie et au fil métallique. Pansement compressif. Hémorrhagie arrêtée. Suites bénignes.

17 septembre. — Orifice sus-pubien oblitéré depuis dix jours. Fistule périnéale fermée depuis deux jours. État général excellent.

Le malade est resté vingt-quatre jours avec la sonde à demeure et trente-deux jours au lit.

10 octobre. — État général excellent.

Fonction urinaire s'accomplit normalement, sans aucune douleur. Passage régulier des Béniqué. Maximum n° 23 (Charrière). Cicatrice sus-pubienne, large comme une pièce de cinquante centimes, cachée au milieu des poils.

2° L'épicystostomie est encore indiquée, dans certains rétrécissements, *compliqués d'infiltration urineuse.* Aux débridements multiples classiques, il peut être utile d'ajouter le débridement vésical, pour faire disparaître toute tension urinaire. On s'occupe ultérieurement de la restauration du canal.

C'est au professeur agrégé Lejars que revient l'honneur d'avoir appliqué, le premier (9 mars 1893), le méat hypogastrique au traitement de l'infiltration d'urine. Quelque temps après, Rollet eut, à son tour, l'occasion de pratiquer la cystostomie, pour la même complication, et Carlier (de Lille), en 1896 [1], guérit, grâce à l'ouverture hypogastrique, un phlegmon gangreneux grave de la verge.

Il en est de la vessie, dans ces formes d'infiltration, comme des abcès septiques, que l'on ouvre pour donner issue aux produits infectieux, empêcher leur résorption, et pour pratiquer largement l'antisepsie de la cavité qui les contenait.

L'observation LXV, de Lejars, que nous résumons, est des plus intéressantes :

OBSERVATION LXV (Lejars).

Rupture de la verge. — Infiltration d'urine et sphacèle.
Cystostomie temporaire. — Guérison.

B... (Camille), vingt-neuf ans, charbonnier, entre à l'hôpital Necker, salle Civiale, n° 25, le 8 mars 1893. Trois jours auparavant, le soir du 5 mars, dans une tentative maladroite de coït, il s'était rompu la verge. Le pénis s'était comme tordu, en provoquant une douleur terrible. Du sang rouge s'était écoulé, en abondance, par le méat, puis, l'hémorrhagie avait fini par se tarir d'elle-même. Dans le courant de la nuit, le malade eut une miction. Le lendemain, il urina encore, mais avec effort, et goutte à goutte. Dans la journée du surlendemain, la miction demeurait complètement impossible, en même temps que la verge et les bourses se tuméfiaient de plus en plus.

Il entre, dans la soirée, à l'hôpital, dans un état lamen-

---

1. Carlier. Cystostomie dans le phlegmon gangreneux de la verge. Guérison, *Annales des mal. des org. génito-urinaires*, 1896.

table. Les bourses sont énormément distendues et l'œdème remonte jusqu'au-devant du pubis, et jusqu'aux régions inguinales. Quant à la verge, elle est, dans toute son étendue, noirâtre, flasque, doublée de volume, recouverte d'une peau à demi décollée, et de larges phlyctènes séro-sanguinolentes. Le sphacèle total semble imminent. Me rappelant un fait de même genre autrefois observé[1], je crus bien que c'en était fait du pénis de mon malade.

Il fallait parer à des complications plus graves encore. Le malade n'avait pas uriné, depuis vingt-quatre heures, bien que la vessie fût peu distendue, ce qui s'expliquait suffisamment par l'abondance de l'infiltration urineuse. Je débridai largement, au thermo-cautère, toute la région œdématiée. Je cherchai à introduire une sonde dans le canal, bien résolu à ne pas insister, si je rencontrais des difficultés prévues, La conservation de la miction volontaire, le lendemain et le surlendemain de l'accident, semblaient légitimer cette tentative. J'arrivai à passer une sonde fine, je le crus du moins. Je ne tardai pas à me convaincre que je n'avais pas pénétré jusque dans la vessie. Je résolus, dès lors, de pratiquer la cystostomie sus-pubienne, de préférence à la boutonnière périnéale. L'opération fut faite, le 10 mars, sous le chloroforme.

L'incision sus-pubienne traversa une épaisse couche de tissu infiltré. Ce fut à une grande profondeur que j'arrivai sur la vessie ; deux fils de soie passés dans ses parois, servirent à la fixer, et je la ponctionnai au bistouri. Une fois évacuée une grande quantité d'urine noirâtre et fétide, je réunis à la paroi abdominale, par six points de suture à la soie, la paroi de la vessie ouverte.

Soulagement immédiat. La verge se dépouilla tout entière, mais le sphacèle n'avait intéressé que les téguments.

Le 31 mars, je réussis à passer une bougie filiforme. Le 2 avril, je fis une première séance de dilatation immédiate progressive, par le procédé de Le Fort. Une sonde n° 14 fut laissée à demeure.

---

1. Lejars. Gangrène totale de la verge par infiltration d'urine, *France médicale*, 1893.

L'orifice hypogastrique se rétrécit, à mesure que l'urèthre recouvrait sa perméabilité normale, il était fermé définitivement, le 20 avril.

Je fis alors l'autoplastie de la verge, en diverses séances, terminées le 29 septembre. Depuis, le malade est aussi satisfait de la restauration fonctionnelle que de la restauration morphologique.

Cette observation montre tout le parti que l'on peut tirer du méat hypogastrique temporaire, dans les infiltrations urineuses, quelle que soit leur nature.

3° Dans les rétrécissements compliqués de *fistules rebelles*, la cystostomie abrège leur durée, elle devient, parfois, nécessaire pour en obtenir la guérison. Le contact incessamment renouvelé de l'urine, avec les tissus qu'elle traverse, constitue, en effet, le principal, sinon le seul obstacle à la cicatrisation. C'est lui qu'il faut supprimer, si l'on veut instituer une thérapeutique rationnelle. L'urèthre sus-pubien temporaire, créant la dérivation, reste une méthode utile, et parfois, indispensable, lorsque la vessie est enflammée, les urines purulentes, lorsque la sonde à demeure est mal supportée, lorsqu'elle n'empêche pas leur issue, etc.

Cette opération fut appliquée, au traitement des fistules rebelles, par Myles (de Dublin), dès 1893, par Rollet, Loumeau, Pousson, Parona, Mansel-Moullin, etc. (Thèse de Poullain, *loc. cit.*). La cure radicale fut, en général, assez rapidement obtenue, grâce au repos de l'urèthre malade.

Les observations LXVI et LXVII montrent les avantages de la cystostomie, dans les fistules rebelles.

OBSERVATION LXVI (Myles).

Rétrécissement uréthral. — Fistule pénienne. — Cystostomie sus-pubienne. — Guérison rapide de la fistule (Dublin, *Journal of medical Sciences*, janvier 1894).

Large fistule pénienne, compliquée de rétrécissement et de calcul vésical. Le rétrécissement subit d'abord l'opération de Maisonneuve, mais sans succès.

On pratiqua alors la cystostomie sus-pubienne. Les bords de la plaie vésicale furent suturés à l'ouverture de la paroi, un drain permanent fut placé dans la vessie. La fistule fut alors attaquée; mais, il se rencontra que la solution de continuité de l'urèthre était si grande, que ses bords ne pouvaient être réunis sur un cathéter n° 14. Le toit uréthral fut alors divisé, occasionnant une saignée considérable, et ainsi, on put arriver à réunir les bords sur un cathéter n° 8. Le repos parfait de la blessure, obtenu par le drain sus-pubien, se montra d'une grande valeur. En moins de dix jours, la fistule était fermée complètement. La plaie abdominale se cicatrisa, dès qu'on eut retiré le drain.

OBSERVATION LXVII (Pousson).

Rétrécissement uréthral. — Fistules périnéo-scrotales et péniennes. — Cystostomie sus-pubienne. — Guérison (*Résumée.* — Bordeaux, 1894).

R..., atteint de blennorrhagie à vingt ans, se lia la verge à la base, pour s'opposer à l'écoulement, qui souillait son linge. Il en résulta des accidents inflammatoires et ulcératifs qui déterminèrent une fistule, à l'angle péno-scrotal. Un rétrécissement périnéo-bulbaire ne s'en produisit pas moins, et consécutivement, un abcès urineux, puis une fistule urinaire périnéale.

A ce moment (fin 1891), je fis l'uréthrotomie externe et je tentai l'oblitération de la fistule pénienne. La fistule périnéale guérit, mais non, la fistule pénienne. Quinze mois après, nouvel abcès urineux périnéal, qui s'ouvrit à l'extérieur, par plusieurs orifices. Nouveaux accidents.

En février 1894, je trouvai le malade dans un état lamentable : son périnée et ses bourses œdématiés, au point d'avoir le volume d'une tête d'un enfant d'un an, étaient couverts de fistules, d'où s'écoulait, par la pression, un pus sanieux, et mélangé d'urine. Une de ces fistules s'étendait jusque dans la région de la fesse gauche. Les téguments, irrités par le suintement continuel des liquides, étaient le siège d'excoriations très douloureuses, particulièrement, au niveau du scrotum, et des plis génito-cruraux.

R... ne pouvait, ni s'asseoir, ni marcher, sans éprouver de grandes douleurs. Celles-ci s'exaspéraient, surtout au moment de l'émission des urines, passant sur des tissus enflammés. A diverses reprises, les granulations tapissant les trajets fistuleux ont saigné, en assez grande abondance.

Malgré toutes ces souffrances, santé relativement bonne. Tout l'appareil urinaire, à l'exception de l'urèthre rétréci, point de départ des accidents du côté du périnée et du scrotum, me paraissant sain après enquête minutieuse, je propose au malade, au lieu d'une nouvelle opération sur le périnée (qu'il refuse), et dont il n'assurerait certainement pas le résultat, en se soumettant à des sondages réguliers, de détourner le cours de ses urines, en créant une ouverture à la vessie, par l'hypogastre.

Le malade accepte l'opération, que je pratique le 18 avril.

La première partie de l'opération, jusques et y compris l'ouverture de la vessie, est pratiquée suivant le manuel opératoire habituel de la cystostomie sus-pubienne, avec le ballon de Pétersen et l'injection intra-vésicale de 200 à 300 grammes de la solution boriquée. J'incise le réservoir, dans une étendue d'un centimètre et demi, et je passe immédiatement un fil suspenseur dans chacune de ses lèvres. Ces fils, qu'un aide tend légèrement, me facilitent singulièrement le passage des sutures, destinées à affronter les lèvres de la boutonnière vésicale, avec les téguments de l'incision hypogastrique.

Ces sutures sont pratiquées avec du crin de Florence, traversant les parois de la vessie à un demi-centimètre des bords de l'incision, puis les muscles droits, le tissu cellulaire et la peau. Ainsi, je n'ai pas seulement réuni les parois de la vessie aux téguments, mais encore aux divers éléments de la paroi abdominale. Trois fils de chaque côté, aussi haut que possible en attirant la vessie vers le haut, afin de créer une disposition favorable à la contention ultérieure des urines. Dans la vessie, tube n° 30 recourbé, à la façon des tubes accolés Périer-Guyon.

Suites des plus simples. Pas de fièvre. Tube fonctionna parfaitement. Le pansement ne fut jamais souillé par les urines.

Ablation des fils, le septième jour. Le nouvel urèthre se constitua sur le tube laissé en place. La suppuration du périnée se tarit, l'œdème du scrotum disparut. Les fistules, sauf la fistule de l'angle péno-scrotal, se fermèrent. Actuellement, quatre semaines après l'opération, la région périnéo-scrotale a recouvré son aspect normal.

L'observation LXVIII, de Loumeau, dans laquelle le cours de l'urine fut détourné, pour permettre une autoplastie, nécessitée par des malformations congénitales de la verge, révèle une nouvelle indication de la cystostomie.

OBSERVATION LXVIII (Loumeau).

Malformation congénitale de la verge. — Fistule pénienne antérieure. — Cystostomie. — Autoplastie. — Guérison. — (Congrès de chirurgie de Lyon, 1894).

Homme de quarante-trois ans, portant des malformations congénitales multiples, notamment un hypospadias pénien antérieur. A subi, il y a six ans, l'opération de Duplay, dont le premier temps seul réussit et aboutit à la formation d'un méat, au bout du gland.

Depuis cette époque, fut soumis, à deux reprises, à l'autoplastie, destinée à combler sa fistule. Ne pouvant tolérer la sonde à demeure, il ne retira aucun bénéfice de ces deux interventions. Se mouille, en urinant, à moins d'uriner

accroupi. Il est désolé, parce qu'ayant d'ardents désirs géné-
siques, il n'a encore jamais pu les satisfaire par la copulation,
les femmes effrayées fuyant à la vue de la difformité. Voulant
guérir à tout prix, il se confie à moi en juillet 1894.

Une ouverture ovoïde, à grand axe longitudinal, mesurant
15 millimètres, et à petite extrémité antérieure, occupe le des-
sous du gland et un demi centimètre de la région pénienne.
Le plafond de cette ouverture correspond à la paroi supérieure
du canal balano-pénien. Le méat est limité inférieurement
par une bandelette cicatricielle, ayant 6 millimètres de longueur antéro-postérieure. Elle résulte de la première opération, pratiquée chez ce malade, il y a six ans. Le 11 juillet, je
fais dans la même séance :

1° L'uréthrotomie interne, pour un rétrécissement, probablement congénital, occupant la région bulbaire, et laissant
uniquement passer une bougie n° 7.

2° Puis la cystostomie sus-pubienne, avec drainage Périer-
Guyon.

3° Enfin le deuxième temps de l'opération de Duplay, autoplastie à double plan de lambeaux, destinée à oblitérer la
fistule pénienne. La suture a parfaitement tenu. Le 21 juillet,
je procède au troisième temps de l'acte opératoire : abouche-
ment des deux tronçons de l'urèthre. Cette suture, incomplètement prise, dut être ultérieurement secondée par quelques
cautérisations au nitrate d'argent et au fer rouge.

Le 1er août, une cicatrice solide ferme la fistule qui sépa-
rait, depuis quelque temps, le canal naturel et le canal chi-
rurgicalement reconstitué. La sonde Malécot, qui remplaça
bientôt les tubes de Périer, fut maintenue dans le méat hypogastrique pendant un mois. Je la retirai le 13 août.

L'urèthre, perméable à la bougie n° 14, laisse passer, peu
à peu, toute l'urine, qui abandonne définitivement le trajet
sus-pubien, désormais fermé le 15 août.

A part quelques tiraillements, au niveau de la cicatrice, au
moment de l'érection, la guérison est aujourd'hui parfaite.

Ces faits plaident en faveur de la dérivation hypogastrique. Ils montrent le parti que l'on peut tirer du méat

temporaire, dans le traitement des fistules uréthrales rebelles. La cystostomie n'est pas, cependant, toujours applicable. Tout espoir est quelquefois perdu, de rendre au canal, un calibre suffisant. Coignet[1] a bien étudié ces rétrécissements, incurables par leur étendue, par leur nombre, etc. La perte de substance est trop grande pour être réparée, surtout chez des sujets âgés, atteints de lésions graves, de l'appareil urinaire supérieur. Dans de telles conditions, nous avons proposé l'*uréthrostomie périnéale*, qui consiste à sacrifier, au point de vue fonctionnel, la plus grande partie de l'urèthre. Il est sectionné au niveau du périnée, perpendiculairement à sa direction, et on suture à la peau la muqueuse du bout postérieur. Il s'agit d'une opération de nécessité, qui doit être préférée aux uréthrectomies avec réfection de l'urèthre, aidées de la cystostomie, dans les rétrécissements incurables, lorsqu'on ne peut espérer le retour de la fonction normale [2].

4° Exceptionnellement, la cystostomie est indiquée dans certains rétrécissements infranchissables, blennorrhagiques ou traumatiques, si l'on veut pratiquer le cathétérisme rétrograde (Ruggi), et lorsque les urines sont infectées.

Dans tous les cas, *lorsque l'ouverture de la vessie est indiquée, la cystostomie temporaire doit remplacer la taille sus-pubienne, avec ou sans drainage consécutif, et le cysto-drainage, dont elle a les avantages, sans en avoir les inconvénients.*

1. Coignet. De l'uréthrostomie périnéale, Thèse de Lyon, 1893 et Chalot, *Traité de chirurgie et de médecine opératoire*. Paris, 1898.

2. A. Poncet. De l'uréthrostomie périnéale, *Archives provinciales de Chirurgie*, 1895.

_ A. Poncet. Méat hypogastrique et méat périnéal, *Semaine médicale* novembre 1895.

FISTULES VÉSICO-INTESTINALES

Au point de vue opératoire, ainsi que le fait remarquer Pousson, les fistules vésico-intestinales peuvent être divisées en deux catégories principales : celles, qui sont accessibles par l'anus et par le rectum, celles, qui sont inaccessibles par cette voie.

Nous ne voulons pas, car ce serait sortir du cadre de cet ouvrage, discuter les indications opératoires de chaque voie en particulier, question qui a été étudiée récemment, par Pousson, et Chavannaz [1]. Après avoir donné les avantages et les inconvénients de chaque procédé, nous nous contenterons d'indiquer ceux de la cystostomie.

A moins de conditions particulières, telles que l'existence de brides, ou d'une sténose rectale, empêchant l'accès des instruments jusqu'à l'orifice fistuleux, nous posons, en principe, que toute fistule vésico-rectale doit être abordée, plutôt par la voie rectale. Si, néanmoins, la fistule récidive, si la vessie est infectée du fait de la présence des matières fécales à son intérieur, nous pensons qu'une cystostomie préliminaire et temporaire pourra, parfois, rendre des services. Elle assure le maintien des sutures, elle a le grand avantage de calmer la cystite, qui est un obstacle à la réunion. L'indication sera peut-être rare. Toutefois, la cystostomie permet la dérivation et la désinfection urinaire, mieux que la simple cystotomie, mieux aussi, que la sonde à demeure. Après cette opération préliminaire, la cicatrisation du trajet fistuleux traité, soit par le débridement, soit par la cautérisation, réussit plus sûrement. Il en serait de même, *a*

---

1. Chavannaz. *Annales des maladies des organes génito-urinaires*, 1897-1898.

fortiori, si l'on voulait tenter la suture de l'orifice ou son oblitération, au moyen d'un lambeau autoplastique.

Dans les fistules vésico-intestinales, portant sur l'S iliaque, le cæcum, l'intestin grêle, la dérivation de l'urine est la méthode de choix, pour oblitérer l'orifice, à la condition qu'on ait affaire à une fistule bi-muqueuse, et non, à une fistule pyo-stercorale, c'est-à-dire, avec trajet ou cavité intermédiaire à la vessie et à l'intestin. Là encore, la suture réussit d'autant mieux, que l'écoulement de l'urine et la désinfection sont réalisés par un méat temporaire.

La laparotomie reste nécessaire, quand il existe un trajet intermédiaire plus ou moins long, tortueux, suppurant (Pousson), lorsqu'on agit, en un mot, contre une fistule uro-pyo-stercorale, et non, simplement, urostercorale. L'opération est grave, sans doute, mais elle est justifiée par les dangers de l'affection qui, d'après les relevés de Cripps, entraînerait la mort, au bout de deux ans environ, dans 73 p. 100 des cas. La conduite de von Dittel, Cripps, Czerny, etc., qui exécutèrent la laparotomie, paraît justifiée. Seule, en effet, l'ouverture abdominale permet de reconnaître la longueur et la disposition des cavités intermédiaires, etc., de faire le diagnostic et de poser l'indication thérapeutique. Les lésions reconnues et traitées par le procédé de choix, nous croyons encore, qu'on aura souvent avantage à terminer par une cystostomie. Il est prudent d'agir ainsi, car on diminue les dangers de l'infiltration urineuse dans le péritoine, la péritonite consécutive, de la même façon qu'on évite une telle complication, après la résection des tumeurs du dôme vesical (L. Bérard).

En 1883, Duménil (de Rouen), considérait la colotomie lombaire, comme l'*ultima ratio* de la chirurgie, en pré-

sence d'une fistule vésico-intestinale. La voie trans-vési-
cale, qui fut alors proposée par le professeur Le Dentu[1],
a prévalu, sauf dans les cas de fistules bi-muqueuses,
vésico-rectales, facilement abordables par le rectum et
l'anus; sauf dans les variétés uro-pyo-stercorales, qui
nécessitent la laparotomie, à défaut de l'abstention.
Quand on emploie cette voie, la cystostomie temporaire
est préférable à la cystotomie simple, elle constitue un
drainage plus efficace.

D'après Bouilly, Simon avait proposé d'ouvrir, chez la
femme, la vessie, par la voie vaginale, de la renverser,
pour cautériser ou suturer la fistule, dans son intérieur,
et, d'opérer, plus tard, la fistule vésico-vaginale artificielle. Cette méthode, ainsi que Pousson le fait observer
avec raison, n'a pas la simplicité franche de l'opération
proposée par Le Dentu.

En résumé : *nous donnons la préférence à la cystostomie
sus-pubienne sur la taille hypogastrique. Nous étendons
ses indications à certaines fistules vésico-rectales, traitées
par les voies naturelles, aux fistules uro-pyo-stercorales,
abordées par la laparotomie, afin d'assurer la réussite des
sutures, d'éviter la péritonite. La désinfection vésicale et
la dérivation urinaire, obtenues par le méat hypogastrique
temporaire, feront disparaître ces deux causes d'échec,
mieux que toute autre méthode.*

TRAUMATISMES DE L'URÈTHRE ET DE LA VESSIE

Qu'il s'agisse d'une rupture, d'une déchirure, d'une
plaie de l'urèthre, de la vessie, par une fracture du bassin, par un instrument quelconque, la grande indica-

---

1. Traité des maladies des voies urinaires, par MM. Voillemier et Le
Dentu, Paris, 1881, et *Société de chirurgie*, Le Dentu, 1884.

tion est, toujours, de régulariser le cours des urines, de façon à éviter la rétention. Celle-ci est, en effet, la principale cause de l'infiltration dans le péritoine et dans les plans péri-vésicaux. Mieux que la simple taille, la création d'un méat sus-pubien, temporaire, pare aux dangers de l'infiltration, en faisant tomber à zéro la pression intra-vésicale. Le liquide s'échappe librement, il ne tend plus, dès lors, à pénétrer dans les tissus voisins.

Le premier temps, dans le traitement d'une plaie vésicale, qu'elle soit intra-péritonéale ou extra-péritonéale, doit être l'incision hypogastrique. On recherche, alors, quel est le siège exact de la plaie. Si on constate de l'infiltration, dans le tissu cellulaire pré-vésical, la rupture siège, probablement, sur la paroi antérieure de la vessie. Après l'avoir reconnue, on pratique l'incision vésicale et la suture des plaies.

S'il n'y a pas d'infiltration, on ouvre délibérément la vessie. La rupture est-elle intra-péritonéale? On en fait la suture, après la laparotomie.

Quel que soit le siège de la plaie, reconnu après l'incision sus-pubienne, il faut, pour prévenir l'infiltration, laisser l'incision vésicale ouverte, c'est-à-dire terminer par une cystostomie temporaire. On agira de même, après un traumatisme chirurgical de la vessie, c'est-à-dire après une ablation de tumeur. L'indication est plus urgente, quand la perte de substance est intra-péritonéale. Nombre d'opérés, morts de péritonite, auraient survécu, si l'on eût assuré le maintien des sutures, par un large drainage hypogastrique (L. Bérard, *loc. cit.*). Grâce au néoméat, on peut, sans redouter la péritonite, exécuter, s'il y a lieu, la résection intra-péritonéale de la vessie.

L'observation LXIX, relatée par Boud et Tubby, nous servira d'exemple.

OBSERVATION LXIX (BOUD et TUBBY).

Un cas de rupture extra-péritonéale de la vessie. Cystostomie
sus-pubienne, guérison. (The Lancet, 12 décembre 1896.)

Un homme de soixante-trois ans, prostatique, était obligé,
depuis huit ans, de se sonder la nuit. Brusquement, cathétérisme impossible. Un médecin passa un cathéter en argent,
mais le malade éprouva, à ce moment, une très vive douleur,
tandis que le cathéter, engagé dans une fausse route, ancienne
probablement, déviait de la ligne médiane et pénétrait à une
profondeur inaccoutumée. En même temps, par l'urèthre,
s'écoulait du sang, en telle abondance, que, lorsque le malade
arriva à l'hôpital, il était en collapsus. Vessie très distendue,
remontant au-dessus de l'ombilic, et évidemment remplie de
sang.

Cystostomie. Dans la vessie, débarrassée de ses caillots, on
trouve, à la base, sur le côté droit de la prostate, une déchirure, admettant l'extrémité de deux doigts, et par laquelle
le sang s'écoule constamment. On tamponne la déchirure
avec de la gaze iodoformée, et on suture la vessie à la paroi
abdominale, afin de laisser un libre passage à l'urine. Amélioration rapide. Le septième jour, une sonde molle peut être
introduite par l'urèthre : cicatrisation abdominale rapide.
Difficulté d'uriner a disparu.

Delagenière, dans une rupture intra-péritonéale de la
vessie, fit consécutivement la cystostomie, et son malade
guérit (1898). Cette conduite ne saurait être trop conseillée.

Quant aux traumatismes de l'urèthre, il est telle circonstance, où l'uréthrotomie externe est insuffisante, en
particulier, dans les déchirures, par fractures du bassin,
dans les lésions de l'urèthre membraneux. Une dérivation vésicale devient indispensable. C'est à la cystotomie qu'il faut avoir recours, de préférence à la taille

périnéale. Grâce à cette intervention, on évite les accidents immédiats, on restaure, ensuite, plus facilement l'urèthre traumatisé.

Nous empruntons à la thèse de Poullain l'observation LXX. L'étendue des lésions et leur gravité justifiaient le drainage, qui put heureusement triompher des accidents.

OBSERVATION LXX (Gangolphe).

Fracture double verticale du bassin, type Voillemier. Uréthrorrhagie. Rétention d'urine consécutive. Taille hypogastrique Cathétérisme rétrograde. Drainage hypogastrique. Guérison.

M... (Claudin), vingt ans, entré à l'hôpital de la Croix-Rousse, le 21 mars 1894. Une voiture pesamment chargée, avait passé sur son bassin. Uréthrorrhagie immédiate. M. Gangolphe voit le malade, quinze heures après l'accident. Il n'a pas uriné, se plaint de douleurs violentes, surtout sous forme de coliques. L'exploration montre la distension de la vessie, au-dessus du pubis. Submatité à ce niveau, l'intensité des douleurs rend, d'ailleurs, l'exploration difficile. Pas d'ecchymoses nulle part. Un cathétérisme, tenté avec une sonde en gomme, ne ramène que du sang. On pense à la possibilité d'une déchirure de la vessie et de l'urèthre. Tentative inutile de cathétérisme, taille hypogastrique. Cette opération a l'avantage : 1° de comporter un examen de la région traumatisée ; 2° de contrôler l'état de plénitude de la vessie, état dont on n'était pas certain.

Toilette antiseptique de la région, anesthésie à l'éther. Par l'incision hypogastrique on tombe sur un épanchement sanguin pré-vésical considérable (2 verres de sang, en grande partie, fluide, noirâtre), qui pouvait simuler un globe vésical. Lavage à l'eau froide, tampons. On voit la vessie nettement distendue. Incision vésicale, après passage du fil fixateur. Évacuation de l'urine. Le doigt introduit permet de se rendre compte d'une fracture de la branche ischio-pubienne droite, et de l'absence de déchirure de la vessie. On essaie d'introduire un cathéter métallique courbe, dans l'urèthre, par le col vésical. Cette tentative échoue. On sent que le cathéter fait saillie plutôt au périnée, tant se trouvent grands les désordres de l'urèthre profond.

Incision périnéale. Pour rétablir la continuité du canal on a recours au procédé suivant : Introduction d'une sonde en gomme dans le bout antérieur de l'urèthre. Celle-ci vient ressortir au milieu de l'incision périnéale. On attache un fil à l'œil de la sonde, le fixe, d'autre part, au cathéter introduit par la vessie; en retirant ce dernier, la sonde est entraînée jusque dans la vessie. La sonde en gomme entraîne une sonde de Pezzer, qu'on laisse en place. Grand lavage à l'eau boriquée. Drainage hypogastrique Périer-Guyon.

Suites opératoires fort simples. Toutefois, au bout d'une huitaine de jours, des concrétions phosphatiques se formèrent, au point d'obstruer complètement la sonde. Le malade prend de la fièvre. On change la sonde, mais la fièvre continue, les concrétions se reforment. Lorsque, trente-cinq jours après l'opération, on enlève la sonde pour la changer, il est impossible d'en remettre une autre. Pour permettre de pratiquer des lavages, il a fallu dilater, à plusieurs reprises, l'orifice hypogastrique, qui tendait à s'oblitérer.

Sa cicatrisation était complète, au commencement de juillet. La cicatrisation périnéale ne s'est terminée que vers le 20 juillet, époque à laquelle le malade sort de l'hôpital.

2 décembre 1894. — Depuis lors, bien que le cathétérisme, tenté à la sortie du malade, ait été infructueux, la miction a toujours été facile, à peine un peu douloureuse le matin. Les concrétions phosphatiques ne se sont pas reformées. État général excellent. Localement, à l'hypogastre, cicatrice arrondie, de couleur légèrement blanchâtre, se montrant au fond d'un petit infundibulum, formé par la peau, qui est légèrement plissée

Pas de douleur, à ce niveau.

La cystostomie trouve, donc, une indication immédiate, dans les blessures vésico-uréthrales, qui exposent, parti-

culièrement, à l'infection et à l'infiltration urineuse. Elle
est le seul moyen d'arrêter, plus tard, la marche de ces
deux complications.

CYSTITES BLENNORRHAGIQUES REBELLES

Dès 1887, Hartmann (*loc. cit.*) proposait la taille hypogastrique, comme mode de traitement véritablement efficace des cystites, douloureuses, et rebelles à toute autre
méthode thérapeutique.

Dernièrement, Ch. Audry a eu recours à cette intervention, dans une ancienne cystite blennorrhagique. Bien
que l'indication ne se présente qu'exceptionnellement, il
n'en est pas moins vrai que l'incision sus-pubienne sera,
parfois, le seul traitement capable de guérir cette affection, et d'éviter l'infection ascendante.

OBSERVATION LXXI (Audry).

Cystite blennorrhagique rebelle, améliorée par la cystostomie.
(*Midi Médical*, mai 1894.)

X..., cultivateur, âgé de vingt-cinq ans, a pris la chaudepisse, au mois d'août 1893. Huit jours après le début, épididymite droite. Bientôt, apparurent des accidents intenses :
cystite aiguë, douleur, ténesme, épreintes, mictions fréquentes, etc., qui obligèrent le malade à rester au lit. Il était,
dans cet état, depuis quarante jours, quand il entra à ma clinique, le 9 octobre. Comme traitement, il s'était borné à
absorber, fort irrégulièrement, du copahu, et avait pratiqué
quelques injections de sulfate de zinc. Au moment de son
entrée, outre les restes manifestes d'une épididymite droite,
et son écoulement uréthral abondant, chargé de gonocoques,
il se plaignait d'accidents vésicaux fort pénibles : mictions
répétées toutes les demi-heures, jour et nuit; épreintes et

ténesme presque continus, entraînant une insomnie totale. Urines troubles et sanglantes. Enfin, depuis quelques jours, mauvais état général.

On administra la potion de Chopart. On fit des instillations de nitrate d'argent, des lavages boriqués et au nitrate d'argent. Le seul résultat fut la disparition du sang des urines. Celles-ci restèrent troubles. Les mictions étaient aussi fréquentes. Le ténesme était tel, le malade faisait des efforts d'urination si violents, qu'il se produisit deux énormes ecchymoses sous-conjonctivales.

Après dix jours de traitement, amélioration temporaire dans l'opacité des urines. Pas d'albumine. L'exploration attentive des uretères et des reins ne nous permit de constater aucune localisation de leur côté. Prostate congestionnée et sensible, comme ile est dans très grand nombre de cas.

Peu de temps après, sans cause connue, réapparition de tous les symptômes de cystite, et d'une épididymite gauche.

Le 7 *novembre*, le malade demanda à subir l'intervention, dont nous lui avions fait pressentir la possibilité. Cystostomie sus-pubienne, sans ballon de Petersen, sans injection vésicale, le bassin élevé. Il n'y avait pas de péricystite ; toute la muqueuse vésicale parut très rouge, comme œdémateuse, mais lisse, sans ulcérations, sans exsudats adhérents. On mit, dans le trajet hypogastrique, deux drains, et, au bout de trois jours, quand la plaie commença à bourgeonner, on les remplaça par une sonde de Pezzer à pavillon évasé, qui tenait très bien. Aucune suture n'avait été faite, car jamais nous ne réunissons la vessie à la peau. Quinze jours après, la contention de l'urine était satisfaisante, parfaite au bout de trois semaines.

Le soulagement fut immédiat et complet, le malade retrouva le sommeil. On profita, alors, du nouvel état de choses, pour entreprendre la désinfection de cette vessie largement ouverte, en utilisant le permanganate de potasse, l'acide borique, le nitrate d'argent. L'écoulement uréthral fut presque supprimé. Mais, la cystite persista, tous les accidents recommençant, aussitôt qu'une cause quelconque entravait le fonctionnement du méat sus-pubien. L'urine restait trouble ; à un moment donné, le malade présenta des accès fébriles le soir et quelques points de côté. Ces phénomènes disparurent vite, rien ne nous permit de supposer une ascension rénale.

Le 10 janvier, nous enlevons la sonde de Pezzer, nous lui substituons une sonde de Nélaton. Le 20, les urines étaient claires, la sonde fut enlevée; le 22, la fistule hypogastrique était close. Le malade n'a plus de cystite, mais sa blennorrhagie uréthrale ayant récidivé, nous allons le traiter par les grands lavages au permanganate de potasse.

CYSTOSTOMIE CHEZ LA FEMME

En raison de la moindre fréquence des lésions vésicales et uréthrales, on a, rarement, l'occasion de pratiquer la cystostomie sus-pubienne, chez la femme. A un point de vue général, ce sont, cependant, toujours les mêmes lésions qui décident l'intervention ; les lésions prostatiques étant, naturellement, écartées. Comme chez l'homme, on a dû recourir au méat hypogastrique, dans le cancer de l'urèthre, de la vessie, dans la tuberculose vésicale, dans les fistules urinaires.

La brièveté de l'urèthre féminin, ses rapports et ceux de la vessie avec le vagin, créent des conditions particulières, au point de vue chirurgical. On peut aborder, en effet, la vessie, par le canal ou par le vagin.

De même que chez l'homme, on a mis en parallèle la taille périnéale avec la taille hypogastrique, de même, chez la femme, on a préconisé, tantôt, la cystotomie vaginale, tantôt, la cystostomie sus-pubienne. Enfin, les rapports du bas-fond de la vessie et de l'urèthre avec le vagin, donnent lieu à la formation de fistules vésico, et uréthro-vaginales, bien différentes, comme étiologie, des fistules uréthro-périnéales de l'homme.

Ces quelques considérations, basées sur les différences entre l'anatomie normale et l'anatomie pathologique de l'appareil uréthro-vésical, dans les deux sexes, nous obligent à consacrer un paragraphe spécial, à la cystostomie sus-pubienne chez la femme. Nous l'envisagerons successivement dans :

Les tumeurs de l'urèthre et de la vessie.

La tuberculose vésicale.

Les fistules uréthro, et vésico-vaginales.

TUMEURS DE L'URÈTHRE ET DE LA VESSIE

Leur traitement chirurgical a été très bien étudié, dans ces dernières années, par le professeur Guyon, par Albarran, Clado, Finck, et Pousson, qui inspira la thèse de Lucciardi (Bordeaux, 1896). En Allemagne, Wiesinger, Zweifel, Alberti et Martin ont consacré des articles importants à la cystostomie sus-pubienne, comme moyen adjuvant de la cure radicale des tumeurs de l'urèthre et de la vessie. En France, Lagoutte et Reboul ont retiré des avantages de la création d'un urèthre hypogastrique soit, comme auxiliaire précieux du traitement radical, soit, comme procédé palliatif.

En premier lieu, la cystostomie peut être indiquée, lorsqu'on a recours à l'ablation d'un néoplasme uréthro-vésical. Deux cas peuvent se présenter :

1° Ou bien, on enlève la tumeur par la voie vaginale, et après l'extirpation, cette perte de substance est telle, qu'il est impossible de reconstituer un urèthre. L'opérateur suturant, alors, complètement, cette perte de substance, établit un *méat hypogastrique permanent*, afin d'assurer la fonction.

2° Ou bien, l'extirpation a été moins étendue, toujours par la voie vaginale, et le chirurgien essaie, après cette ablation, de reconstituer un urèthre, et il établit un *méat hypogastrique temporaire*, afin de maintenir l'asepsie de la plaie et la solidité des sutures.

Dans l'observation LXXII, il s'agit de la création d'un méat hypogastrique permanent, après l'ablation d'une tumeur de l'urèthre et de la vessie.

Ces interventions ont été pratiquées, naturellement, pour des néoplasmes du bas-fond vésical. Elles n'auraient pas leur raison d'être dans les tumeurs du dôme. Ce sont, surtout, les chirurgiens allemands, qui ont, ainsi, pu reculer, grâce à la création d'un méat sus-pubien, les limites de la curabilité de ces tumeurs malignes. Les observations de Wiesinger, Zweifel et Alberti sont fort intéressantes, à ce point de vue. On y trouvera, détaillée, leur opinion, sur la cystostomie en général.

OBSERVATION LXXII (Wiesinger).

La formation d'une fistule oblique extra-péritonéale de Witzel pour une destruction carcinomateuse de l'urèthre de la femme. (Cent. f. Chirurg., 1894.)

Dans le 37ᵉ numéro du *Centralblatt für Chirurgie*, de 1893, fut publié par le professeur Zweifel, de Leipzig, un cas de destruction cancéreuse (carcinomateuse) de l'urèthre de la femme, dans lequel cet auteur, après l'extirpation du carcinome et la fermeture de la vessie, fit l'établissement d'une fistule oblique de Witzel, « la création d'un urèthre artificiel, avec un sphincter artificiel ».

J'ai eu dernièrement à opérer un cas tout à fait ancien dans l'hôpital général de Hambourg. Là, pour moi aussi, à la suite d'interventions répétées, ce qui fait différer ce fait de celui de Zweifel, la conduite de cet auteur me semble préférable.

Il s'agissait d'une femme de soixante-dix ans, chez laquelle, comme dans le cas de Zweifel, l'urèthre avait été complètement détruit jusqu'à la vessie, par des excroissances carcinomateuses. Une petite partie seulement de la fin de l'urèthre, longue de 1 centimètre, avait été respectée par la destruction.

Dans le haut du vagin, se trouvait une ouverture cratériforme, entourée de masses carcinomateuses, ainsi qu'à l'entrée de la vessie. Le doigt, introduit dans cette ouverture, permettait de reconnaître que les bords, qui l'environnaient, étaient, de même, détruits par le carcinome.

Pour pouvoir mener à bien l'extirpation, il était, dans ce cas, absolument nécessaire de faire une opération préliminaire, qui ouvrirait le libre accès vers le champ opératoire.

Zweifel pratiqua la symphyséotomie, en pareille occurrence. Mais ce procédé me parut dangereux, à cause de l'âge de ma malade (soixante-dix ans).

Je me servais de l'incision, que nous a conseillée Schuchardt (*Central. für Chir.*, 1893), pour l'extirpation du cancer utérin. Je fendais le vagin, depuis le fond du dôme vaginal, en passant derrière et à gauche de la grande lèvre, pour aboutir à l'anus. Je pus alors enlever les portions carcinomateuses de l'urèthre. Le plancher vésical et l'embouchure des uretères était alors aisément abordable, l'hémorrhagie pouvait être facilement maîtrisée.

La plaie vésicale fut fermée par trois plans de suture à la soie, ainsi que l'incision de Schuchardt et la plaie vaginale.

Il s'agissait alors d'ouvrir une nouvelle voie d'évacuation de la vessie, c'est-à-dire de tenter la création d'un urèthre artificiel hypogastrique. Zweifel avait atteint le but par un chemin intra-péritonéal, ouvrant, tout d'abord, le péritoine, puis ponctionnant la paroi postérieure de la vessie, avec un couteau à fistule. Il introduisait alors un cathéter et, d'après la méthode de Witzel, coupait sur lui la paroi vésicale d'arrière en avant. Il réunissait, alors, le péritoine vésical, au-dessus de la sonde, et appliquait l'épiploon par-dessus, afin de protéger la séreuse. Les suites particulièrement heureuses de cette intervention plaidaient en sa faveur. Cependant, je ne pourrais me décider à entreprendre la méthode intra-péritonéale, sans faire au moins l'essai de la méthode extra-péritonéale, réservant la première aux seuls cas où la seconde ne pourrait pas être entreprise du tout.

Je faisais alors, après avoir placé le bassin dans la position élevée (de Trendelenburg), l'incision au-dessus de la symphyse, et, repoussant le péritoine en arrière, j'atteignais l'extrémité supérieure de la vessie. Au moyen d'un fil de soie passé à travers les parois de la vessie, celle-ci fut facilement attirée à la paroi abdominale. On ouvrit alors, sur la symphyse, la paroi antérieure de la vessie sur une petite étendue, on introduisit un cathéter de Nélaton, et alors, à droite et à gauche, les parois de la vessie furent suturées ensemble tout autour, avec la soie. Le cathéter fut alors retiré de l'urèthre, les parois de la vessie furent appliquées à la plaie abdominale; enfin, la plus grande partie de cette plaie fut réunie par des sutures, et on tamponna, avec de la gaze iodoformée, autour de la sonde.

Les suites furent très simples, à part quelques obstructions dans la lumière du cathéter, qui fut bouché, dans les premiers temps, avec des bouchons de mucus.

Les forces de la patiente, qui s'étaient considérablement affaiblies auparavant, se relevèrent d'une façon remarquable. L'urine s'écoulait régulièrement par le cathéter, et pas la moindre goutte ne suintait autour de cette sonde.

Dans l'hypertrophie prostatique, accompagnée de cystite et de rétention d'urine, j'ai eu, plusieurs fois, l'occasion de pratiquer la création d'une fistule oblique de Witzel, et je suis très satisfait des suites de cette intervention.

Il y a quelques semaines, je pouvais présenter à la réunion médicale d'Hambourg, un homme de quatre-vingt-douze ans, chez lequel cette opération avait eu l'issue la plus favorable. Tandis qu'auparavant les accidents urinaires l'avaient condamné au repos au lit, il put, dans la suite, rester debout tout le jour, et garder ses urines, qu'il évacuait, environ toutes les trois heures, par l'ouverture de sa sonde, et en quantité de 300 à 400 grammes, chaque fois. La cystite avait disparu.

Nous ajouterons que Wiesinger, en 1896, pouvait donner une statistique de vingt-quatre cystostomies, pour hypertrophie prostatique, avec des résultats remarquables, au point de vue de la fonction et de la survie.

OBSERVATION LXXIII

De la cystostomie sus-pubienne d'après WITZEL, avec présentation de malades. (Alberti, *Centralbl. f. Geburts.*, 1896.)

Witzel inaugura, en 1891, un nouveau *modus faciendi* de la gastrostomie qui, en substance, consiste à former, au niveau de l'estomac, considérablement tiré au dehors, une fistule aussi longue que possible par suture superficielle d'un drain au-dessus de deux plis parallèles, et par ce moyen à bien isoler l'estomac. Comme conclusion de son mémoire, il conseille son procédé pour l'établissement d'une fistule abdomino-vésicale, au-dessus de la symphyse, dans le but de créer un urèthre artificiel. Il n'a pu lui-même l'essayer pendant sa vie ; aussi n'ai-je pu trouver, dans la littérature, que deux cas de la cystostomie de Witzel.

Après l'ablation d'un carcinome qui avait envahi le clitoris, l'urèthre, et une partie de la paroi vésicale, et dont l'opération avait nécessité une symphyséotomie, Zweifel ouvrit la cavité abdominale (il plaça le nouvel urèthre, eu égard à la symphyséotomie, devenue nécessaire dès le début, intentionnellement dans le péritoine), ponctionna la vessie au point le plus déclive de sa paroi postérieure. Il fit pénétrer un drain, au-dessus duquel il sutura le péritoine. Par surcroît de précaution, il recouvrit avec l'épiploon la partie terminale du nouveau canal. La partie initiale fut recouverte par le péritoine pariétal. Le nouvel urèthre fonctionna bien. La malade porta continuellement une sonde.

Le second cas a été opéré par le Dr Martin, à Cologne, cas présenté par un malade atteint de rétention d'urine par hypertrophie de la prostate, et chez qui, on ne pouvait arriver à bout du cathétérisme.

Martin libéra, par une incision haute, la vessie, plaça dans le point le plus déclive un trocart, élargit l'incision et sutura alors, à la paroi vésicale, une sonde de Nélaton, de moyen calibre, qu'il y avait placée. La guérison s'obtint facilement, le cathéter demeura dans la vessie. Celle-ci se ferma si bien, qu'après une replétion de 500 grammes et au-dessus, aucune goutte d'urine ne s'écoulait.

La malade, Mme Thiele, de Feldheim, en Thuringe, âgée de soixante-six ans, chez qui j'eus l'occasion de créer une fistule abdomino-vésicale, avait été opérée le 9 avril 1895, par M. le professeur Schwarz, à Halle, d'un carcinome de la vulve. La partie supérieure des grandes et des petites lèvres, le clitoris, et la plus grande partie de l'urèthre, étaient atteints de récidive. La nouvelle tumeur fut incisée, en arc de cercle, tout autour des organes génitaux, tout près du squelette ; la plus grande partie de l'urèthre fut en même temps enlevée.

Après la guérison, on voyait une fistule vésicale apparaître avec une incontinence complète, et un ectropion de la muqueuse vésicale.

La malade fut admise, le 11 octobre 1895, à l'hôpital Joseph, à Postdam. Elle avait une teinte jaune et paraissait cachectique; elle se plaignait, de plus, d'une humidité continuelle sur les jambes. L'arcade pubienne est fortement saillante en avant, elle est recouverte d'une cicatrice complètement blanche. Au-dessus du cercle génital, on constate une forte cicatrice, qui appartient à la paroi antérieure de la vessie. En dedans de toutes ces cicatrices se trouve une fistule vésicale. La muqueuse vésicale, en ectropion, apparaît de forme, de grosseur et de couleur d'une framboise. Cet ectropion est, en partie, cachée derrière la symphyse.

La muqueuse de transition a toujours été, au-dessous de la cicatrice signalée, adhérente, sur une petite étendue, à l'arcade pubienne.

La partie supérieure des grandes et des petites lèvres, le clitoris et l'urèthre manquent. La muqueuse de transition était remplie de petits abcès. Les faces internes des cuisses étaient couvertes d'eczéma, dû au continuel état d'humidité.

Dans ces circonstances, l'établissement d'un urèthre artificiel, d'après la méthode de Witzel, me parut être le procédé de choix. Après amélioration aussi considérable que possible des ulcérations de la muqueuse et de l'eczéma, j'ouvris, le 25 octobre 1895, la vessie, par une incision haute, après l'avoir dilatée, au préalable, par un cathéter de substance molle, fait exprès pour la circonstance (je l'introduisis dans la fistule vésicale), et par un énergique tamponnement. Je séparai alors, les uns des autres, les replis pré-vésicaux et le péritoine, le plus possible vers le haut, et je fis, au moyen de pinces à boucles, deux replis de la paroi vésicale (dirigés de haut en bas et de droite à gauche). J'ai incisé la vessie au point le plus déclive et j'y introduisis une sonde de Nélaton de moyenne grandeur; je réunis ensuite les deux plis, au-dessus du cathéter, au moyen d'une suture de Lembert, et je fis, pour plus de sûreté encore, une suture continue par-dessus. Je tirai alors la partie supérieure du nouveau canal, à travers le rectum, et je le fixai avec quelques points. Alors, ferme-

ture de la plaie abdominale et léger tamponnement de la
cavité de Retzuis. Le cathéter fut placé à demeure, l'urine
s'écoula, grâce à lui et à la fistule vésicale. Le 6e jour, le
tamponnement fut enlevé, le 12e jour la plaie était cicatrisée.

Le 14e jour, je recherchai la fermeture de la fistule
vaginale. Comme celle-ci était en partie cachée derrière la
symphyse, au milieu des cicatrices, je dus, tout d'abord, libérer la vessie, adhérente aux organes génitaux. Après réduc-
tion de l'ectropion de la muqueuse, je fermai la fistule avec
une suture de Czerny, et je libérai, vers le bas, suffisamment,
la muqueuse de revêtement, pour pouvoir, commodément,
couvrir avec elle, la fistule fermée.

La guérison s'ensuivit, sans qu'une seule goutte d'urine
coulât. Après guérison complète, j'enlevai la sonde, que je ne
plaçais qu'au moment de l'évacuation d'urine. Cela arrivait
environ toutes les trois heures. Dans la suite, les urines furent
supportées, ordinairement, cinq heures et même plus longtemps.

C'est seulement dans les cas de sur-distension de la vessie, que quelques gouttes d'urine s'écoulent par le nouvel
urèthre. Ce dernier est bien long de 4 centimètres, comme on
peut s'en convaincre, par l'introduction de la sonde. L'urine
est légèrement trouble, mais, parfois, complètement claire. La
malade est bien portante et n'a pas d'incommodités.

Je suis persuadé que l'opération de Witzel sera justifiée,
dans toutes les maladies de l'appareil urinaire. La discussion,
qui eut lieu, en présence de M. Olshausen, « sur l'uréthroplastie » roula sur la formation d'un nouvel urèthre (ce qui arrive
très rarement dans les affections de l'urèthre, quelle qu'en
puisse être la cause), et, surtout, sur le moyen de délivrer les
malades, de la principale souffrance, de celle qui les conduit
toujours vers un opérateur, à savoir l'incontinence. On ne
doit pas toujours, dans de tels cas, se lasser et lasser la
patience du malade, par de continuels et nouveaux essais
d'uréthroplastie de l'urèthre normal, mais établir, le plus tôt
possible, la fistule abdomino-vésicale de Witzel.

Dans les opérations, nécessitées par de grandes lésions de
l'urèthre ou de la paroi vésicale, l'uréthroplastie de Witzel doit

se recommander, quoique, d'après le précepte de Wiesinger, la voie extra-péritonéale soit bien meilleure.

De même, dans les incontinences dues à des douleurs internes incurables, je tiens pour démontrée, l'efficacité de la suppression de l'urèthre, avec ouverture de la vessie par l'opération de Witzel.

S'il est nécessaire de laisser une sonde à demeure, ou bien, si l'on doit introduire le cathéter, seulement au moment de provoquer une émission d'urine, l'avenir nous l'apprendra. Dans ce dernier procédé, le danger consiste à voir se fermer, peu à peu, le nouvel urèthre ; mais, en cas de besoin, il sera seulement nécessaire de laisser, à nouveau, le cathéter, pendant quelques jours. La sonde à demeure, par une irritation continuelle des parois du nouveau canal et de la vessie, peut être plus dangereuse que l'introduction de la sonde, souvent répétée.

Discussion. — M. MARTIN. Les communications et les démonstrations de M. Alberti sont très remarquables. Avec cela, les appréhensions naturelles me semblent disparues, si l'opération de Witzel se vérifie, pour les organes génitaux, comme elle s'est vérifiée pour l'estomac.

Nous étions toujours en peine, dans les cas où l'on devait suppléer à l'urèthre, parce que, après la création de ces urèthres artificiels, une sténose cicatricielle et une rétraction s'ensuivaient, qui faisaient de l'urèthre nouveau, un canal douloureux, impropre aux fonctions, grâce à la quantité de cicatrices. La fermeture, dans le cas de M. Alberti, est suffisante. C'est une heureuse idée que l'ouverture n'ait pas été faite, au niveau de la ligne blanche, mais dans la paroi musculaire. Je prierai le rapporteur de ne point perdre de vue la femme, et, si elle vient à être autopsiée (ce qui ne peut tarder longtemps, vu la récidive probable), de nous en faire une préparation. Du reste, j'ai acquis un agréable enseignement par cette communication.

Nous avons dit que, parfois, la cystostomie temporaire permettait de mener à bien une opération radicale, dans les néoplasies de l'urèthre et de la vessie. Les exemples précédents visaient, en effet, les *méats permanents*. Voici une observation de *méat hypogastrique temporaire*, que nous empruntons au Dr Reboul :

OBSERVATION LXXIV (Reboul).

Végétations polypoïdes de l'urèthre et de la vessie chez la femme. Ablation des tumeurs par uréthrotomie externe et taille hypogastrique. Méat hypogastrique temporaire. Guérison. (Annales des maladies des organes génito-urinaires, 1896.)

Le 17 *mai* 1894, une femme de trente-cinq ans entre, dans mon service de l'Hôtel-Dieu de Nîmes, pour des végétations polypoïdes de l'urèthre. L'affection a débuté, quelques mois auparavant, déterminant, tout d'abord, de simples démangeaisons, puis, des fréquences de la miction, et, enfin de la dysurie. Depuis trois ou quatre semaines, la dysurie a augmenté ; il se produit, pendant la miction, des hémorrhagies abondantes.

A son entrée, la malade présente, au niveau du méat uréthral, une tumeur végétante, du volume d'une noix, saignant au moindre contact. Au toucher vaginal, on sent que l'urèthre est très épaissi. Il y a rétention d'urine, nécessitant le cathétérisme qui, difficile, donne lieu, chaque fois, à une hémorrhagie, quoiqu'il soit pratiqué avec précaution, à l'aide d'une sonde en caoutchouc. Les urines sont purulentes et ammoniacales.

La sonde à demeure ne pouvant être supportée par la malade, on fait, trois fois par jour, le cathétérisme suivi de lavages vésicaux à la solution faible de nitrate d'argent.

Le 22 *mai*, j'excisai les végétations polypoïdes du méat au galvano-cautère. Constatant que ces polypes se prolongent dans l'urèthre, j'incise la paroi inférieure du canal, et enlève, à la curette et au galvano-cautère, ces tumeurs, qui étaient limitées à l'urèthre, et ne se propageaient pas vers le col vésical. Suture de l'urèthre par deux plans de suture au catgut et à la soie. Sonde à demeure.

Lavages vésicaux avec une solution de nitrate d'argent, puis d'acide borique. Suites normales.

Le 7 *juin*, la malade sort guérie de l'hôpital. On ne constate aucune récidive, plus de signes de cystite.

Le 20 *octobre*, la malade entre, de nouveau, à l'Hôtel-Dieu. L'état général est mauvais : fièvre le soir, amaigrissement. Elle présente une rétention complète, avec miction par regorgement. La vessie atteint l'ombilic. Le cathétérisme, difficile, douloureux, détermine une hémorrhagie uréthrale. Urines ammoniacales, purulentes. Au niveau du méat, on voit une volumineuse végétation polypoïde, sessile, saignant au moindre contact ; les parois uréthro-vaginales sont épaissies, probablement par des tumeurs semblables ; la miction est impossible. Cathétérisme trois fois par jour, avec lavages vésicaux, au nitrate d'argent ou à l'acide borique.

Le 30 *octobre*, les urines sont très améliorées, une deuxième intervention est possible. La précédente opération, ayant été suivie de récidive, et les parois vésicales paraissant aussi envahies par les végétations polypoïdes, je décide de faire une taille hypogastrique, afin d'enlever les tumeurs de la vessie ; et s'il y a lieu d'établir un méat hypogastrique temporaire pour dériver le cours de l'urine, et donner à l'urèthre un repos complet. Sous cette influence, les végétations doivent diminuer, et se réduire à de petites tumeurs, peu vasculaires, facilement curables.

Le 2 *novembre* 1895, opération sous le chloroforme, taille hypogastrique. La surface extérieure de la paroi antérieure de la vessie est tapissée de grosses veines variqueuses. Les parois vésicales sont épaissies et sclérosées. La vessie ouverte, je constate que la paroi antérieure et le col sont couverts de grosses végétations, que j'excise au ciseau. Cautérisation, au galvano-cautère, de leur base d'implantation. Après lavage, j'établis un méat hypogastrique, et installe les tubes de Périer-Guyon. Les lavages vésicaux sont continués.

Le 9 *novembre*, les végétations de l'urèthre ont diminué, elles ne saignent plus. Les urines contiennent moins de pus.

16 *novembre*. Suppression du siphon, qui est remplacé par une sonde en caoutchouc. Les végétations de l'urèthre et du méat ont encore diminué de volume, les urines ne contiennent ni pus, ni sang. L'état général est très amélioré.

9 *décembre*. Je supprime la sonde hypogastrique, et installe

dans l'urèthre, une sonde à demeure. Il y a encore, au niveau du méat, une végétation, petite, et non saignante.

Le 21 *décembre*, la malade sort de l'hôpital, le méat hypogastrique est fermé.

Je revois la malade le 8 mai 1896. Plus de tumeurs. Les parois de l'urèthre sont indurées : il s'est produit un rétrécissement fibreux. Dilatation avec les bougies métalliques.

En septembre 1896, la miction est à peu près normale, la malade est cependant obligée de faire un certain effort, au début de la miction. L'urèthre admet un bénigné n° 50. Pas de récidive des végétations polypoïdes.

Malgré tous les efforts, et malgré l'aide que fournit au traitement radical la cystostomie, qui permet de reculer les limites des interventions curatives, il est des tumeurs inopérables de l'urèthre et de la vessie, chez la femme. S'accompagnent-elles de douleurs, de rétention, d'hématuries, la cystostomie, comme chez l'homme, sera le traitement palliatif. Sauf dans les cas très rares, où le néoplasme siège sur la paroi vésicale antérieure, nous croyons que le méat sus-pubien est préférable à la taille vaginale. Lorsqu'il occupe le bas-fond, ce qui est la règle, et *a fortiori* l'urèthre, la voie abdominale est seule possible. Elle a l'avantage de supprimer toute irritation locale et de donner, ainsi, une plus longue survie.

Nous devons à Lagoutte deux observations de cette variété.

OBSERVATION LXXV (Lagoutte).

Disparition des douleurs et des hématuries après cystostomie sus-pubienne, pour cancer inopérable de la vessie. (Thèse Hahn, *loc. cit.*)

Femme âgée.

Hématuries abondantes et douleurs de cystite très intenses.

Le 25 décembre 1895, taille sus-pubienne avec désinsertion des grands droits et résection d'un fragment du pubis, de façon à créer une voie, aussi large que possible, pour enlever le néoplasme en totalité.

Enorme tumeur, sessile, remplissant toute la cavité vésicale, à tel point qu'il était difficile de passer le doigt entre elle et les parois de la vessie.

Ne pouvant faire l'ablation du néoplasme, on dut se borner à un traitement palliatif : la cystostomie sus-pubienne.

Les résultats immédiats furent excellents, en ce sens que les hémorrhagies et les douleurs disparurent.

La malade a succombé, quatre mois après l'opération, en présentant des accidents d'urémie.

OBSERVATION LXXVI (Lagoutte).

Disparition des hématuries après cystostomie sus-pubienne, pour cancer intra-vésical inopérable.

Femme âgée de soixante-dix ans, présentant depuis longemps des hématuries.

Lorsque le Dr Lagoutte la vit pour la première fois, elle tait atteinte de rétention complète et d'infection urinaire. T. 39°5.

Le 4 février 1896, cystostomie sus-pubienne, permettant de constater, sur la paroi postérieure de la vessie, une tumeur ulcérée, de la largeur d'une pièce de cinq francs.

Les accidents immédiats cessèrent, et entre autres les hématuries, mais la malade, profondément cachectique, et épuisée par une infection déjà ancienne, succombait quinze jours après l'opération.

TUBERCULOSE VÉSICALE

Le traitement chirurgical est indiqué, comme chez l'homme, pour combattre des accidents infectieux, des hémorrhagies, mais surtout, pour lutter contre des douleurs intenses, et des mictions fréquentes, cause de nouvelles souffrances. Trois procédés ont été proposés : la dilatation du col vésical, la colpo-cystostomie, et la cystostomie sus-pubienne.

La dilatation digitale ou instrumentale du col est un procédé simple, que nous pratiquons ordinairement, avec une pince hémostatique à bords mousses dont nous ouvrons progressivement les anneaux. Nous introduisons alors le petit doigt, puis l'index, jusque dans la vessie.

Les résultats obtenus, dans les cystites tuberculeuses, par la dilatation sont loin d'être satisfaisants (Hartmann). Les symptômes (douleur, hématurie, envies fréquentes d'uriner) ont même, quelquefois, augmenté d'intensité avec l'intervention. La dilatation, en effet, ne peut donner qu'un résultat temporaire, l'urèthre reprenant ses fonctions, plus ou moins rapidement, en totalité, ou en partie. Le spasme de la vessie ne nous paraît pas aussi efficacement combattu par la dilatation, même répétée, que par la taille vésicale. Toutes les fois que nous avons employé la dilatation, nous n'avons obtenu qu'une amélioration passagère. Cette méthode nous paraît donc d'une efficacité douteuse, si elle a pour elle les avantages de la simplicité.

La colpo-cystostomie fait disparaître les hématuries congestives (Tuffier), elle permet l'écoulement incessant de l'urine. C'est une opération, tout à la fois innocente, excellente, et très appréciable dans ses résultats immédiats. Mais, elle est passible de quelques objections, dans ses suites éloignées.

L'urine, en effet, s'écoule constamment, et, en supposant même, qu'à un moment donné, la vessie soit devenue tolérante pour une certaine quantité de liquide, la continence urinaire ne peut s'établir. D'autre part, l'urine altérée enflamme les tissus voisins, les grandes lèvres, la vulve, la partie supérieure des cuisses, etc.

La principale objection à la cystostomie vaginale nous paraît être, cependant, la difficulté de maintenir à la fistule vésico-vaginale, des dimensions convenables. On a bien proposé différents moyens, dont le meilleur serait la mise à demeure, d'un drain traversant le col et l'orifice de nouvelle formation. Ce drain en anse serait maintenu, pendant le temps nécessaire à la réunion des bords de la muqueuse vésicale avec ceux du vagin.

Malheureusement, malgré ces divers artifices opératoires, l'ouverture tend, constamment, à se rétrécir et à se fermer. Il ne faut pas oublier que les conditions sont tout autres que dans une fistule vésico-vaginale pathologique. Car si, dans cette dernière, la plaie existante n'a aucune tendance à se cicatriser, et si le chirurgien est, souvent, dans la nécessité de combiner des efforts persévérants et répétés, pour en amener l'occlusion, elle le doit à la perte de substance, plus ou moins étendue, de la cloison vésico-vaginale. Il en est tout autrement, dans la colpo-cystostomie, où l'on crée, simplement, une solution de continuité.

Enfin, dans cette opération, l'examen de la cavité vésicale, les manœuvres, qui peuvent être nécessaires, sont beaucoup moins facilement exécutées, que dans l'ouverture sus-pubienne.

Nous croyons donc, pour ces différentes raisons, que le méat hypogastrique doit prendre rang, chez la femme, dans le traitement des symptômes graves de la tuberculose vésicale. Lorsque la dilatation du col ne suffit pas pour calmer les douleurs, nous préférons le méat abdominal au méat vaginal.

FISTULES URO-GÉNITALES

Ces fistules sont divisées, ordinairement, en : *fistules curables, ou incurables.*

On range, dans la première catégorie, celles qui peuvent être oblitérées par une opération directe. Qu'elles soient vésico-vaginales, uréthro-vaginales, etc..., leur traitement fut bien établi, par von Ronhuysen, Jobert, Bozeman, etc. Leur guérison est obtenue, soit par suture après avivement, soit par autoplastie.

Mais, les difficultés sont parfois considérables, lorsque les fistules sont élevées, lorsqu'un ou plusieurs échecs précédents ont suivi des interventions laborieuses, lorsque les débridements profonds, la dilatation vaginale et l'abaissement de l'utérus sont impraticables.

Avant de déclarer incurables de telles infirmités, peut-être, pourrait-on, à l'exemple de Pousson, essayer la cystotomie préliminaire. Nous préférerions la cystostomie temporaire. Voilà une première indication de cette intervention, dans les fistules vésico-vaginales.

Quelquefois, l'urèthre et le col sont largement détruits, le vagin est rempli de cicatrices, les tissus qui avoisinent la perte de substance sont altérés. La suture ou l'autoplastie n'offrent alors aucune chance de réussite, la fistule est *incurable*, même avec l'aide de la cystostomie préliminaire. L'adhérence aux os du bassin, la destruction complète de la lèvre antérieure du museau de tanche, qui peut entraîner la blessure du péritoine, contre-indiquent souvent toute tentative d'oblitération directe. Les fistules urétérales, soit dans le vagin, soit dans le col, présentent aussi des difficultés particulières de traitement. Leur oblitération expose même à des dangers, pour peu que l'opération compromette la perméabilité des uretères. On est donc réduit à leur appliquer la méthode indirecte. Il est enfin des fistules, primitivement curables, qui deviennent incurables, par suite des opérations pratiquées sans succès, pour les oblitérer.

On rencontre ainsi de nombreuses fistules, que l'on ne peut guérir directement. Pour y remédier, divers procédés d'oblitération indirecte ont été proposés.

Ce sont : l'épisiorrhaphie (Vidal), la colporrhaphie ou colpocléisis (Simon), l'hystéró-cléisis (Jobert), l'occlusion vaginale combinée à la fistulisation recto-vaginale (Rose), etc...

Dans toutes ces méthodes, l'urine s'accumule, au préalable, dans le réservoir vésico-vagino-utérin. De là, elle s'écoule par un canal rudimentaire et incontinent, soit creusé aux dépens des débris de l'ancien urèthre, soit créé, de toutes pièces, aux dépens des petites lèvres, ou des parois vaginales. Nous ne parlons pas, bien entendu, de l'urétéro-cysto-néostomie de Bazy et Novaro, qui est une excellente opération, mais non applicable à toutes les fistules.

On a pensé qu'il y aurait avantage à établir un urèthre contre nature sus-pubien, après leur oblitération indirecte. C'est là, la seconde indication de la cystostomie sus-pubienne, dans les fistules uro-génitales. Tandis que la première indication rappelée précédemment réclamait une cystostomie temporaire, il s'agit ici d'un méat hypogastrique permanent.

Cystostomie temporaire. — La cystostomie préliminaire, appliquée au traitement des fistules vésico-vaginales, aurait été proposée par Folet. Elle fut pratiquée, pour la première fois, par Trendelenburg. Bumm, Bar-

denheuer, Rosenthal, Mac-Gill, etc., ont obtenu, plus
tard, des guérisons, grâce à ce procédé, sur lequel l'attention a été particulièrement appelée, en France, par
Pousson (*Archiv. provinc. de Chirurgie*, 1894).

Cet auteur, comme ses prédécesseurs, fait la simple
taille, mais avec drainage consécutif, pratique importante, en l'espèce. Car, elle assure l'écoulement des
urines, facilite, par cela même, la réunion de la suture
et permet, enfin, l'élimination des fils, qui ont été placés
dans la vessie. Nous pensons que le drainage serait plus
efficacement réalisé par la cystostomie. Cette intervention, outre les avantages signalés, arrête mieux l'hémorrhagie post-opératoire (*Ziembecki* (1892), *Pousson*), par
le mécanisme, que nous avons déjà, maintes fois, mentionné, après Tuffier (1885).

Dans l'observation LXXVII, Pousson a relaté une cystostomie préliminaire pratiquée pour la guérison d'une
fistule uréthro-vésico-vaginale.

OBSERVATION LXXVII (Pousson).

*Fistule uréthro-vésico-vaginale, chez une petite fille. Cystotomie
sus-pubienne. Fermeture de la fistule par la vessie. Guérison
avec persistance de la fistule uréthro-vaginale.*

H..., seize ans, d'assez chétive apparence. Il y a deux ans,
le professeur Piéchaud l'a opérée d'un calcul vésical qui,
après avoir ulcéré la cloison vésico-vaginale, faisait saillie
dans le vagin.

Depuis, la malade perd constamment ses urines. A deux
reprises différentes, on a tenté l'oblitération de la fistule par
le vagin. Ces tentatives ont échoué.

Lorsque je la vois, en septembre 1892, je la trouve pâle,
amaigrie, peu développée pour son âge. Elle passe toutes ses
journées assise sur une chaise ; aussi est-elle profondément
triste.

Examen des parties : Gonflement œdémateux des grandes lèvres, qui forment deux bourrelets saillants, fermant la vulve. Les téguments de ces grandes lèvres sont sains extérieurement ; mais, au niveau de la commissure inférieure, l'écoulement incessant de l'urine a déterminé des ulcérations, se prolongeant sur le périnée, qu'elles raviment profondément. De la fourchette à l'anus, sillon ulcéré, profond, à bords taillés à pic et recouverts d'un enduit muqueux, imprégné de sels calcaires. L'écartement des grandes lèvres montre leur face interne et toute la vulve, tapissées d'une couche muco-purulente, grisâtre, infiltrée de sels phosphatiques.

Par le toucher vaginal, on reconnaît un orifice vésico-vaginal, admettant l'extrémité du petit doigt, qui pénètre dans le réservoir urinaire. Il est facilement senti, à travers l'hypogastre déprimé.

En arrière de l'angle postérieur de la fistule, éperon d'un centimètre de largeur environ, séparant cet angle postérieur du fond du vagin. Ce conduit, malgré la dilatation antérieure, exigée par les deux tentatives opératoires, n'a guère un diamètre supérieur à 2 cent. et demi ; je ne puis donc voir que très imparfaitement la fistule. En examinant le vestibule, je constate, *de visu*, que la paroi inférieure de l'urèthre a été détruite. Il existe une fistule uréthro-vaginale, continue avec la fistule vésico-vaginale.

Je ne songe pas à renouveler les tentatives d'oblitération directe par le vagin. Je préfère opérer, en me créant une voie d'accès vers la fistule, par l'ouverture sus-pubienne de la vessie.

Opération, le 27 septembre 1892. Chloroforme. Désinfection. Vagin distendu par une boule d'ouate, de façon à former un plan résistant. Incision sus-pubiennne de 5 centimètres.

Le tampon vaginal n'offre pas assez de résistance, pour que je puisse relever le cul-de-sac péritonéal avec l'ongle. J'introduis le doigt dans la vessie, en passant par la fistule vaginale. Sur ce doigt, soulevant la paroi vésicale antérieure, je relève le cul-de-sac péritonéal. Malgré la position de Trendelenburg, la séreuse doit être maintenue par un aide, car elle est poussée par les anses intestinales, et tend à faire saillie dans le champ opératoire.

J'incise la vessie, sur mon doigt, sur une longueur de 4 centimètres et je passe, de suite, un fil dans chaque lèvre, pour les soulever et les écarter.

Deux aides maintenant ces fils suspenseurs, j'avive les deux lèvres de la fistule, avec un bistouri boutonné, au tranchant duquel mon doigt, introduit dans le vagin, présente successivement chacune de ces lèvres.

L'avivement achevé, je dispose les fils de catgut. Une aiguille à chas, presque droite, armée d'un catgut n° 0, est passée dans la lèvre gauche de la fistule, à une bonne distance de son bord libre ; puis, son extrémité, saillante dans le vagin, est saisie avec une pince et entraînée hors de la vulve. Un des chefs du catgut sort par la vulve, et l'autre par l'ouverture vésicale. Le chef, qui sort par la vulve, est alors ramené dans la lèvre droite de la fistule vésico-vaginale par un fil de soie auquel on le noue et qui a été passé dans cette lèvre avec une aiguille qu'on fit pénétrer par l'ouverture hypogastrique. Deux autres anses de catgut sont passées, de la même manière. Les trois fils sont alors noués dans l'intérieur de la vessie, sans aucune difficulté. La fistule vésico-vaginale est oblitérée.

Reconstitution alors de la paroi inférieure de l'urèthre. Je commence par refaire le méat, ce qui est très facile, grâce à l'existence, de chaque côté, d'une petite languette de tissu, dont je n'ai qu'à aviver et à suturer les bords, avec deux crins de Florence. La réfection du corps du canal est plus difficile ; j'y parviens, cependant, en avivant longitudinalement les parois du vagin, de chaque côté de la gouttière, et en les affrontant avec des fils de soie. Une sonde de caoutchouc a servi de moule à ce canal et assure la sortie des urines. Tubes Périer-Guyon dans l'orifice hypogastrique. Suture, au-dessus et au-dessous des tubes. Tamponnement du vagin, à la gaze iodoformée.

Suites et résultat. — Suites des plus simples. Température ne dépassa pas 38 degrés ; pas de choc opératoire. Au neuvième jour, la sonde et les tubes Périer-Guyon, qui avaient parfaitement fonctionné, furent enlevés. Vers le quinzième jour, les fils de la suture uréthrale se désunirent, mais, la fistule vésico-vaginale resta oblitérée. Je me proposai de tenter, à nouveau, la reconstitution du canal, mais je n'ai pas eu l'occasion de revoir la malade.

Cystostomie permanente. — La seconde indication de la cystostomie, dans les fistules uro-génitales, vise les affections incurables, du fait de certaines conditions, dont nous nous sommes occupés précédemment. Pour pallier à cette infirmité, on a proposé l'occlusion du vagin, suivie de l'établissement d'un méat sus-pubien définitif, qui assurerait, ainsi, la dérivation de l'urine.

En 1891, dans sa thèse, Frœlich (de Strasbourg), étudiait les procédés de cure radicale après la destruction totale de l'urèthre chez la femme. Il citait déjà, comme un procédé d'exception, la fistule sus-pubienne, qu'il nommait, procédé de Rutenberg (1875). Ce dernier auteur avait, en effet, conseillé de remplacer le canal de l'urèthre par une fistule hypogastrique, et de fermer l'orifice de communication entre le vagin et la vessie. Il ne pratiqua pas l'opération, mais il réfutait les objections qu'on pouvait lui opposer. Il pensait parer à l'incontinence du nouveau méat, par une pelote reliée à une ceinture abdominale.

En 1879, Werth, assistant du professeur Litzmann, à Kiel, exécuta cette opération sur une malade âgée de trente et un ans, qui avait du pus dans les urines, et qui, ayant été atteinte, quelques jours auparavant, d'un phlegmon péri-utérin, avait subi une tentative de restauration uréthrale qui avait échoué. Comme détail opératoire, deux ballons en caoutchouc, placés dans la vessie pour la dilater, éclatèrent et déchirèrent la muqueuse vésicale. Le résultat fut mauvais : « Car, dit Werth, il y avait déjà de la pyélo-néphrite, un phlegmon péri-utérin, et la malade fut atteinte d'appendicite. »

En 1889, Coppens, préconisait la taille sus-pubienne dans le traitement des fistules, qu'elles fussent curables ou incurables. Il ne citait pas, il est vrai, d'observation.

Nous avons eu l'occasion de pratiquer un méat hypogastrique permanent, pour une fistule vésico-vaginale incurable. Nous l'avons associé à une épisiorrhaphie. Les détails opératoires, les indications de cette méthode, qui doit, évidemment, être considérée comme exceptionnelle, ont été rapportés dans la thèse de A. Thiollier[1]. Le procédé se compose de deux interventions successives, à un intervalle plus ou moins éloigné.

Dans une première opération, nous fîmes la cystostomie sus-pubienne, afin d'établir, dans la région hypogastrique, un canal de dérivation. La seconde opération, qui n'était autre que l'occlusion complète de la vulve, devait s'opposer au passage de l'urine, par la voie qu'elle avait suivie jusqu'alors.

Nous cherchions, en somme, par cette occlusion et la création d'un urèthre sus-pubien, à constituer une nouvelle cavité vésicale, dont l'évacuation pouvait être réglée. De toute façon, elle ne devait pas être simplement, pour l'urine, un lieu de passage.

En 1895, Emmet, dans un cas analogue, fit également la cystostomie[2]. L'idéal de la double opération, que nous proposions, était d'obtenir un urèthre sus-pubien continent. Nous manquons d'observations pour juger du résultat éloigné. Il nous semble, cependant, que, chez les femmes qui ont eu des enfants, et dont la ligne blanche sous-ombilicale est distendue, les conditions de continence du nouvel urèthre (continence dans le mécanisme de laquelle les grands droits, rapprochés l'un de l'autre, doivent

---

1. A. Thiollier. Thèse de Lyon, 1894. De la création d'un urèthre contre nature sus-pubien, après fermeture de la vulve, dans les fistules vésico-vaginales incurables.

2. Emmet. Cystostomie dans les fistules vésico-vaginales incurables, *American Journal of Obstetric*, mai 1895, et *Traité des maladies des femmes*, 1897.

jouer un certain rôle), sont moins favorables que chez l'homme.

Quelle que soit la fonction du nouveau méat, et alors même qu'il y aurait incontinence, un urinal sus-pubien serait plus facilement appliqué et supporté qu'un urinal vulvaire. D'autre part, l'opérée, par certains soins de toilette qui lui sont plus faciles, peut mieux se mettre à l'abri des multiples inconvénients, des dangers locaux d'une incontinence complète, telle qu'on l'observe dans les fistules vaginales.

La nouvelle cavité vésicale est, en grande partie, constituée par le vagin et par le col de l'utérus ; c'est dire, que chez les femmes encore réglées, le sang menstruel s'écoule par le nouvel urèthre. Cet *antre vésico-vagino-utérin*, exige des lavages, des irrigations fréquentes par le méat hypogastrique. Il faut lutter contre les accidents de stagnation et d'infection qui se traduisent fréquemment, dans leur forme la plus atténuée, par des calculs phosphatiques. L'urèthre sus-pubien est une voie toute ouverte pour leur extraction.

Nous donnons ici cette observation personnelle :

OBSERVATION LXXVIII (A. Poncet).

Création d'un méat hypogastrique permanent avec occlusion de la vulve, pour une fistule uréthro-vésico-vaginale incurable.

B... (Marie), trente-cinq ans, journalière. Entrée le 8 juillet 1893, salle Sainte-Anne, Hôtel-Dieu de Lyon.

Rien de particulier dans les antécédents héréditaires. Rachitisme dans l'enfance, a marché à un an. A l'âge de trois ou quatre ans, la marche devint impossible, des déformations rachitiques apparurent. La marche se rétablit peu à peu, mais avec une légère claudication.

Réglée à vingt ans, régulièrement. A vingt-quatre ans,

devient enceinte ; grossesse fut normale. Accouchement au neuvième mois. Rétrécissement très marqué du bassin. Les douleurs durèrent sept jours ; le sixième jour un médecin avait été appelé, mais il ne put, paraît-il, appliquer le forceps. Abandonnée à elle-même, la malade accoucha, vers la fin du septième jour, d'un enfant mort. Les suites de couches furent simples.

Peu de temps après son accouchement, la malade s'aperçut qu'elle perdait toutes ses urines.

Trois mois plus tard, elle entrait à l'Hôtel-Dieu dans le service de M. Poncet. On constatait alors une fistule, qui comprenait l'urèthre et la vessie, dont elle avait détruit le col. M. Poncet essaya de fermer la fistule par une opération directe. La malade fut un peu améliorée, et quitta l'hôpital.

Elle y rentra de nouveau plus tard, mais sans tirer plus de bénéfice de son second séjour à l'Hôtel-Dieu que du premier, quoiqu'on ait fait encore quelques tentatives opératoires.

Elle rentre une troisième fois, le 8 juillet 1893.

En présence de l'immobilité de son infirmité, M. Poncet lui propose l'occlusion vulvaire et la création d'un urèthre sus-pubien. Elle accepte, voulant, dit-elle, « en finir avec sa triste situation ».

Le 13 juillet, la cystostomie sus-pubienne est pratiquée. Suites simples.

Elle subit plus tard cinq autres interventions qui avaient pour but de fermer complètement la vulve ; la dernière a été faite le 20 mars.

Pendant trois mois, la malade n'a pas perdu d'urine par la vulve ; quant au méat hypogastrique, son incontinence est à peu près complète. On régularise l'écoulement de l'urine par une sonde de Pezzer placée dans la vessie.

Au commencement de mai, on applique à la malade un appareil, qui doit lui permettre de garder ses urines pendant un certain temps. Elle est prise, dans la nuit, d'un pressant besoin d'uriner, elle fait de violents efforts, et le lendemain elle s'aperçoit qu'elle perd de nouveau par la vulve. Ce suintement ne se produit que lorsqu'elle marche ou fait des efforts. Il est dû à une double fistulette, siégeant à la partie supérieure de la suture des petites lèvres.

A la fin de mai, M. Poncet fait une nouvelle intervention oblitérante, il réunit par une incision les deux petits orifices, et avive le pourtour, sur une largeur de 15 à 20 milimètres. Suture profonde avec fils de catgut. Suture superficielle avec fils métalliques. Pansement avec couche épaisse de poudre d'iodoforme. A partir de ce moment, les urines passent, à peu près en totalité, par le méat sus-pubien qui est incontinent. De temps à autre, cependant, un léger suintement se produit à la vulve. L'incontinence exige le port d'un urinal. La malade, bon juge en la matière, se déclare satisfaite. Elle n'est plus incommodée comme autrefois par l'écoulement de ses urines; elle peut prendre aisément les soins de propreté, nécessaires.

On voit, par cet exemple, que le méat hypogastrique définitif, combiné à l'occlusion de la vulve, peut améliorer la situation des malheureuses femmes, atteintes de fistules vésico-vaginales incurables. La cystostomie crée, chez elles, une nouvelle fonction, qui s'exécute plus facilement, et dans des conditions meilleures.

PARALYSIES DE LA VESSIE

Nous englobons, sous cette dénomination, les paralysies traumatiques ou autres, par lésions des centres nerveux, et aussi certaines variétés de paralysie : *paralysie essentielle*, survenant en dehors de tout obstacle prostatique, uréthral, par un mécanisme encore bien mal connu.

Quelle que soit, du reste, dans un cas comme dans l'autre, la pathogénie *de la vessie forcée*, l'indication de pratiquer la cystostomie peut se présenter, en raison de la facilité de l'infection, de sa marche ascendante. Jusqu'à présent, nous n'avons pas eu l'occasion d'y recourir chez

ces paralytiques vésicaux, mais, voici une très curieuse
observation de *paralysie essentielle*, dans laquelle cette
opération, faite en temps opportun, aurait pu, très probablement, ramener la contractilité de la vessie, s'opposer
à la pyélo-néphrite, et peut-être, guérir le malade, dont
la situation est actuellement des plus graves. Nous
l'avons examiné ces jours-ci, avec notre collègue L.
Bérard, qui nous a transmis les détails suivants :

OBSERVATION LXXIX (L. Bérard).

*Paralysie vésicale complète depuis onze ans, chez un homme
âgé aujourd'hui de quarante-deux ans. Pas de blennorrhagie, pas de rétrécissement. Examen répété et approfondi
du système nerveux a toujours été négatif. Troubles urinaires ont débuté à l'âge de vingt-cinq ans, par de la rétention progressive, que le malade, fort intelligent, attribue à
une retenue d'abord volontaire de ses urines, pour satisfaire
à certaines exigences sociales. Infection vésicale par le cathétérisme depuis 1888. Pyélo-néphrite depuis 1892. Actuellement, pyélo-néphrite suppurée. Pyo-néphrose droite. Néphrotomie droite.*

Ce malade, âgé de quarante-deux ans, est indemne de
toute affection héréditaire ou antérieurement acquise, en
rapport avec les accidents actuels : ni tuberculose, ni blennorrhagie, ni syphilis, ni tare nerveuse.

Les troubles urinaires ont débuté à l'âge de vingt-cinq ans,
par de la rétention progressive, que ce malade, fort intelligent et qui s'analyse fort bien, attribue à une retenue,
d'abord volontaire de ses urines, pour satisfaire à certaines
exigences sociales. Nous répétons que l'examen répété et
approfondi de son système nerveux a toujours été négatif.
Le calibre de son urèthre a toujours été normal, et le cathétérisme des plus faciles.

En 1888, alors qu'il n'urinait *plus déjà depuis des années*,
sans faire d'efforts abdominaux, comparables à ceux de la
défécation, il reçut d'un médecin l'indication d'évacuer, aussi

régulièrement que possible sa vessie, par le cathétérisme.
Mais, faute de précautions antiseptiques suffisantes, au bout
de quatre jours il s'était infecté; et jamais, depuis ce moment, les urines n'ont été claires, malgré que des lavages
prolongés aient été pratiqués de bonne. heure. Jusqu'en
1892, les reins paraissent intacts : cette année-là, leur infection par voie ascendante est réalisée; plusieurs coliques
néphrétiques, avec expulsion de graviers phosphatiques,
en témoignent. Toutefois, jusqu'en 1894, le rein droit seul
semble en cause; le gauche n'a été douloureux spontanément que très rarement, et sans persistance des phénomènes.
A droite, au contraire, le rein est constamment sensible,
lourd; le malade dit qu'il le sent de plus en plus volumineux,
bien que depuis 1895 les coliques néphrétiques se soient
beaucoup espacées, pour cesser à la fin de 1896. Tentative
infructueuse de désinfection par la sonde à demeure.
A la même époque, la température, jusque-là oscillante
entre 38°5 et 37°, monte tous les soirs à 38°5, 39 et 39°3;
l'état général s'altère, sans toutefois que le tube digestif en
subisse fortement le contre-coup, et sans troubles cardio-
vasculaires appréciables. A aucun moment il n'a été possible de déceler le moindre stigmate de tuberculose dans
le testicule, la prostate, le poumon ou les autres viscères;
pas de bacilles dans l'urine. Jamais il n'y a eu d'hématuries.
   Depuis un an, le malade en est réduit à se sonder quatre
fois par jour, chaque fois avec lavage de la vessie à l'eau
boriquée ou au nitrate à 1 p. 1000 (une fois par jour).
L'odeur de l'urine est nauséabonde; la première moitié de
chaque miction est constituée par du pus verdâtre, à peu près
pur, la seconde moitié, par un liquide louche, encore très
odorant. Depuis quelques mois, les mictions de la journée,
surtout après la station debout prolongée, sont beaucoup
moins abondantes que celles de la nuit, comme s'il y avait de
la pyo-néphrose intermittente. Et de fait, l'examen des deux
reins montre le droit distendu, du volume d'une tête d'enfant, tandis que le gauche est seulement sensible à la pression profonde, mais non perceptible au doigt. Après un
séjour de quelques heures au lit, le rein droit paraît moins
gros, les douleurs qu'il occasionne sont moins vives, et la

quantité des urines et du pus augmente notablement, comme si une coudure de l'uretère était momentanément supprimée. En moyenne, le malade urine 2 litres à 2 litres et demi par jour, dont le tiers de pus presque pur. Malgré cette pyurie si abondante, la muqueuse vésicale ne réagit par aucun phénomène douloureux; elle est même à peu près insensible au contact.

Le 8 mars dernier, nous avons pratiqué chez ce malade (A. Poncet et L. Bérard) une large ouverture du rein droit, adhérant par une coque fibreuse très épaisse à la paroi lombaire. Un grand verre de pus épais, fétide, s'est écoulé au dehors. Il occupait le bassinet anormalement distendu avec refoulement et atrophie de la substance rénale.

Trois jours après cette néphrotomie, la température qui, le lendemain de l'opération, s'était élevée à 40°3, devenait presque normale. Les urines ne contiennent à peu près plus de pus. Elles se clarifient de jour en jour, tout en restant alcalines, ammoniacales, et elles n'ont plus l'odeur repoussante qui existait avant l'opération.

En même temps que l'état local, l'état général s'est heureusement modifié. Pour le moment, la déchéance hectique paraît conjurée et il est permis de penser, qu'un jour peut-être, si le malade retrouve la santé, une action directe (cystostomie temporaire) sur la vessie paralysée trouvera son indication, qui était si nette, il y a quelques années, avant la pyélonéphrite ascendante.

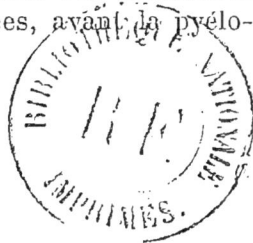

INDEX BIBLIOGRAPHIQUE

PAR ORDRE ALPHABÉTIQUE

Adenot. — Cystostomie, pour rétrécissement de l'urèthre, compliqué d'infection urinaire (Ann. des mal. des organes génito-urin., 1895, p. 621).

Albarran. — Traité des tumeurs de la vessie, Paris, 1892.

— Epithélioma primitif de l'urèthre (Association française d'urologie, 1894).

— Association française d'urologie, 1896.

Alberti. — Création d'une fistule oblique de Witzel (Berlin. klin. Woch., 7 septembre 1896).

— Cystostomie sus-pubienne, procédé de Witzel, pour cancer vulvaire ayant détruit l'urèthre et une partie de la vessie (Zeitschrift für Geburts, 4 mai 1897, p. 285).

Albertin. — Extrait des titres et travaux scientifiques, 1895.

Allina. — Traitement opératoire de l'hypertrophie de la prostate (Wien. med. Woch., 27 février 1897).

Antipas. — Cystostomie chez les prostatiques. Présentation et discussion à la Société impériale de médecine de Constantinople, 15 février 1899 (Sècoulis, Serpossian, Yaccoubian. Sècoulis, etc.).

Archangelskaia. — Cinquante cas de cystotomie sus-pubienne, dans la clientèle rurale (Vratch, 9 janvier 1897).

Assaky. — Dangers de la ponction sus-pubienne (Association française d'Urologie, 1896).

Audry. — Adénome inopérable de la vessie. Cystostomie sus-pubienne (Mercredi médical, 1er novembre 1893).

— Note sur l'autopsie d'un malade cystostomisé, huit mois auparavant, pour un néoplasme inopérable (Mercredi médical, 4 juillet 1894).

— Des cystites blennorrhagiques et de leur traitement opératoire (Arch. provinc. de chirurgie, 1894, t. III, 3).

— Cystotomie, cystectomie et cystostomie (Arch. provinc. de chirurgie, décembre 1897).

Auger. — Union médicale, 1865, p. 444.

Auneau. — De la cystostomie sus-pubienne. Thèse de Paris, 1895.

Banzet. — Traitement des cystites tuberculeuses. Thèse de Paris, 1897.

Barlow. — Bactériologie des organes urinaires. Thèse de Munich, 1893.

Bazy. — Méat hypogastrique, chez les prostatiques (Société de Chirurgie de Paris, 17 et 24 octobre, et 7 novembre 1894. Semaine médicale, 27 octobre 1894. Bulletin de thérapeutique, 15 février 1895).

— Du méat hypogastrique, chez les prostatiques (Bulletin général de thérapeutique, 15 juin 1896).

— Société de Chirurgie de Paris, 1896. Rapport sur un cas de cystostomie sus-pubienne de M. Mougeot.

— Société de Chirurgie de Paris, 9 février 1898. Rapport sur un cas de cysto-drainage de M. Dubrandy.

— et **Chevereau.** — Epithélioma primitif de l'urèthre. Emasculation totale. Cystite interstitielle. Méat hypogastrique. Guérison (Gaz. des hôpitaux, 27 juillet 1895).

Béghin. — Ponction hypogastrique (Bulletin Académie de médecine de Bruxelles, 1894, p. 188).

Bérard. — Cystostomie sus-pubienne temporaire pour gros calcul vésical. avec accidents infectieux (Arch. provinc. de Chirurgie, mai 1895).

— Cystectomie partielle et cystostomie, dans les tumeurs du dôme vésical (Société de Chirurgie de Lyon, décembre 1898).

Bert. — Traitement des ruptures de la vessie (Province médicale, 1898).

Bier. — Traitement de l'hypertrophie prostatique, par la ligature des artères iliaques internes (Bulletin médical, 9 janvier 1895).

Bjorn Hoderus. — Upsala Lakareföreningsföhrhandlinger, 1896-1897, p. 360 et 459. Quarante cas d'hypertrophie de la prostate traités par différentes méthodes opératoires, à la Clinique chirurgicale d'Upsala, de 1891 à 1896, dont vingt cas d'épicystostomie (Voy. : Ann. des mal. des organes génito-urin., juillet 1898, p. 718).

Blanc (Edmond). — Traitement chirurgical de la cystite tuberculeuse (Gaz. médicale de Paris, 28 juillet 1888).

Bœckel. — Gazette médicale de Strasbourg. 1884, p. 95.

Bonan. — De la création d'un urèthre contre nature, chez les prostatiques. Cystostomie sus-pubienne (Opération de Poncet, Mac Guire). Thèse de Lyon, 1892.

Bosset. — Taille hypogastrique dans la tuberculose vésicale (Limousin médical, septembre 1894).

Boud et **Tubby.** — Un cas de rupture extra-péritonéale de la vessie. Cystostomie sus-pubienne. Guérison (The Lancet, 12 décembre 1896).

Boutan. — De la cystostomie sus-pubienne à Paris. Thèse de Paris, 1893.

Bromfield. — Dangers de la ponction hypogastrique (Congrès de Berlin, 1892).

Bron. — Traitement chirurgical des prostatiques (Lyon médical, 6 mai 1894).

Cabot, Mac-Cormac. — Traitement des ruptures vésicales (Association américaine d'andrologie et de syphilologie de Whasington, 1891). (Voy. : Ann. des mal. des organes génito-urin., 1892).

Cabot. — Cancer de l'urèthre (New-York medical Journal, 31 août 1895, p. 278).

Cadiot. — Dangers de la ponction hypogastrique de la vessie. Thèse de Lyon, 1895.

Carlier. — Cystostomie, dans le phlegmon gangreneux de la verge. Guérison (Ann. des mal. des organes génito-urin., 1896, p. 981).

— A propos de deux observations de cancer de la prostate (Bulletin médical du Nord, 1893, p. 196).

— De la ponction sus-pubienne, dans la rétention aiguë d'urine (Echo médical du Nord, 7 mars 1897).

Chalot. — Traité de chirurgie et de médecine opératoires, Paris, 1897.

Chance (Arthur). — Le traitement opératoire de l'hypertrophie de la prostate (The Dublin Journal of medical science, avril 1894) (Voy. : Ann. des mal. des organes génito-urin., 1894, p. 918).

Chandelux et **Carle.** — Nouveau manuel opératoire de la cystostomie sus-pubienne (Province médicale, décembre 1898).

Chaput. — Manuel opératoire de la cystostomie sus-pubienne (Société de Chirurgie de Paris, 9 mars 1898).

Cheeseman. — Cystostomie sus-pubienne pour hémorrhagie vésicale (Medical Record, 23 juin 1894).

Chevalier. — La cystostomie sus-pubienne et la résection des canaux déférents (Association française d'urologie 1896) (Voy. : Ann. des mal. des organes génito-urinaires, novembre 1896, et p. 1064) (deux communications).

Clado. — Traité des tumeurs de la vessie, Paris, 1895.

Cleaves. — Un cas d'hémorrhagie vésicale, pendant la grossesse (New-York medical Record, mars 1892).

Coignet et **Poncet.** — Perforation du péritoine par un cathétérisme (Lyon médical, 17 janvier 1892).

Conner. — Le traitement opératoire des cancers des organes génitaux mâles (en particulier le cancer de la prostate). The operativ treatment of cancer of the male genital (Boston medical and surgical Journal, 18 juillet 1895, p. 69).

Coppens et **Folet** (de Lille). — De quelques applications de la cystotomie sus-pubienne (Bulletin médical du Nord, 1889, n° 2, p. 66).

Coullaud. — De la cystostomie idéale (Opération de Poncet, modifiée par M. Wassilieff). Thèse de Lyon, 1894.

Cuff. — A case of pathological rupture of the blader : operation : recowery (The Lancet, 6 février 1897, p. 378).

Curtillet. — De la cystostomie sus-pubienne, par le procédé de M. Wassilieff (Cystostomie idéale) (Gaz. des hôpitaux, 16 juillet 1894).

Davis. — Formation d'une fistule épicystique, dans l'hypertrophie prostatique (Medical News, 20 janvier 1894).

Debaissieux. — Un cas de cystostomie sus-pubienne, avec continence hypogastrique, chez un prostatique (Académie royale de Belgique) (Voy. : Ann. des mal. des organes génito-urin., janvier 1895).

Delagénière. — Plaie avec double perforation de la vessie. Laparotomie et cystostomie sus-pubienne. Guérison (Arch. provinc. de chirurgie, avril 1898).

Delagénière. — Extirpation de la muqueuse vésicale pour tuberculose de la vessie (Société de Chirurgie de Paris, 27 mars 1895 ; Discussion sur la cystostomie : Tuffier, Routier).

Delbet. — Quelques recherches expérimentales sur la vessie et sur l'urèthre (Ann. des mal. des organes génito-urin., mars 1892).

Delafosse. — Rétention d'urine, calculs vésicaux. Réflexions (Ann. des mal. des organes génito-urin., 1891, p. 660).

Delbru (Michel). — Des tumeurs de la région supérieure de la vessie. Thèse de Lyon, 1899.

Delore (X.). — De la fonction du nouvel urèthre (urèthre hypogastrique), chez les prostatiques anciennement cystostomisés. Thèse de Lyon, 1897, ouvrage couronné par l'Académie de médecine, prix Tremblay, 1898.

— Autopsie d'un ancien cystostomisé continent (Société des Sciences médicales de Lyon ; Lyon médical, 1897).

— Du méat hypogastrique, chez les prostatiques anciennement cystostomisés (Congrès pour l'avancement des Sciences, Saint-Etienne, 10 août 1897 ; Bulletin médical, septembre 1897).

— Indications de la cystostomie sus-pubienne d'urgence, chez les prostatiques (Gazette des hôpitaux, septembre 1897).

— Gazette des hôpitaux ; Archives provinciales de chirurgie. 1898 ; Société de médecine de Lyon, 1897.

— De la cystostomie sus-pubienne (Ueber cystostomia supra-pubica) (Centralblatt für die Krankheiten der Harn-und sexual-Organe, Dresde, 10 septembre 1898).

Delore (X.) et Molin. — Des fistules vésico-ombilicales tardives par persistance de la perméabilité de l'ouraque (Archives provinc. de Chirurgie, novembre 1898).

Desguin. — Rupture de l'urèthre ; cystostomie. Guérison (Bulletin Société médecine d'Anvers, août 1890).

Desnos. — Traité élémentaire des maladies des voies urinaires, Paris, 1897.

— Des opérations palliatives, chez les prostatiques (Congrès de Rome, 1894).

— Cystotomie et cystostomie, chez les prostatiques (Ann. des mal. des organes génito-urin., novembre 1893).

— Opérations palliatives contre le cancer de la prostate (Congrès de Chirurgie, 1896).

— Note sur un appareil de drainage, pour les fistules hypogastriques (Ann. des mal. des organes génito-urin., 1894, p. 903).

Després. — Société de Chirurgie de Paris, février 1894.

Diago (de la Havane). — Ponction vésicale hypogastrique, avec sonde à demeure, dans deux cas de prostate infranchissable, compliqués de fausse route. Guérison (Ann. des mal. des organes génito-urin., 1891, p. 717).

Diday. — Où, quand et comment ouvrir la vessie chez les prostatiques ? (Gaz. hebdomad. de médecine et de chirurgie, décembre 1893).

Diday. — Le méat hypogastrique, après la cystostomie sus-pubienne, chez les prostatiques (Lyon médical, 17 mars 1893).

— Résultats éloignés de la cystostomie, chez les prostatiques (Gazette hebdomadaire, Paris, 4 février 1893).

— La néo-miction chez les cystostomisés (Lyon médical, 11 décembre 1892).

— Un nouvel appareil de l'excrétion urinaire (Lyon médical, 13 mars 1892).

Domenico Desara Cao. — Cathétérisme permanent des uretères après l'épicystostomie (Il policlinico, 1er novembre 1896).

Dubrandy. — Rapport de Bazy, sur le traitement des rétrécissements de l'urèthre, par ponction hypogastrique et cysto-drainage (Société de Chirurgie de Paris, 9 février 1898).

Durand. — Le méat hypogastrique par ponction (Languedoc médico-chirurgical, 10 mai 1898).

Duret. — Cystostomie, dans le cas de fracture du bassin, avec déchirure de l'urèthre; guérison. (Ann. des mal. des organes génito-urin. 1896, p. 980).

Dyer-Sänger. — Mort consécutive à une ponction aspiratrice de la vessie (New-York medical Journal, 10 septembre 1892).

Eliot. — La cystostomie sus-pubienne dans l'hémorrhagie intra-vésicale (Report of the Presbyterian Hospital, janvier 1897).

Emmet. — Fistule vésico-vaginale incurable ; traitement par la cystostomie sus-pubienne (Americ. journal of Obstetr., mai 1895).

— Traité pratique des maladies des femmes, 1897, p. 775.

Escat. — Traitement des cystites rebelles, chez la femme. Colpo-cystostomie et épicystostomie (Ann. des mal. des organes génito-urin., 1897, p. 154).

Estor (de Montpellier). — Du cathétérisme rétrograde. Paris, Masson, 1894.

Faure (J.). — Indications de la cystostomie sus-pubienne d'urgence (Opération de Poncet) et plus particulièrement de ses indications, dans le prostatisme, les tumeurs inopérables de la vessie, les rétrécissements de l'urèthre. Thèse de Lyon, 1895.

Faure. — Douleurs irradiées et à distance, dans le diagnostic et le pronostic du cancer de la prostate (Gaz. hebd. de médecine et chirurgie, 16 février 1895).

Federer. — Traitement des rétrécissements infranchissables de l'urèthre (Prager medical Woch., 19 septembre 1896).

Féré. — Rapports de la vessie (Bulletins de la société anatomique, 1876).

Finck. — Traitement du cancer de la vessie. Thèse de Lyon, 1896-1897.

Fléchet. — Des fistules vésico-ombilicales congénitales, chez les prostatiques. Thèse de Lyon, 1899.

Flœrsheim. — Traitement opératoire de l'hypertrophie de la prostate. Thèse de Paris, 1896-1897.

Forgue. — Traité de chirurgie de Duplay et Reclus; maladies de la prostate, t. VII.

Forgue et Reclus. — Traité de thérapeutique chirurgicale, 1897, t. II.

Frœlich. — Destruction totale de l'urèthre de la femme. Thèse de Nancy, 1891.

— Revue médicale de l'Est, 1895.

Gangolphe. — Dangers du cysto-drainage (Société des sc. méd. de Lyón, 11 mai 1892).

— Hypertrophie prostatique et cystostomie (Lyon médical, 21 août 1892).

Gangolphe et Bernay. — Cystostomie sus-pubienne, avec méat hypogastrique continent depuis six ans, dans un rétrécissement uréthral (Société de médecine de Lyon, 11 janvier 1897).

Gangolphe et Duplant. — Un cas de cystostomie sus-pubienne, dans le cancer de la vessie (Société des sc. méd. de Lyon, 18 janvier 1897).

Garcin. — Contribution clinique à l'étude de la cystotomie sus-pubienne. Thèse de Strasbourg, 1884.

Gervais de Rouville. — De l'intervention chirurgicale dans l'hypertrophie de la prostate (Gaz. des hôpitaux, 10 juin 1893).

Gourdiat (Jean et Charles). Un cas de cystostomie sus-pubienne, dans le cancer de l'urèthre, chez l'homme (Province médicale, 1897).

Grancourt (de). — De l'abus évitable de la cystostomie, chez les prostatiques (France médicale, 1896).

Gross. — Traitement moderne de l'hypertrophie de la prostate (Société de médecine de Nancy, 12 février 1896). Thèse de Guyon, Nancy, 1895.

Guiard. — Dangers de la ponction hypogastrique (Assoc. française d'Urologie, 1896. Discussion).

Guillemot (de Thiers). — A propos de la cystostomie sus-pubienne (Gaz. hebdomad., 16 septembre 1893).

— Observation de cystostomie sus-pubienne (Lyon médical, 2 novembre 1893).

Güssenbauer. — Dangers de la ponction hypogastrique (Congrès de Berlin, 1890).

Guyon. — De la cystostomie sus-pubienne, dans l'infection urinaire ascendante. Thèse de Nancy, 1895.

Guyon. — Traitement de la cystite tuberculeuse (Bulletin médical, 7 avril 1897).

— Journal de médecine et de chirurgie pratiques, 10 août 1896.

— Rapport à l'Académie de médecine, prix Tremblay, novembre 1898. Travail de M. Delore.

Guyon et Michon. — De la sonde à demeure (Ann. des mal. des organes génito-urin., mai 1895).

Haenens (d'). — Traitement de la cystite tuberculeuse (La policlinique, Bruxelles, 1er novembre 1896).

Hamilton. — Cinq cas de cystostomie sus-pubienne avec drainage (New-York medical Journal, 4 juillet 1891).

Harrisson. — Traitement des ruptures vésicales (Assoc. améric. d'andrologie et de syphilologie de Washington, 1892).

Harrisson (Reginald). — Leçons sur les maladies chirurgicales des organes urinaires. London, Churchill, 1893.

Hartmann. — Des cystites douloureuses. Thèse de Paris, 1887.

— Le cancer de l'urèthre chez la femme (Annales de gynécologie, avril 1897).

Hassan. — Du traitement de l'hypertrophie prostatique par la méthode nouvelle. Thèse de Montpellier, 1888.

Hayes. — Établissement et maintien d'un urèthre artificiel, au-dessus de la symphyse pubienne, dans l'obstruction chronique prostatique (Journal americ. med. Association, 26 août 1893).

Helmuth. — A case of supra-pubic cystostomy (Nord American. N.Y., 1890).

Helferich (de Greifswald). — Traitement opératoire de l'hypertrophie de la prostate (Rapport au Congrès de la société allemande de chirurgie, 23 avril 1897).

Herhold. — Traitement de l'hypertrophie de la prostate (Deutsche med. Woch., 14 janvier 1898).

Hughier. — Bulletins de la Société de chirurgie de Paris, 1868. Dangers de la ponction hypogastrique.

Infantino. — Epicystotomie; rapports anormaux du péritoine (Gazette médicale Lombarde, 28 janvier 1894).

Jaboulay. — Nouveau manuel opératoire de la cystostomie sus-pubienne (Mercredi médical, 7 septembre 1892).

— Nouveau manuel opératoire de la cystostomie sus-pubienne et de la gastrostomie (Gaz. hebd., 24 février 1894).

Jalaguier. — Observation inédite. Poncet et Delore, 1899. Masson, Paris.

Jeannel (de Toulouse). — Dangers de la ponction hypogastrique (Assoc. française d'urologie, 1896).

Johnson. — Supra-pubic cystostomy for stone (The New-York medical Journal, 4 avril 1896, p. 445).

Keyes. — Traitement des ruptures vésicales (Congrès d'andrologie de Washington, 1871).

Kingston (William). — Journal of cutan. et genit. urin. diseases. Octobre 1894.

Kümmel. — Du traitement chirurgical de l'hypertrophie de la prostate (Berlin. Klinik, 1895, p. 86).

Labadie. — Du cancer de la prostate. Thèse de Lyon, 1895.

Lagoutte. — Résultats éloignés de la cystostomie sus-pubienne (63 observations) Thèse de Lyon, 1894.

— Prostatotomie, prostatectomie et cystostomie sus-pubienne (Gaz. hebdomad., mars 1894).

— Gazette hebdomadaire, 17 novembre 1894.

Lambroschini. — De la formation des calculs vésicaux, après la taille. Thèse de Lyon, 1897-1898.

Lane. — Supra-pubic cystostomy for artificial urethra (North med. Wilmington, 1889).

Lantzbeck. — Dangers de la ponction sus-pubienne de la vessie (Congrès de Berlin, 1890).

Lasserre. — Traitement chirurgical du cancer du pénis. Thèse de Bordeaux, 1894.

Legueu. — Du méat hypogastrique, dans le cancer de la prostate (Gazette hebdomadaire, 26 août 1893).

— Valeur comparative de la ponction et de l'incision sus-pubienne, dans la rétention aiguë d'urine, rétrécissement et hypertrophie de la prostate (Assoc. française d'urologie, octobre 1896).

— Du drainage périnéal, dans les cystites rebelles (Ann. des mal. des organes génito-urin., 1895, p. 837).

— Résultats éloignés de l'intervention chirurgicale, dans les néoplasmes de la vessie (IX⁰ Congrès de Chirurgie, 1895, p. 1065).

Lejars. — Cystostomie et cysto-drainage hypogastriques (Semaine médicale, 4 octobre 1893).

— Société de Chirurgie de Paris, février 1894 (4 observations).

Lejars et Pasteau. — Cystostomie et cysto-drainage. Etude comparée de deux canaux sus-pubiens, au point de vue anatomique et physiologique (Société anatomique de Paris, décembre 1894).

Loubat. — De la cystostomie sus-pubienne, sans suture vésico-cutanée, Thèse de Toulouse, 1897.

Loumeau (de Bordeaux). — La cystostomie appliquée à la cure de certaines fistules uréthrales (Congrès français de Chirurgie, 1894).

— Cystite douloureuse. Incision et drainage hypogastriques (Journal de médecine de Bordeaux, 6 mai 1894).

— Indications de la cystostomie sus-pubienne, dans le cancer de la prostate (Assoc. française d'urologie, 1896).

— Observation d'épithélioma primitif de l'urèthre, chez la femme, traité par la cystostomie (Association française d'urologie, 1896).

— Urinal applicable aux malades atteints de fistule urinaire hypogastrique (Bulletin de la Société de Chirurgie de Paris, t. XX, p. 665, 1894).

Lucas-Championnière. — Discussion, Société de Chirurgie, octobre 1894.

Lydston. — Moyen de faciliter la miction, chez les malades porteurs d'un urèthre sus-pubien artificiel (Journal of cutan. diseases, août 1894).

Mac Guire (Hunter) (de Richmond, Virginie). — The formation of an artificial urethra, for prostatic obstruction (Journal american med. Association, 13 octobre 1888).

— Norfolk Virginia, 24 octobre 1888.

— Medical News, 17 mai 1890.

— Encyclopédie internationale de chirurgie. Ashurt et Cⁱᵉ (Article : Hypertrophie de la prostate, 1896).

Malherbe. — Tuberculose vésicale (Ann. des mal. des organes génito-urinaires, 1892, p. 206).

Martin. — Die Anlegung der Blasenlauchfistel nach Witzel, an stelle des hohen Blasenstiches (Centralblatt für Chirurgie, 1893).

Mauclaire. — Hypertrophie énorme des parois vésicales, chez un prostatique avec méat sus-pubien (Société anatomique de Paris, décembre 1894).

Mauny. — De la taille hypogastrique, dans la rupture traumatique de l'urèthre (Arch. provinc. de Chirurgie, t. V, p. 483).

Maurange. — Un cas de cystostomie sus-pubienne (Société de Chirurgie, t. XXI, p. 656). Rapport de M. Picqué, 1895.

Michaïloff. — Actinomycose des voies urinaires. Th. de Lyon 1898-1899.

Micheli. — Traitement des rétrécissements uréthraux imperméables (Riforma medica, 20, 21, 22, 23 mai 1890).

Michon. — Valeur thérapeutique de l'incision hypogastrique de la vessie (Historique et indications). Thèse de Paris, 1895.

Mignon. — Quelques considérations sur le traitement de la prostate. Thèse de Paris, 1894.

Miranda (de) Hygino. — Du drainage périnéal de la vessie dans les cystites rebelles. Thèse de Paris, 1895.

Monod. — Dangers de la ponction hypogastrique. (Bulletins de la Société de Chirurgie de Paris, 1856).

Morris (Robert). — Hypertrophie de la prostate : Modifications à l'opération de Mac Guire (Résumé *in* Ann. des mal. des organes génito-urin., décembre 1890, p. 743).

Mosetig Morhof. — Handbuch der chirurgischen Technik. Vienne, 1886, p. 672.

Motz. — De la cystostomie dans l'infection urinaire (Medycyna, 1895, n°s 28 et 30).

Mougeot (de Chaumont). — Cystostomie sus-pubienne (Société de Chirurgie de Paris. 1896). Rapport de M. Bazy.

Moullin Mansell. — Treatment of tuberculous disease of the bladder. Medical Society of London, mai 1898 (The Lancet, mai 1898).

— M. D. oxon surg. to and Lecturer on Surgery at the University of Oxford, etc..., London, 1898.

— Formation d'un urèthre sus-pubien (The Lancet, 23 juin 1894).

— Traitement chirurgical de l'hypertrophie prostatique (British medical Journal, 4 juin 1891).

Myles. — Sur le traitement des fistules urinaires (Royal Academy of medicin in Ireland. Dublin Journ. of medic. Science, janvier 1894).

Nacciarone. — Rétrécissement de l'urèthre par traumatisme du périnée, Epicystotomie (Riforma medica, 8 juin 1896).

Nélaton. — Cystostomie sus-pubienne, chez les prostatiques (Société de Chirurgie de Paris, février 1894).

Ogier. — Traitement de la cystite tuberculeuse, par la cystostomie sus-pubienne. Thèse de Lyon, 1892.

Orcel. — La mort, l'autopsie de M. Diday (Ann. des mal. des organes génito-urin., 1894).

Owen. — Rupture de la vessie chez un enfant, pendant la lithotritie (London medical Society, 15 mars 1891).

Packard. — Supra-pubic cystostomy (Journ. of americ. medic. Association, 28 mai 1897).

Parona (Francesco). — La cystostomie sus-pubienne, dans les fistules, les rétrécissements de l'urèthre (Gazette médicale Lombarde, 1891, n° 23).

Pasteau. — (Voyez Lejars et Pasteau.)

Paul. — Traitement du cancer de la prostate par la cystostomie sus-pubienne. Thèse de Lyon, 1894.

Pétersen. — Rapports du péritoine avec la symphyse pubienne (Congrès de Berlin, 1890).

Petit. — De la cystostomie sus-pubienne (Union médicale, 1892).

Petit (Raymond). — Traitement chirurgical de l'hypertrophie de la prostate (Gaz. hebdomad., 10 janvier 1897).

Peyré. — Le cysto-drainage hypogastrique ou opération de Méry rajeunie. Paris, 1894.

Picard. — Maladies de la prostate et des vésicules séminales. Paris, G. Carré, 1896.

Picqué. — Rapport sur une observation de cystostomie sus-pubienne de M. Maurange (Société de Chirurgie de Paris, 1895).

— De la taille hypogastrique, chez les prostatiques (Ann. des mal. des organes génito-urin., 1898).

Pilcher. — Tuberculose vésicale et cystostomie sus-pubienne (New York medical Journal, 5 mars 1892. Résumé in Ann. des mal. des organes génito-urin., 1892, p. 540).

Pitha. — Rapports du péritoine pré-vésical (Congrès de Berlin, 1890).

Polaillon. — Adhérence du péritoine à la symphyse, dans une taille hypogastrique. Rapports du péritoine pré-vésical (Société de Chirurgie de Paris, 1885).

Polis. — Plaie de la vessie par balle (Société médico-chirurgicale de Liège, décembre 1891).

Poncet (Antonin). — De la création d'un urèthre contre nature, cystostomie sus-pubienne, chez les prostatiques atteints d'accidents urinaires graves (Société de médecine de Lyon, 4 février 1889; Lyon médical, 10 février 1889).

— De la cystostomie sus-pubienne. Dangers de la ponction hypogastrique de la vessie (Mercredi médical, 4 novembre 1891).

— Fonction de l'urèthre contre nature après cystostomie (Bulletin médical, 6 avril 1892; Semaine médicale, 1892, p. 160).

— De la cystostomie sus-pubienne (Congrès de Chirurgie, 1892 et 1894).

— Résultats éloignés de la cystostomie sus-pubienne, pour accidents urinaires d'origine prostatique (Congrès des Sociétés savantes, 6 avril 1893).

— Discussion à la Société de Chirurgie de Paris, novembre 1894.

— Traitement des obstacles prostatiques (Lyon médical, 12 mai 1894).

— Manuel opératoire de la cystostomie sus-pubienne (Semaine médicale, 1893, p. 561).

— Indications de la cystostomie sus-pubienne, chez les prostatiques atteints d'accidents urinaires graves (Gaz. hebdomad., 16 juin 1894).

— Méat hypogastrique et méat périnéal (Semaine médicale, décembre 1895).

Poncet (Antonin). — Une observation de cystostomie sus-pubienne, chez un homme de quatre-vingt-six ans (Société de médecine de Lyon, juillet 1897).

— De la cystostomie sus-pubienne dans le prostatisme. — Création temporaire ou définitive d'un méat hypogastrique. Résultats de 114 opérations (Académie de médecine, 2 août 1898).

Potherat. — Une observation de cystostomie sus-pubienne (Ann. des mal. des organes génito-urin., novembre 1896, p. 979).

— Association française d'urologie, 1896.

Pouliot. — De la ponction hypogastrique de la vessie. Th. de Paris, 1868.

Poullain. — De la cystostomie sus-pubienne temporaire, appliquée aux rétrécissements compliqués de l'urèthre. Thèse de Lyon, 1894.

Pousson (de Bordeaux). — Cystite douloureuse chez un prostatique (Congrès de Chirurgie, 1892).

— Cystostomie sus-pubienne et périnéale (Société de médecine de Bordeaux, février 1892).

— De la cystostomie préliminaire, appliquée au traitement de certaines fistules vésico-vaginales et vésico-intestinales (Arch. provinc. de chirurgie, t. III, p. 12).

— Sur la valeur de l'intervention chirurgicale, dans les néoplasmes de la vessie (Ann. des mal. des organes génito-urin., 1895, p. 979).

— Société de chirurgie de Paris, octobre 1894. Discussion.

— A propos d'un cas de cystostomie (Société de médecine de Bordeaux, 1er juin 1894).

— Cystostomie préliminaire, appliquée au traitement de certaines fistules vésico-vaginales et vésico-intestinales (Congrès de Chirurgie, 1894. Discussion : MM. Albarran, Poncet, Loumeau).

— Affections chirurgicales des organes génito-urinaires, p. 256, 1897.

— Association française d'urologie de 1896. Discussion sur le rapport de M. Legueu.

Prédal. — De la prostatectomie contre les accidents du prostatisme. Thèse de Paris, 1897.

Przewalski. — Traitement opératoire de l'hypertrophie de la prostate (Vratch, 12 octobre 1895).

Rafin. — Disposition anormale du péritoine dans une taille hypogastrique (8e Congrès de Chirurgie, 1894).

Rebillard. — Traitement des calculs vésicaux, chez les prostatiques, par l'épicystostomie. Thèse de Lyon, 1897.

Reboul. — Végétations polypoïdes de l'urèthre et de la vessie chez la femme. Ablation des tumeurs par uréthrotomie externe et taille hypogastrique. Méat hypogastrique temporaire. Guérison (Ann. des mal. des organes génito-urin., novembre 1894).

Rémy. — Traitement d'urgence de la rétention d'urine, chez les prostatiques (Bulletin général de thérapeutique, 15 janvier 1894).

Rey. — De la sonde hypogastrique, momentanément à demeure, dans les rétrécissements infranchissables de l'urèthre (Bulletin médical de l'Algérie, 10 février 1898).

Richardson. — De la cystostomie sus-pubienne, dans un cas d'hypertrophie prostatique sénile (New-York medical Record, 9 mars 1889, p. 267).

Rigaud. — Du cancer de la prostate. Thèse de Bordeaux, 1890.

Robert. — Bulletins de la Société de Chirurgie de Paris, 1856.

Rochet. — De la dysurie sénile, Paris, 1898.

— Chirurgie de l'urèthre, de la vessie, de la prostate. Paris, 1895.

— Traitement des prostatiques rétentionnistes (Ann. des mal. des organes génito-urin., janvier 1898).

Rochet et Durand. — Cystostomie périnéale (Arch. provinc. de chirurgie, 1896, p. 502).

Rœhmer (de Nancy).—Taille hypogastrique dans le prostatisme (Société de Chirurgie de Paris, 13 juin 1888).

Rollet. — Cystostomie sus-pubienne, chez trois prostatiques atteints d'accidents urinaires graves (Arch. provinc. de chirurgie, 1893).

— De l'adhérence du péritoine, à la symphyse du pubis, dans un cas de ponction vésicale, suivie de cystostomie sus-pubienne (Lyon médical, 21 janvier 1894).

— Nouvelle application de la cystostomie sus-pubienne. Indications dans les rétrécissements uréthraux (Lyon médical, 22 octobre 1894).

— Nouvelles observations de cystostomie sus-pubienne (Arch. provinc. de Chirurgie, mai 1895).

— Adhérences du péritoine à la symphyse, dans trois cas de cystostomie (Bulletins de la Société de Chirurgie de Paris, 1896, t. XXII, p. 194. Rapport de M. Picqué).

Romary.— Rapports de la vessie avec le péritoine. Thèse de Lyon, 1895.

Routier. — Sept observations de cystostomie sus-pubienne (Société de Chirurgie de Paris, 17 et 24 octobre 1894).

— Traitement des cystites tuberculeuses, chez l'homme (10e Congrès de Chirurgie, 1896).

Rutenberg (de Strasbourg). — Anlegung einen neueren Harnröhre über die symphyse (Wiener med. Wochenschrift, 1875).

Sacaze. — De la cystostomie sus-pubienne, dans l'hypertrophie prostatique (Montpellier médical, mars 1891).

Sandoz. — Cystostomie sus-pubienne, pour infiltration urinaire due à un rétrécissement de l'urèthre (Revue médicale de la Suisse romande, 1896, p. 499).

Sargnon (de Lyon). — De la cystostomie sus-pubienne d'urgence, chez les prostatiques (Bulletin médical, 9 octobre 1898).

Sauvajol. — Thèse de Montpellier, 1891.

Sédillot. — Traité de médecine opératoire, tome II, p. 568.

Segond. — Discussion à la Société de Chirurgie de Paris, 3 observations. Octobre 1894.

Sexe. — Traitement chirurgical des ruptures traumatiques de la vessie. Thèse de Lyon, 1894.

Sonnenburg. — Dangers de la ponction hypogastrique (Congrès de Berlin, 1890).

Spanton. — Cystostomie dans le cancer de la prostate (The Lancet, 26 juillet 1894).

Stamm. — Supra-pubic cystostomy in a case of enlarged-prostate and false passage (Medical News, 1889, p. 236).

Swensson. — De la cystite; cystotomie dans la dysurie sénile (Arsber. franǎ Sabbatsbergs sjukhus Stockholm, 1895, p. 48).

Tailhefer. — Un nouveau méfait de la ponction hypogastrique de la vessie (Gaz. hebdomad., 1er juillet 1896. Arch. médic. de Toulouse, 15 octobre 1896).

Tchernianszki. — Trois cas de cystostomie sus-pubienne (Travail de la société médicale du Caucase, 1897).

Tédenat. — Dangers de la ponction hypogastrique (Assoc. française d'urologie, octobre 1896).

Tellier (de Lyon). — Cinq observations de cystostomie sus-pubienne (Gaz. hebd. de médecine et de chirurgie, 9 mars 1894).

Thévenin. — Cystostomie sus-pubienne (Arch. provinc. de chirurgie, mars 1894).

Thiollier. — Cystostomie sus-pubienne dans les fistules vésico-vaginales, avec colpokléisis. Thèse de Lyon, 1894.

Thompson. — Hypertrophie prostatique, fistule sus-pubienne (Semaine médicale, 1887).

— Traité des maladies des voies urinaires, 1888.

Thomson (Alexis). — Du choix de l'opération dans l'hypertrophie sénile de la prostate (Société médico-chirurgicale d'Edimbourg). Résumée *in* Médecine moderne, 20 juillet 1898.

Tubby. — (Voyez Boud et Tubby).

Tucker. — Valeur de la taille précoce, dans la cystite hémorrhagique aiguë (The Lancet, 3 octobre 1896).

Tuffier. — De la cystostomie sus-pubienne, dans le prostatisme. Discussion à la Société de Chirurgie de Paris, 17 et 24 octobre 1894 (Semaine médicale, 24 octobre 1894).

Tussau. — Note sur un cas d'hématocèle vésicale. Cystostomie. Guérison (Lyon médical, 1892).

— Cystotomie sus-pubienne d'urgence. Résultat éloigné (Lyon médical, 12 février 1899).

Vallas. — Quinze observations de cystotomie dans le prostatisme. (Société de Chirurgie de Lyon, décembre 1897).

Vautrin. — Traitement moderne de l'hypertrophie de la prostate (Revue médicale de l'Est, 15 avril 1896).

Verohogen. — Des fistules urinaires (La Policlinique, Bruxelles, 1er septembre 1894).

— Traitement des hématuries (La Policlinique, Bruxelles, 1er novembre 1894).

— Le traitement opératoire de la prostate (La Policlinique, Bruxelles, 1er novembre 1894).

Vignard. — Des opérations palliatives, chez les prostatiques. Thèse de Paris, 1890.

Vigneron. — De la ponction sus-pubienne (Association française d'urologie, 1896).

Vigné d'Octon. — Traitement de la cystite tuberculeuse. Thèse de Lyon, 1895.

Villard (Eugène). — De la cystostomie sus-pubienne, dans les accidents d'origine prostatique (Gazette des hôpitaux, 1893).

Vincent. — Extraction de cinq calculs par la cystostomie sus-pubienne (Société nationale de médecine de Lyon, 13 juillet 1896. Lyon médical, 1896).

Vlaccos (de). — De la cystorrhaphie immédiate, après la taille hypogastrique (Revue de Chirurgie, août 1896).

Voillemier et Le Dentu. — Traité des maladies des voies urinaires. 2 vol. Paris, 1881.

Wassermann. — Epithélioma primitif de l'urèthre. Thèse de Paris, 1896.

Wassilieff. — Cystostomie idéale (Gazette des hôpitaux, avril 1894).

Watson. — Le traitement opératoire de l'hypertrophie de la prostate (Boston medical and surgical Journal, 15 août 1895, t. II, p. 154).

Weirr. — Traitement de la rupture de l'urèthre par la suture uréthrale immédiate et le drainage de la vessie (Medical Record, 9 mai 1896).

Whishard. — Chirurgie de la prostate, cystostomie (Association américaine d'andrologie de Washington, 1891).

White. — The present position of the surgery of the hypertrophied prostate (Annals of Surgery, 1893, vol. XVIII, p. 2. British medical Journal, 9 septembre 1893).

Wiesinger. — Die Bildung einer witzelschen Schragfistel in der Blase, bei carcinomatoser Zerstöruug der weiblichen Uretra (Centralblatt für Chirurgie, 1894, p. 500).

— De la fistule oblique de Witzel de la vessie, dans l'hypertrophie prostatique (Deutsche Zeitschrift für Chirurgie, vol. XLII, 6, 1896).

Witzel. — Fistule oblique pour hydronéphrose et pour fitulisation de la vessie, de la vésicule biliaire et de l'intestin (Centralblatt für Chirurgie, 1893, n° 47, p. 1025).

— Urétéro-cystostomie extra-péritonéale, avec formation d'un canal oblique (Centralblatt für Gynecologie, 14 mars 1896).

Zuckerkandl. — De la méthode de Zweifel pour la formation d'un canal avec sphincter (Centralblatt für Chirurgie, 21 octobre 1893).

Zweifel. — Die bildung einer Künstlichen Harnröhre mit Künstlichen spinkler (Centralblatt für Chirurgie, 1893).

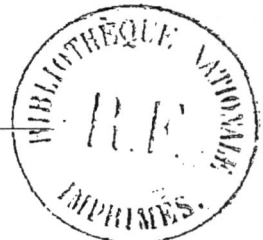

TABLE DES MATIÈRES

SOMMAIRE. — Première opération de création d'un méat hypogastrique (Avril 1888). — Première publication : De la création d'un uréthre contre nature (Cystostomie sus-pubienne) dans les rétentions d'urine d'origine prostatique. Mémoire lu à la Société nationale de médecine de Lyon, le 10 février 1889. A Poncet.

Thèse de Bonan (Lyon, 1892) forme le premier travail d'ensemble sur cette méthode opératoire. Recherches similaires de Mac Guire, de Richmond (Virginie). Recherches, travaux de l'École lyonnaise de 1889 à 1899.

Discussions à la Société de Chirurgie, 1894. — Thèses de Paris : Boutan (1893), Auneau (1895). Cliniques chirurgicales de Lejars (1895).

Travaux de Toulouse : Jeannel, Audry, Tailhefer. Thèse de Nancy : Guyon (1895). — Travaux de Montpellier : Forgue, Tédenat. Thèse d'Hassan (1888). — Travaux de Lille : Folet et Coppens.

Cystostomie sus-pubienne à l'étranger : en Allemagne, Witzel, Zweifel, Martin, Wiesinger, Alberti, etc., en Belgique, en Italie, en Amérique, etc.

Considérations sur d'autres méthodes opératoires : prostatotomie, prostatectomie, castration, boutonnière périnéale, dilatation prostatique.

SOMMAIRE. — De la vessie chez le vieillard. — Considérations

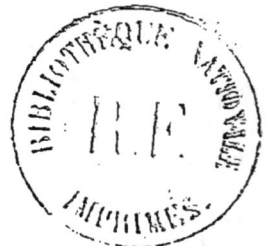

Paris. — L. MARETHEUX, imprimeur, 1, rue Cassette.

www.ingramcontent.com/pod-product-compliance
Lightning Source LLC
Chambersburg PA
CBHW060522220326
41599CB00022B/3397